新体系
看護学
全書

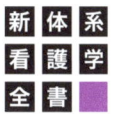

別巻　機能障害からみた成人看護学❷

消化・吸収機能障害／栄養代謝機能障害

メヂカルフレンド社

消化・吸収機能障害

◎編集

野口 美和子　　前沖縄県立看護大学学長
中村 美鈴　　　東京慈恵会医科大学医学部看護学科教授

◎執筆（執筆順）

中村 美鈴　　　東京慈恵会医科大学医学部看護学科教授　　第1章，第2章，第3章，②-2
清水 玲子　　　金沢医科大学看護学部准教授　　第3章①，②-1，3，4
飯沼 美紀　　　前自治医科大学看護学部　　第4章

栄養代謝機能障害

◎編集

野口 美和子　　前沖縄県立看護大学学長
中村 美鈴　　　東京慈恵会医科大学医学部看護学科教授

◎執筆（執筆順）

内海 香子　　　岩手県立大学看護学部教授　　第1～4章

まえがき

　「成人看護学」の枠組みを機能障害として世に問うたのは4年前のことであった．その初版の刊行以来，教育現場からは大きな反響があり高い評価を得てきた．しかし，新たな枠組みであるだけに様々なご意見もいただいた．

　今回，改訂の機会を得て，全体の見直しを行ったわけであるが，その主な内容は教育現場の声に応えることを主眼とし，機能障害の考え方をより明確に打出すことを目標とした．以下，「成人看護学」の総論・各論の位置づけ・内容および見直しの要点を示す．

　まず，成人看護の総論として，成人期にある人の特徴と，それらの人が抱える健康問題とその看護の考え方を『成人看護概論・成人保健』（本巻第14巻）で整理した．

　次に，機能障害をもつ成人の看護の切り口を次の構成とした．

　『呼吸機能障害／循環機能障害』

　『消化・吸収機能障害／栄養代謝機能障害』

　『内部環境調節機能障害／身体防御機能障害』

　『脳・神経機能障害／感覚機能障害』

　『運動機能障害／性・生殖機能障害』

　このシリーズを上記のような構成にしたのは，看護職が働きかける対象が，疾病や臓器ではなく，疾病により様々な機能障害を抱え，それぞれの機能に特有な生命の危機あるいは生活上の障害を合わせもっている人であるからに他ならない．つまり，生活者の健康の維持・回復に向けた看護実践を展開するうえで，"機能障害別の看護"は看護活動の必要性と内容を最も的確に示すことができる枠組みであり，看護の対象である人の健康生活の実現に向けての働きかけを最も適切に表現できると考えたからである．事実，現実の臨床では一人ひとりの患者に，また経過に沿って看護活動を適合させ実践していくのが看護専門職の働き方である．そのような看護の展開においては，看護目標の設定やケア方法の選択はこの枠組みで考えられ，判断されているという実感があったからに他ならない．

　各機能障害の具体的な展開をみてみる．

　第1章「機能とその障害」では，それぞれのメカニズムや担い手と，その障害された状況を，特に健康生活の支援という視点から捉えた．医学的視点から看護的視点への転換である．今改訂では，機能が障害された場合，どのような状態が起こるかをより明らかに示し，第2章とのつながりをより強調した．

　第2章「機能障害の把握と看護」では，第1章で学んだ機能障害によって，現れてくる状態（症状）別に看護活動を説明した．ここでのアセスメントは第1章で示された状態像が生かされるわけであるが，その点を今改訂でも重要視し，第1章と第2章のつながりが

明確になるよう配慮した．

　そして，第3章「検査・治療に伴う看護」，第4章「機能障害と看護」では，第1章，第2章で学んだ知識を臨床現場につなぐ内容となっている．ここでも，機能障害という視点がより明確に出るような記述を心がけた．

　このシリーズで示した，機能障害の枠組みに基づく成人看護の考え方は，机上の空論ではない．臨床現場を大切にしなければならない看護にとって最も適した考え方であることを確信している．本シリーズは，今後も，教育現場の皆様方のご意見を頂戴しつつ，成長を続けていきたいと考えている．忌憚のないご意見をお待ちする次第である．

　なお，今回より自治医科大学看護学部の中村美鈴教授と共同で編集を担当させていただいたことを申し添える．

2006年12月

野口　美和子

目次

消化・吸収機能障害

第1章 消化・吸収機能障害と日常生活　3

1 消化・吸収機能とその役割 ── 4
A　消化・吸収機能とは何か …… 4
　1．摂取機能　4
　2．嚥下機能　4
　3．移送機能　5
　4．消化・吸収機能　5
　5．糞便形成・排出機能　5
B　消化・吸収機能と生命・生活 …… 6

2 消化・吸収機能とその障害 ── 7
A　摂取機能とその障害 …… 7
　1．摂取機能とその担い手　7
　2．摂取機能障害の発生とその要因　8
B　嚥下機能とその障害 …… 12
　1．嚥下機能とその担い手　12
　2．嚥下機能障害の発生とその要因　14
C　移送機能とその障害 …… 16
　1．移送機能の担い手　17
　2．移送機能障害の発生とその要因　20
D　消化・吸収機能とその障害 …… 23
　1．消化・吸収機能とその担い手　23
　2．消化・吸収機能障害の発生とその要因　26
E　便の形成・排出機能とその障害 …… 29
　1．便の形成・排出機能とその担い手　29
　2．便の形成・排出機能障害の発生とその要因　31

3 消化・吸収機能障害がもたらす生命・生活への影響 ── 35
A　障害のレベルとその影響 …… 35
B　長期にわたる生命・生活への影響 …… 36
　1．生命維持に必要な栄養の維持　37
　2．社会生活を送るうえでの影響　37
　3．経済生活への影響　37
　4．家族の生活への影響　37

第2章 消化・吸収機能障害の把握と看護　39

A　食欲不振 …… 40
　1．食欲不振の要因　40
　2．食欲不振のある人のアセスメント　44
　3．食欲不振のある人の看護　45
B　嚥下障害 …… 48
　1．嚥下障害の要因　49
　2．嚥下障害のある人のアセスメント　50
　3．嚥下障害のある人の看護　51
C　嘔吐 …… 53
　1．嘔吐の要因　54
　2．嘔吐のある人のアセスメント　54
　3．嘔吐のある人の看護　55
D　イレウス …… 56
　1．イレウスの要因　56
　2．イレウスのある人のアセスメント　57
　3．イレウスのある人の看護　58

E　下痢（便の形成障害）…………………59
　　1．下痢の要因　59
　　2．下痢のある人のアセスメント　61
　　3．下痢のある人の看護　62
F　便秘（便の排出障害）……………64
　　1．便秘の要因　65
　　2．便秘のある人のアセスメント　66
　　3．便秘のある人の看護　67
G　吐血・下血……………………………69
　　1．吐血・下血の要因　69
　　2．吐血・下血のある人のアセスメント　70
　　3．吐血・下血のある人の看護　72
H　腹　痛…………………………………73
　　1．腹痛の要因　73
　　2．腹痛のある人のアセスメント　74
　　3．腹痛のある人の看護　76
I　腹部膨満………………………………77
　　1．腹部膨満の要因　77
　　2．腹部膨満のある人のアセスメント　78
　　3．腹部膨満のある人の看護　79

第3章　消化・吸収機能障害の検査・治療に伴う看護　81

❶　消化・吸収機能の検査に伴う看護──82
　　1．内視鏡検査　82
　　2．消化管造影検査　90
　　3．内視鏡的逆行性胆道膵管造影（ERCP）検査　94
　　4．食道内圧検査, 24時間pHモニタリング　97
　　5．消化・吸収試験　98
　　6．血液検査　99
　　7．尿検査　103
　　8．糞便検査　103
　　9．腫瘍マーカー　104
　　10．たんぱく漏出試験　105
❷　消化・吸収機能障害の治療に伴う看護──────105
　　1．薬物治療　105
　　2．手術療法　114
　　3．放射線療法　129
　　4．栄養療法　131

第4章　消化・吸収機能障害をもつ患者の看護　139

A　化学療法・放射線療法に伴い摂取機能障害を生じた患者の看護…………140
B　食道癌の手術により嚥下機能障害，移送機能障害を生じた患者の看護…………143
　　1．手術を受けるまでの看護　145
　　2．手術直後から食事摂取開始までの看護　146
　　3．食事開始から退院までの看護　149
C　胃切除術により，消化・吸収機能障害，移送機能障害，摂取機能障害を生じた患者の看護…………………………151
D　消化性潰瘍により，消化・吸収機能障害を生じた患者の看護………………159
E　急性膵炎・慢性膵炎により，消化・吸収機能障害を生じた患者の看護……………163
　　1．急性膵炎患者の看護　164
　　2．慢性膵炎患者の看護　168
F　大腸癌により糞便形成・排出機能障害を

生じた患者の看護 …………………… 171
　　　1．直腸切除・人工肛門造設術を受けるま
　　　　での看護　173
　　　2．術後から退院までの看護　174

栄養代謝機能障害

第1章　栄養代謝機能障害と日常生活　183

① 栄養代謝機能とその役割　184
A　栄養代謝機能とは何か ………………… 184
　1．利用物質と排泄物質の生成機能　184
　2．エネルギー源貯蔵機能　185
　3．エネルギー供給機能　185
B　栄養代謝機能と生命・生活 …………… 185

② 栄養代謝機能とその障害　187
A　栄養代謝機能とその担い手 …………… 187
　1．利用物質と排泄物質の生成機能のプロ
　　セスとその担い手　187
　2．エネルギー源貯蔵機能のプロセスとそ
　　の担い手　191
　3．エネルギー供給機能のプロセスとその
　　担い手　193
B　栄養代謝機能障害の発生とその要因 …… 195
C　栄養代謝機能障害がもたらす生命・生活
　への影響 ………………………………… 204
　1．健康への影響　204
　2．障害の程度と生命・生活への影響　207

第2章　栄養代謝機能障害の把握と看護　209

A　肥　満 …………………………………… 211
　1．肥満の要因　211
　2．肥満のある人のアセスメント　212
　3．肥満のある人の看護　216
B　動脈硬化 ………………………………… 219
　1．動脈硬化の要因　220
　2．動脈硬化のある人のアセスメント　222
　3．動脈硬化のある人の看護　225

C　るいそう ………………………………… 228
　1．るいそうの要因　228
　2．るいそうのある人のアセスメント　229
　3．るいそうのある人の看護　231
D　肝不全 …………………………………… 234
　1．肝不全の要因　234
　2．肝不全のある人のアセスメント　235
　3．肝不全のある人の看護　239

第3章　栄養代謝機能障害の検査・治療に伴う看護　243

① 栄養代謝機能の検査に伴う看護　244
A　栄養状態を把握する検査 ……………… 245
　1．体重測定　246
　2．貯蔵脂肪量　246

3．筋肉たんぱく保有量　247
　　4．糖　247
　　5．たんぱく　248
　　6．脂　質　250
　B　利用物質と排泄物質の生成機能を把握する検査 …………………………………… 251
　　1．血液凝固因子　251
　　2．赤血球，ヘモグロビン，血小板，白血球　252
　　3．コリンエステラーゼ（ChE）　252
　　4．血清総胆汁酸　253
　　5．ビリルビン　253
　　6．アンモニア　254
　　7．尿　酸　254
　　8．尿中ウロビリノーゲン　254
　C　利用物質と排泄物質の蓄積状態を把握する検査 …………………………………… 255
　　1．頸部動脈エコー　255
　　2．脈波伝播速度（PWV）　255
　　3．足首血圧／上腕血圧比（ABI）　255
　　4．MRアンギオグラフィー　255
　　5．CTアンギオグラフィー　255
　D　栄養代謝機能の担い手の障害を把握する検査 …………………………………… 256
　　1．肝・胆の形態を把握する検査　256
　　2．肝臓の障害の程度を把握する検査　261
　　3．肝臓の障害の原因を把握する検査　263

❷ 栄養代謝機能障害の治療に伴う看護 ──── 268

　　1．栄養代謝機能障害に対する治療　268
　　2．栄養代謝機能の担い手の障害に対する治療　270
　　3．栄養代謝機能の担い手である胆囊・胆管の障害に対して行われる治療　292

第4章　栄養代謝機能障害をもつ患者の看護　295

　A　急性肝炎（栄養代謝機能の担い手の障害）患者の看護 …………………………… 296
　B　慢性肝炎（栄養代謝機能の担い手の障害）患者の看護 …………………………… 303
　C　肝硬変（栄養代謝機能の担い手の障害）患者の看護 …………………………… 308
　D　胆石症（利用物質と排泄物質の生成機能障害）患者の看護 …………………………… 312
　E　高脂血症（利用物質と排泄物質の生成機能障害）患者の看護 …………………………… 317
　F　高尿酸血症（利用物質と排泄物質の生成機能障害）患者の看護 …………………………… 322

索　引 ──────────────────── 329

消化・吸収機能障害

第1章　消化・吸収機能障害と日常生活　　3

① 消化・吸収機能とその役割 ―― 4
② 消化・吸収機能とその障害 ―― 7
③ 消化・吸収機能障害がもたらす生命・生活への影響 ―― 35

第2章　消化・吸収機能障害の把握と看護　　39

第3章　消化・吸収機能障害の検査・治療に伴う看護　　81

① 消化・吸収機能の検査に伴う看護 ―― 82
② 消化・吸収機能障害の治療に伴う看護 ― 105

第4章　消化・吸収機能障害をもつ患者の看護　　139

第1章

消化・吸収機能障害と日常生活

人間にとって食欲は，生命を維持していくための基本的欲求の一つである．食欲は，人間が身体の構成成分やエネルギー源として必要とされる食物を摂取するための行動をとる際の起点でもある．

　食欲があって食物を摂取できても，そのままでは人間の活動に用いることはできない．つまり，摂取した食物を栄養素に分解し，消化してはじめて体内で活用することが可能になる．そのために重要な生理機能の一つとして消化・吸収機能がある．

　消化・吸収機能とは，口腔から食物を摂取し，消化された物質を，栄養素として体内に吸収する機能である．また，身体の構成成分やエネルギー源を作り出し，栄養として蓄える栄養代謝機能は，消化・吸収機能が正常に作用することで，その役割を果たすことができる．

　本章では，消化・吸収機能，すなわち口腔で食物を咀嚼し，消化管でそれらを消化して栄養素に分解・吸収し，不要な物質を体外に排出するまでの過程で，各器官がどのように機能するか，またそれらが障害されると，日常生活を営むうえでどのような支障が生じるかについて述べる．

1 消化・吸収機能とその役割

A 消化・吸収機能とは何か

　消化・吸収機能は，摂取機能，嚥下機能，移送機能，消化・吸収機能，糞便の形成・排出機能に分類される（図1-1）．

1 摂取機能

　摂取機能は，食物や栄養物を食べる機能である．

　生命や生活を維持するため，身体への栄養補給を行い，身体の活動に必要な栄養素を確保する目的で食物を食べ，口腔内で咀嚼する．

　通常，人間の摂食は，食物を食べようという意思決定に基づいて行われる．

2 嚥下機能

　嚥下機能は，摂取した食物を飲み込む機能である．

　口腔内で，咀嚼によって細かくかみ砕かれた食物は，同時に，唾液とよく混ぜ合わされて粥状の食塊となる．この食塊は，咽頭から嚥下機能によって食道に入る．

　食道へ入った食塊は，本人の意志と関係なく，食道の蠕動運動によって

図1-1 ●消化・吸収機能

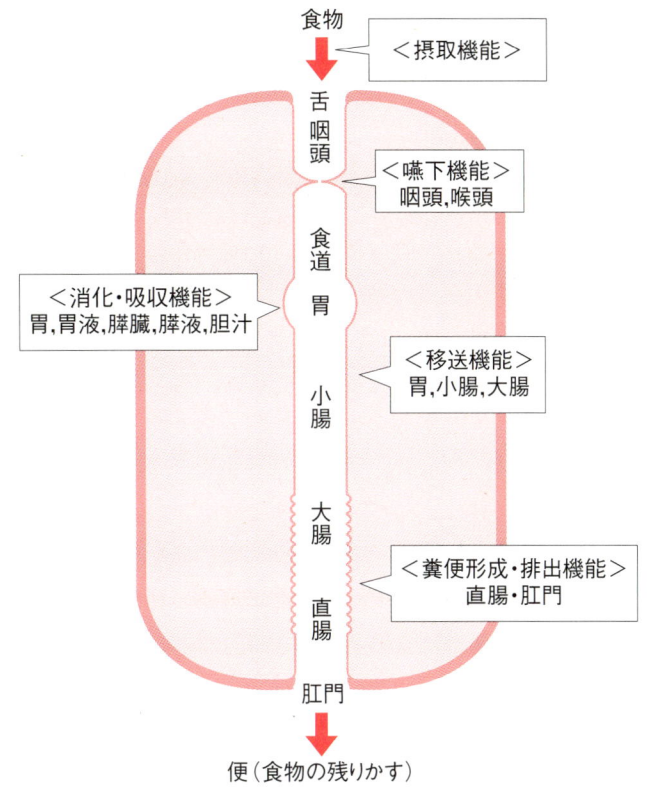

胃に送られる．

3 移送機能

　移送機能は，摂取した食塊を消化管内で移動させる機能である．
　胃に移送された食塊は，蠕動運動，分節運動などの移送機能によって，小腸（十二指腸，空腸，回腸）から大腸（結腸，直腸）へと送り込まれる．

4 消化・吸収機能

　消化・吸収機能は，消化と吸収の2つの機能からなる．
　食物から栄養素を取り込むために分解するのが消化機能である．また，消化された物質を，栄養素として体内に取り入れるのが吸収機能である．
　食道を経て胃に移送された食塊は胃液と混和され，消化が開始される．
　栄養素や水の吸収は小腸，大腸で行われる．

5 糞便の形成・排出機能

　糞便の形成・排出機能は，吸収されない食物の残りかすを，便として体

外に排出する機能である．

　小腸，大腸で，栄養素や電解質，水分を吸収され，残った食物のかすは，不要な物質として糞便となる．

　糞便は排便反射によって肛門から体外へ排出される．

B 消化・吸収機能と生命・生活

　消化・吸収機能は，生命・生活を維持し，活動するエネルギーを生み出す栄養素の補給機能である．原材料である食物を摂取し，消化・吸収できなければ，社会的生活を営むことはできない（図1-2）．

　何らかの原因・要因によって消化・吸収機能が障害されると，生命を維持するための生活活動に支障が生じる．そのような事態を回避するため，体内に取り込まれた栄養素は，栄養代謝機能によって蓄えることができ，必要に応じて利用できるようになっている．したがって消化・吸収機能は，常に酸素を全身に供給し続ける必要のある呼吸・循環機能と異なり，生命の誕生から生涯を通じて終始，活動し続ける機能ではない．

　また，食物を摂取する行動には，生命や生活活動の維持といった直接的

図1-2 ●消化・吸収機能と生命・生活を維持するための看護

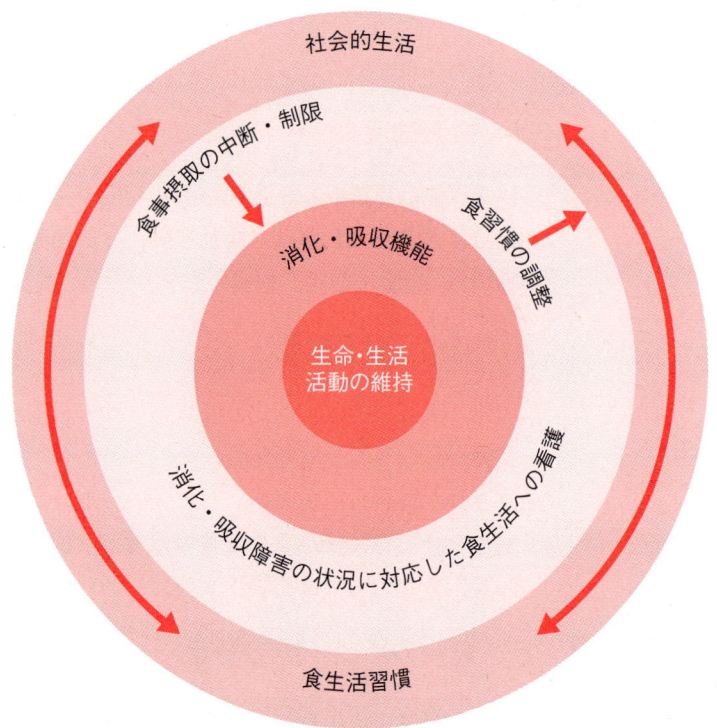

な必要性からだけでなく，味わいやコミュニケーションなどのような文化的要素も加味されており，楽しむことが可能である．

しかし，消化・吸収機能に障害が生じて，いったん食事摂取が中断（絶食）ないし制限される場合には，生命維持という側面だけでなく，様々な面で生活活動に影響を及ぼすことになる．そのため看護は，生活環境と深くかかわって形成されている患者の食習慣や生活習慣を調整し，社会生活を維持できるよう援助するという重要な役割をもっている．

② 消化・吸収機能とその障害

A 摂取機能とその障害

1 摂取機能とその担い手

食物の摂取は，基本的には個人の意志に従っている．すなわち，視床下部にある摂食中枢が働くと人は空腹を感じ，食物を選択して摂取する．摂取は口腔でなされるが，口腔内の舌，歯，口腔粘膜がこれを調整する．このとき，味覚，嗅覚，視覚などの感覚器も摂食を促進する役割を担う．

1）摂食中枢

(1) 食欲の喚起

摂食中枢は，空の胃と血糖値の低下を刺激材料として空腹感を生じさせ，大脳を刺激して食欲を発生させる．すなわち，摂食中枢の役割は，摂食行動を引き起こすことである．

食欲は，摂取行動を引き起こした後，消化・吸収機能に作用して消化の準備を整えさせる．その意味で食欲は，人の生命を保ち，生活活動を維持するうえで基本となる（図1-3）．

食欲は，空腹感だけでなく味覚や嗅覚，視覚などとも連動して発生する．食べ物の味を思い出す，においをかぐ，見ておいしそうだと感じるなど，感覚の記憶と照合されて食欲が生じる．

(2) 消化の準備

摂食中枢は食欲の発生に関与するとともに，胃液を分泌させるなどの消化の準備にもかかわっている．口腔内に食物が入ると，味覚，嗅覚，口腔粘膜が刺激され，その刺激が延髄に送られる．そして，延髄から迷走神経を介して，無条件反射によって送られた刺激により胃液の分泌が起こり，消化の準備が整えられる．

図1-3 ●摂食中枢の働きと刺激

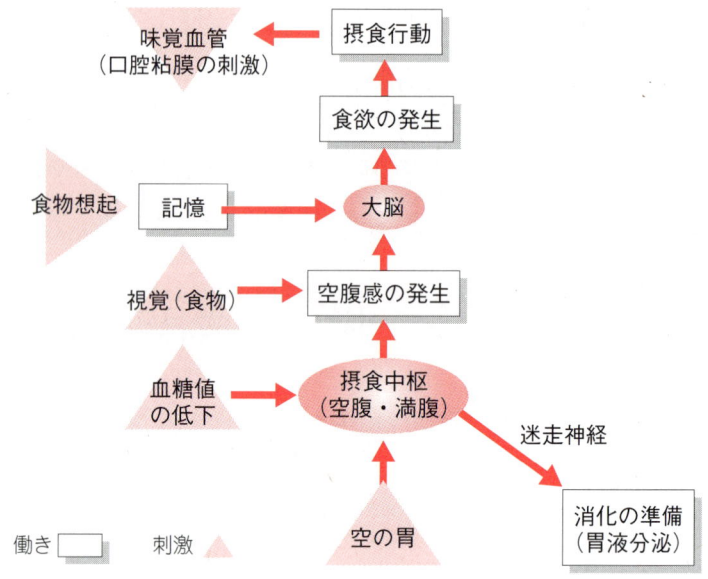

また視覚は，条件反射によって胃液の分泌を促す．

2）口　腔

(1) 咀嚼─粉砕と撹拌─

口腔に入った食物は，上顎と下顎の運動により上・下歯の間で機械的に粉砕される．これが消化の開始である．

口腔では，粉砕と撹拌が同時に行われる．かみ砕かれた食物は，舌や頬の動きによって，顎下腺や舌下線，耳下腺から分泌される唾液と撹拌される．

(2) 食塊の形成

乾燥気味の食物も，唾液中に含まれる消化酵素のアミラーゼや水分を吸収して軟らかくなり，飲み込みやすい形態の食塊となる．

この一連の運動が咀嚼である．咀嚼時には，一般に口唇は閉じられ，食物が口腔内から外へ出るのを防止する．

2 摂取機能障害の発生とその要因

摂取機能障害は，摂食中枢や口腔内の障害ばかりでなく，食物を口へ運ぶ運動機能の障害，個人の意思によっても影響を受ける．

1）疾患と治療の影響

消化の第1段階で働くのは，歯，舌，唾液腺とその分泌物の唾液である．

これらの組織や口腔内の粘膜，咬筋などが障害されると，摂取機能も障害を受ける．

(1) 歯と歯周の疾患

摂取した食物を咀嚼するには，まず，歯でかみ砕く必要がある．ところが，う歯があり，歯髄がむき出しになると，強い痛みを感じ，食物を破砕できなくなる．さらに，歯を支える歯周が炎症を起こしたり，化膿したりすると，歯槽が歯を支えられなくなるため，食物を細かくかみ砕くことができなくなる．

そのように，歯や歯周の痛み，炎症，化膿などは，食物を十分にかみ砕く役割を障害し，不十分な食塊しかつくれない．これがそのまま胃へ移送されると，消化機能に大きな負担をかけることになる．

また，これらの障害された部位の疼痛が強いと食欲も低下する．

(2) 舌の疾患

① 舌の役割と障害

舌には，以下の3つの役割がある．
- 食物を歯で粉砕しながら，舌で撹拌し，唾液中の水分と混ぜて，飲み込みやすい食塊をつくる．
- つくられた食塊を咽頭へ送る．
- 味覚を検知する．

舌が何らかの原因で障害されると，これらの役割が担えなくなる．

② 舌の障害の原因

舌の障害は，炎症，癌，外傷，顔面神経（脳神経Ⅶ）・舌咽神経（脳神経Ⅸ）・舌下神経（脳神経Ⅻ）の障害が原因となって起こる．

顔面神経や舌咽神経の障害は，脳腫瘍，脳梗塞，脳出血などで発生することが多い．

顔面神経は唾液の分泌を，舌下神経は舌の運動を支配しているので，これらが障害されると，運動障害や味覚障害も同時に発生する．すなわち，食物をかみながら，舌で唾液と食物を撹拌して食塊をつくり，咽頭に食物を送り込むという一連の運動が障害される．

(3) 唾液分泌の障害

何らかの原因・要因で唾液の分泌が滞ると，以下のような障害が生じる．
- 食物に水分を加えて，適度な軟らかさの食塊をつくることができなくなる．
- 食物中に含まれる味覚成分が分解できないので，舌の味蕾が味の成分を検知できなくなるため，味覚が障害される．
- 味覚には食欲を刺激する役割があるが，その働きも低下する．

唾液の分泌を障害する疾患の一つにシェーグレン（Sjögren）症候群が

ある．これは自己免疫疾患で，ドライマウス（口腔内乾燥）を主症状とし，唾液の分泌を低下させる．

(4) 摂食中枢の障害

以下のような症状は摂食中枢に影響を与え，食欲不振を招く原因となる（図1-4）．

・視床下部には摂食中枢とともに体温調節中枢があるため，発熱があると摂食中枢の働きが抑制され，空腹感が得にくく，食欲の発生が抑えられて食欲不振となる．

図1-4 ● 摂食中枢の働きの障害と要因

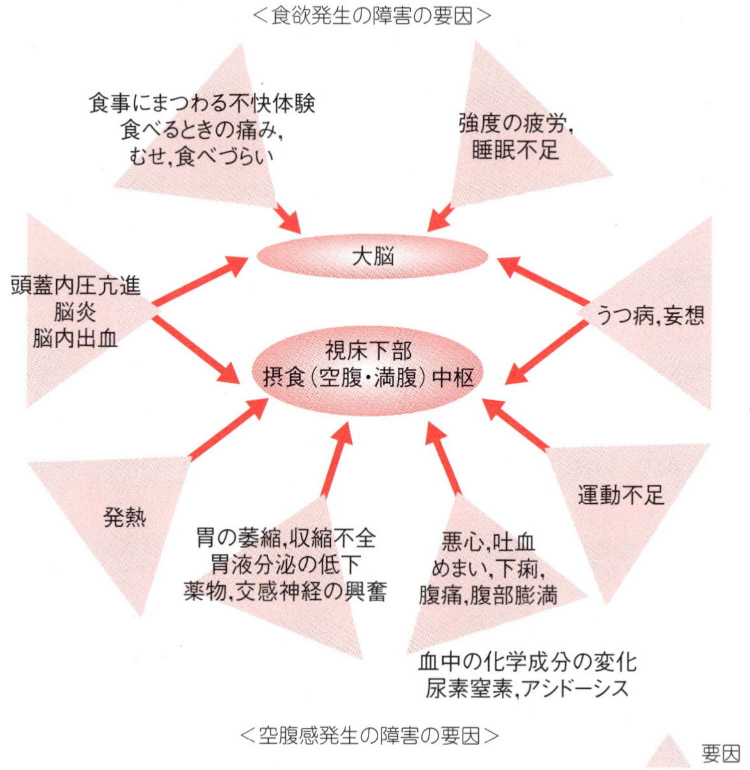

＜食欲発生の障害の要因＞

- 食事にまつわる不快体験 食べるときの痛み，むせ，食べづらい
- 強度の疲労，睡眠不足
- 頭蓋内圧亢進 脳炎 脳内出血
- 大脳
- うつ病，妄想
- 視床下部 摂食（空腹・満腹）中枢
- 発熱
- 胃の萎縮，収縮不全 胃液分泌の低下 薬物，交感神経の興奮
- 悪心，吐血 めまい，下痢，腹痛，腹部膨満
- 運動不足
- 血中の化学成分の変化 尿素窒素，アシドーシス

＜空腹感発生の障害の要因＞

▲ 要因

唾液の分泌を低下させる薬剤

抗コリン作動薬（硫酸アトロピン）は，副交感神経の働きを抑制し，唾液の分泌を低下させます．

手術の当日，手術室入室前に，前投薬として硫酸アトロピンを筋肉内注射するのは，意図的に唾液の分泌を低下させることを目的としています．

- 悪心・嘔吐，めまい，下痢，腹痛，腹部膨満などの症状があると，空腹感の発生が抑えられ，食欲不振となる．
- 血中の尿素窒素の上昇やアシドーシスは嘔吐を誘発し，食欲不振も伴う．
- 運動不足，胃の萎縮，胃の収縮不全，胃液分泌の低下，胃が空になったことによる刺激の低下などは，食欲不振の誘因となる．
- 胃の運動を抑制する薬物，ストレス，感情の高ぶりによる交感神経の興奮は食欲不振をもたらす．食欲不振を招く代表的な薬物は覚醒剤である．
- 脳の機能障害をもたらす頭部外傷や頭蓋内の疾患，うつ病，妄想などがあると，味覚や嗅覚，視覚などの記憶との照合ができなくなり，食物への興味が薄れて食欲不振が起こる．
- 強度の疲労，睡眠不足，食事にまつわる不快体験は食欲を減退させる．
- 食べると痛みがあったり，むせて苦しい体験があると，食欲の発生が抑制され，食欲不振となる．

2）生活習慣の影響

(1) 歯と歯周の障害

　歯や歯周の障害は，歯磨きや含嗽などの口腔内の清潔習慣をはじめとして，食生活を含む生活習慣の全体に深いかかわりをもっている．1日3回の食事をきちっと摂り，その後に歯を磨くなど，規則正しい生活習慣を守れば，障害の発生を予防できる．

　ただし，甘い物や軟らかい物ばかりを食べる食生活は，口腔内の細菌の増加を促し，う歯や歯周病の発生につながる．牛乳や小魚などのカルシウムに富んだ食品，ゴボウやヒジキなど，歯の表面に付着しにくい，食物繊維を多く含んだ食品などの摂取を心がけるようにすれば，う歯や歯周病の発生を回避できる．

(2) 舌の運動や味覚の障害

　生活習慣病といわれる脳梗塞や脳出血により，顔面神経，舌咽神経，舌下神経が障害されると，舌の運動や味覚の障害が生じる．

　また，栄養素のバランスが悪い食事を摂り続けたり，偏食が激しかったりすると，食物中の亜鉛不足が高じて味覚が障害されやすい．

(3) 唾液分泌の障害

　軟らかいものを中心に食べる習慣があると，咀嚼する回数が少なくなるため，唾液腺が刺激されず，十分な唾液が分泌されない．

　唾液が不足すると，唾液中に含まれる消化酵素のアミラーゼが活性化されず，食塊も十分に混和されないので，消化が起こらないうちに食物を嚥下することになる．糖質の消化も不十分となる．

3）環境の影響

(1) 歯と歯周の障害

歯や口腔内の清潔の習慣は，家庭における清潔習慣の影響が大きい．

清潔についての意識が乏しい家庭環境では，歯や歯周の疾患をもつ家族が多くなる．

(2) 舌の働きと味覚の障害

食事環境は，舌や味覚の障害に大きなかかわりをもっている．

塩分やエネルギーの多い食事を摂り続けていると，生活習慣病が発症しやすくなる．

インスタント食品を多用したり，偏った食品ばかりの食事環境にいると，亜鉛不足による味覚障害を引き起こしやすい．

(3) 唾液分泌の障害

ストレスが強い生活環境，騒音の大きい環境，心理的緊張を生み出す人間関係などに囲まれていると，交感神経の緊張が高まり，唾液の分泌が抑制されて，食欲の低下が生じる．

B 嚥下機能とその障害

1 嚥下機能とその担い手

嚥下は，嚥下第1相（口腔・咽頭期），嚥下第2相（咽頭期），嚥下第3相（食道期）の3相に分けられる．

嚥下の担い手は，舌，咽頭，喉頭，食道，嚥下中枢である（図1-5）．

1）舌，咽頭，喉頭，食道での嚥下作用

嚥下の各相での，舌，咽頭，喉頭，食道の働きは以下のようになる．

(1) 嚥下第1相（口腔・咽頭期）

- 口唇や頬の動きにより，食物を口腔内に取り入れる．
- 食物は口中で歯によって粉砕され，唾液と混和されて食塊となる．
- 舌の随意運動により，咽頭部に送り込まれる．

(2) 嚥下第2相（咽頭期）

- 口腔から送り込まれた食塊が咽頭を刺激し，嚥下反射を促す．
- 不随意運動によって起こった嚥下反射により，軟口蓋と口蓋垂が後方へ上がり，鼻腔と咽頭の通路を閉じる．
- 食塊が気管に入らないように，喉頭蓋が下方に倒れて声門を閉じ，食塊は食道へ流入する．このとき気道が塞がれるため，呼吸は生理的に

図1-5 ●口腔から胃内に食物・水分が至るまでの過程

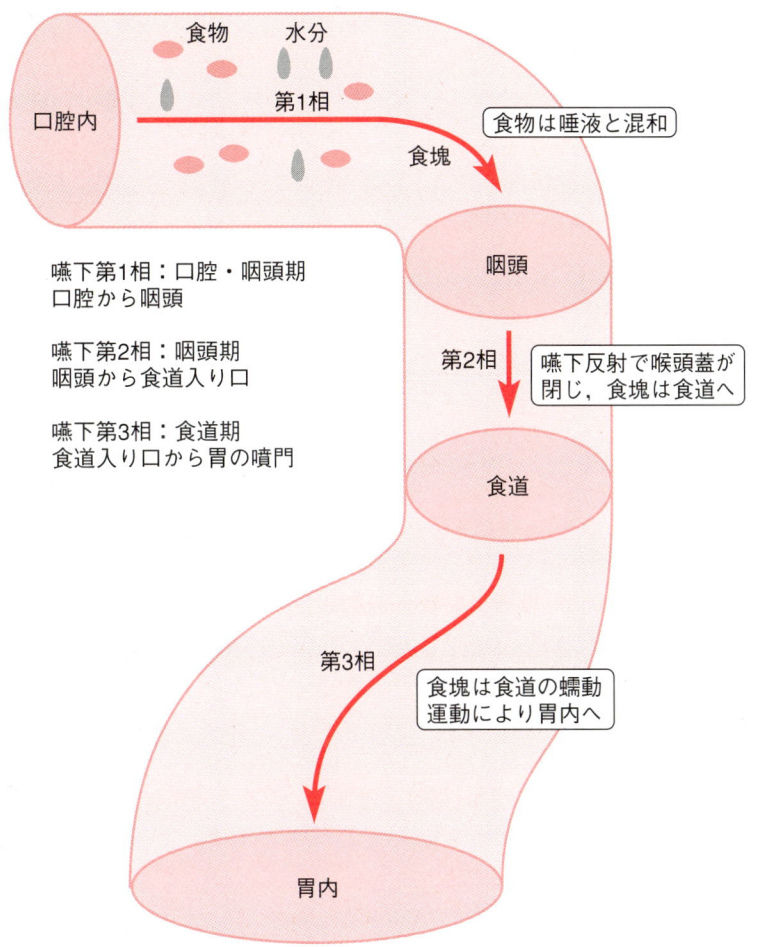

一時停止する（咽頭は，飲食物だけではなく空気の通路でもある）が，ガス換気にはまったく問題はない．

(3) 嚥下第3相（食道期）
- 咽頭に食塊が送られてくると，ふだんは収縮している食道上部の輪走筋が反射的に緩み，食塊は食道へ流入する．
- 食塊は，食道の蠕動運動によって食道下端まで移送される．
- 食塊が食道下端に達すると，胃噴門部が反射的に緩み，食塊が胃に流入する．

2）嚥下中枢の働き

口腔で食塊が形成されると，その情報は延髄の嚥下中枢に送られる．

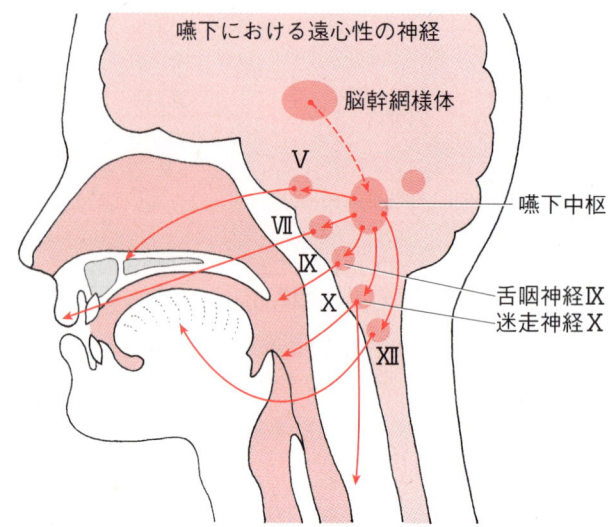

図1-6 ●嚥下中枢と嚥下を支配する神経

　嚥下中枢からの指令で，舌と咽頭を支配する舌咽神経（脳神経Ⅸ）と，咽頭と喉頭を支配する迷走神経（脳神経Ⅹ）が嚥下運動にかかわり，嚥下反射を引き起こす（図1-6）．

　咽頭では，食塊の通過する際はすべての気道が閉鎖され，誤嚥を防ぐ．

2　嚥下機能障害の発生とその要因

　舌咽神経や迷走神経などの舌や咽頭の動きを支配する脳神経が障害されると，嚥下反射が起こらず，嚥下困難が生じる．

　嚥下困難を生じる障害には，飲み込む能力の低下，通過が妨げられる，自分の意志によって飲み込まない，などの要因がある（図1-7）．

1）疾患と治療の影響

⑴　飲み込む能力の低下

　飲み込む能力の低下の要因には，舌や咽頭の運動の喪失と，唾液の分泌低下がある．

①　舌や咽頭の運動の喪失

　舌や咽頭の運動が喪失すると，食塊を咽頭まで運び，それを飲み込むことが困難になる．喪失の原因には，以下の2つがあげられる．

　・神経麻痺からくる支配領域の運動の喪失：神経麻痺は，脳出血，脳梗塞，筋萎縮性側索硬化症（amyotrophic lateral sclerosis；ALS）などにより生じる．これらの疾患により障害される神経は舌咽神経（脳神経Ⅸ）と舌下神経（脳神経Ⅻ）であり，そのために舌と咽頭の運動

図1-7 ● 嚥下困難とその要因

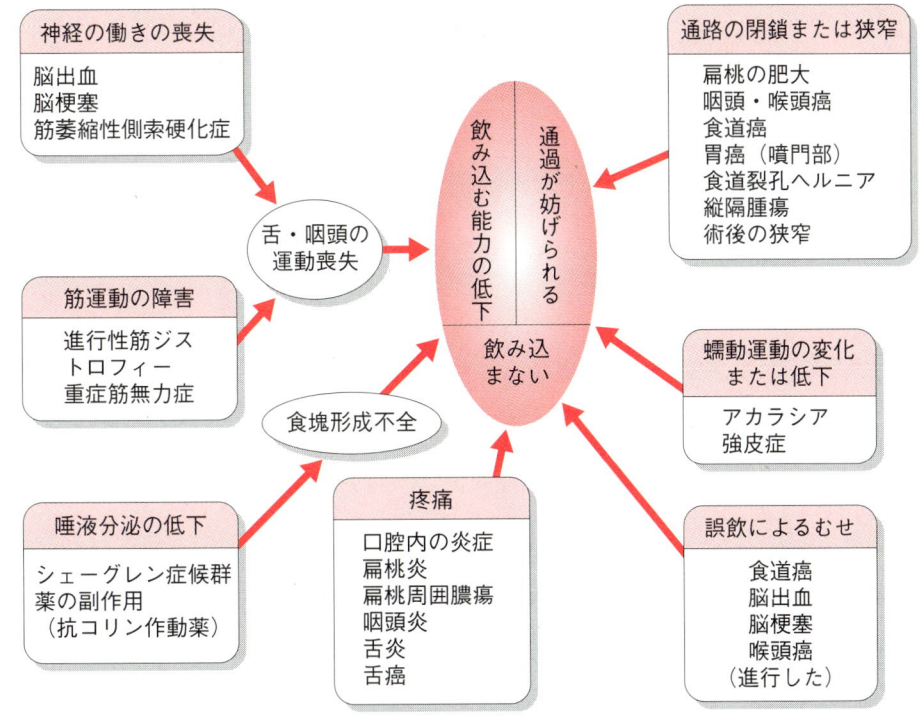

が障害されて，嚥下困難を起こす．
・筋肉の障害による筋力の低下：進行性筋ジストロフィー（progressive muscular dystrophy；PMD），重症筋無力症では，全身の筋肉が障害される．舌筋や咽頭筋が障害されるため，嚥下困難が起こる．

② 唾液の分泌低下

唾液の分泌低下は，シェーグレン症候群，脳出血，脳梗塞などの疾患に伴う顔面神経（脳神経Ⅶ）の障害によって起こる．

また，抗コリン作動薬（硫酸アトロピン）を使用すると，その副作用で副交感神経の働きが抑えられるため，唾液の分泌が減少して，なめらかな食塊の形成が不良となる．

食塊をつくることと移送運動は同時に喪失している場合が多いが，一方だけの場合もある．

(2) 通過が妨げられる

通過が妨げられて起こる障害には，以下の2つがある．

① 機械的な通過障害

機械的な通過障害は，咽頭や食道に生じた疾患，外部からの圧迫によって生じる．

これに関連する疾患として，咽頭・喉頭癌，食道癌，胃噴門部癌，食道手術後の食道狭窄，食道裂孔ヘルニア，縦隔腫瘍などがある．

扁桃の肥大は，咽頭を食塊が通過するのを妨げる．

② 蠕動運動の低下，消失による通過障害

蠕動運動が低下または悪化すると，食塊が食道に停滞して，通過が妨げられる．

アカラシアや進行性全身性強皮症（progressive systemic scleroderma；PSS）では，食道の蠕動運動が低下したり，消失するため，食塊は食道内に停滞してしまう．

(3) 自分の意志によって飲み込まない

嚥下の際に痛みやむせが生じたり，咽頭部に不快感があると，自分の意志で飲み込まない場合がある．

口腔内の炎症，扁桃炎，扁桃周囲膿瘍，舌癌などでは，患部に痛みがあると飲み込まないことがある．

進行した上部食道癌や喉頭癌，脳出血，脳梗塞，筋萎縮性側索硬化症などでは，誤嚥によるむせが起こることがあり，その場合，患者が飲み込むのを拒否することがある．

2）生活習慣の影響

脳動脈硬化により球麻痺や仮性球麻痺が生じると，嚥下障害が起こる．脳動脈硬化をもたらす脳血管疾患は，生活習慣の影響が大きいとされている．

扁桃炎や咽頭炎は，インフルエンザやかぜなどの感染症が原因で起こる．

食道癌は，飲酒や喫煙習慣がある人，熱い物を好む人に多いといわれている．

これらの疾患を予防するには，食事や清潔についての正しい生活習慣を確立し，生活リズムを整えることが大切である．

3）環境の影響

嚥下・移送機能に影響を与える環境要因として気温があげられる．

冬季の，気温が低く，乾燥した時期には，ウイルス感染によるインフルエンザや感冒が流行する．また，脳出血や脳梗塞は，寒暖の差が大きい環境で発生しやすい．

C 移送機能とその障害

摂取した食物を，消化管の運動によって移動させる機能が移送機能であ

る．

　摂取した食物は，口腔から胃へ移送され，胃で貯留された後，十二指腸から小腸，大腸へと移送される．

1 移送機能の担い手

　移送の担い手は，胃，十二指腸，小腸（空腸，回腸），大腸（結腸，直腸）である．

1）胃

　胃は，一時的に食物を蓄え，胃液を混ぜて消化しやすくし，十二指腸へ送り出す器官である．胃での食物の変化と移送は以下のようになる（図1-8）．

- 食塊が食道下端に送り込まれると，胃の噴門が弛緩し，食塊は噴門を通過して胃内に入る．

図1-8 ● 胃の運動

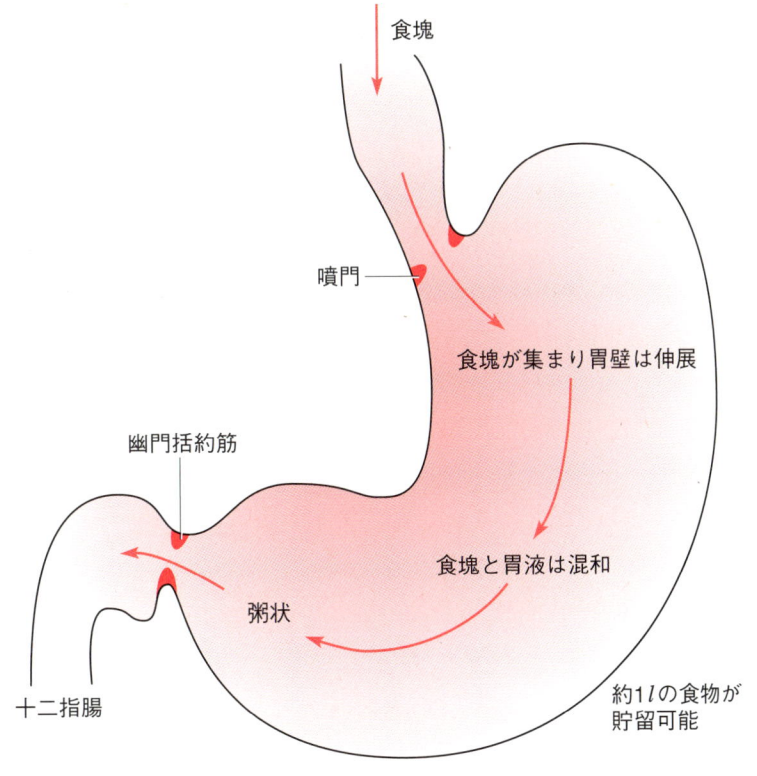

- 食塊は，胃の収縮運動と蠕動運動の繰り返しによって胃液と混和され，半流動性の粥状となる．
- 食塊が粥状になると，胃の中央付近の輪状筋の収縮が起こり，粥状の食塊は，幽門に向かって移動する．
- 粥状の食塊は，幽門括約筋の弛緩により，一定の割合で十二指腸へ送り出される．幽門括約筋は，粥状の胃内容物が大量に十二指腸に入り込むのを防いでいる．

2）十二指腸

十二指腸は，胃から少量ずつ粥状の胃内容物が入ってくると，一定の時間をかけてから，空腸，さらに回腸へ移送する．

十二指腸では，膵臓から分泌された消化酵素を含む膵液と，胆嚢からの胆汁により，消化が進行する．食塊は，消化酵素に触れて，吸収されやすい分子にまで分解される．

糖質は，デキストリン，マルトース，マルトトリオースに分解される．
たんぱく質は，ポリペプチド，ジペプチド，アミノ酸になる．
脂質は，脂肪酸とグリセロールに分解される．

3）小　　腸

小腸では，振子運動，分節運動，蠕動運動が同時に行われる（図1-9）．
- 振子運動：分子が小腸粘膜に触れる機会を多くし，吸収が促進されるように，内容物を揺り動かす．
- 分節運動：小腸の一部が弛緩と収縮を繰り返して，くびれを生じさせ，内容物を多数の球状の塊に分ける．同時に振子運動が行われるため，

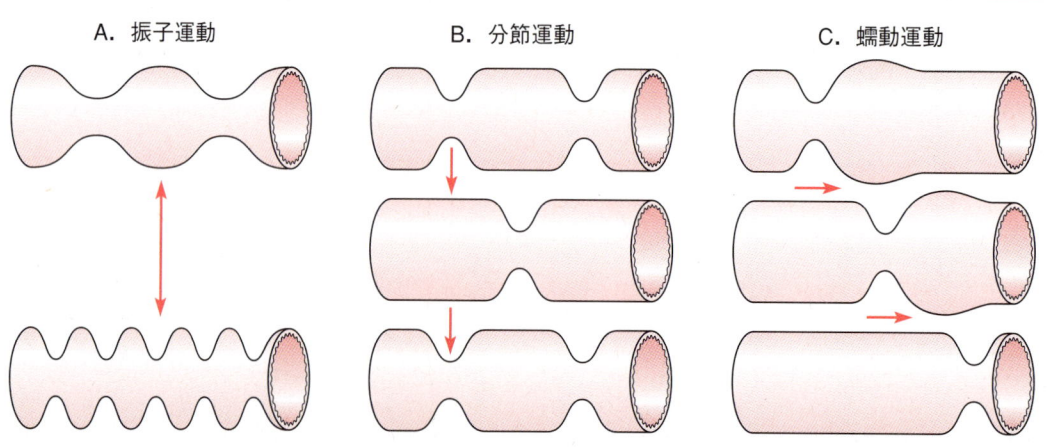

図1-9 ●振子運動，分節運動，蠕動運動

内容物は腸液とよく混和される．
- 蠕動運動：内容物は腸液と混和され，消化・吸収されながら，蠕動運動により少しずつ先へ移送される．その間，栄養素が小腸粘膜に接触することで，吸収が促進される．

4）大　腸

小腸で吸収されなかった水分と電解質，食物の残りかすは大腸へと送られる．

大腸の口側では蠕動（分節）運動が盛んだが，肛門側の蠕動運動は1日に数回，主に食後に胃・大腸反射として起こる程度である．肛門側の蠕動運動は大蠕動とよばれている．

蠕動運動の亢進と抑制

胃内容物の移送の要である腸の蠕動運動の促進と抑制（低下）は，アウエルバッハ（Auerbach）神経叢とマイスナー（Meissner）神経叢，および迷走神経と交感神経の支配を受けています．

迷走神経の刺激は，蠕動運動を亢進させ，交感神経の刺激は蠕動運動を抑制します．また，腸粘膜への機械的・化学的刺激，胃内容物の移送機能状態なども，蠕動運動の亢進と抑制に影響を与えます．

蠕動運動は，さらに，暖かさや寒さなどの温度刺激，精神的な緊張，食事内容，運動量の影響を受けています（図）．

図●蠕動運動の亢進と抑制のメカニズム

〈亢進のメカニズム〉

空腹
↓
副交感神経の刺激 ← 暖かさ／リラックス
↓
食物が胃を満たす
↓
蠕動運動の亢進
↓
大腸の総蠕動の亢進
↓
便の移送
↓
排便

〈抑制のメカニズム〉

交感神経の刺激 ← 寒さ／緊張
↓
消化管の緊張
↓
蠕動運動の抑制 ← 食物繊維の減少／運動不足
↓
大腸の総蠕動の抑制
↓
便の停滞
↓
便の硬化
↓
排便困難

上行・下行結腸では，水分，ビタミンK，ビタミンB複合体，電解質が吸収される．残った食物残渣と水分は，糞便となって下行結腸やS状結腸に滞留する．

　大蠕動により糞便が直腸に入ると，直腸壁が糞便で伸展されるために反射的に直腸の蠕動運動が生じ，便意を感じる．

　排便の準備が整うと内肛門括約筋が弛緩し，さらに外肛門括約筋が弛緩して排便される．

2│移送機能障害の発生とその要因

　移送機能の障害には，消化物の移送が妨げられること，移送が速すぎること，胃の内容物が逆流すること，などがある（図1-10）．

1）疾患と治療の影響

(1) 移送が妨げられる

　消化物の移送が妨げられる原因として，腸管の閉塞または狭窄，絞扼，蠕動運動の低下の3つがあげられる．

① 腸管の閉塞または狭窄

　腸管の閉塞あるいは狭窄は，小腸癌，結腸癌，直腸癌，虚血性大腸炎などによるもの，手術後の縫合部位の狭窄，糞便による閉塞などがある．

　閉塞や狭窄が生じると，腸管の内容物の通過が妨げられ，移送ができなくなる．これをイレウスという．イレウスになると，消化管内に滞留した内容物や，それから発生するガスが消化管を押し広げ，周辺の臓器を圧迫するため，激しい痛みを生じる．

② 腸管の絞扼

　腸重積や腸捻転，ヘルニアの嵌頓により絞扼が生じると，腸管を栄養する血管の血行障害が発生する．そのため腸管が壊死を起こし，激しい腹痛が起きてショック状態となることもある．

　絞扼が生じた場合は緊急手術が必要となる．

③ 蠕動運動の低下

　腸管の麻痺や痙攣のため蠕動運動が低下すると，内容物が移送されにくくなり，長時間，腸管内に停滞する．内容物からはガスが発生し，腸管を拡張するので，腹痛が起こる．

　また，大腸の蠕動運動が低下すると，内容物から水分が過剰に吸収されるため，便が硬くなり，排出しにくくなる．

(2) 移送が速すぎる

　移送が速すぎる要因には，手術や炎症に伴う腸管粘膜の破綻，腸管粘膜からの消化・吸収不良などがある．

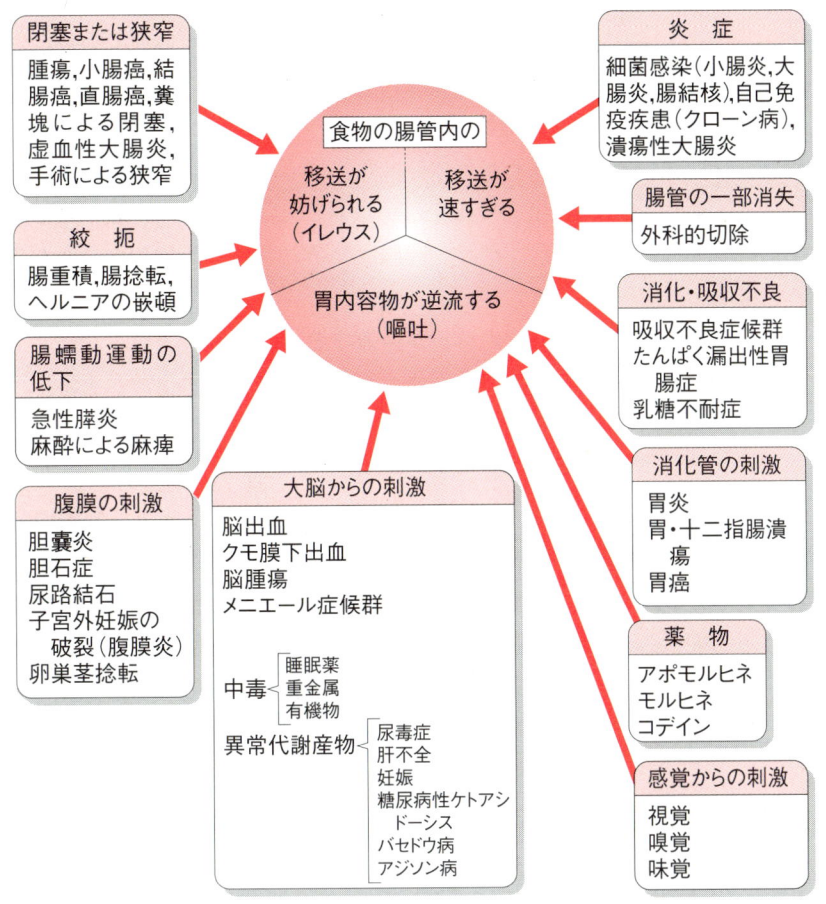

図1-10●移送機能の障害と要因

① 手術による腸管粘膜の破綻

手術により胃や腸の一部が切除されると，消化・吸収機能の役割の相当な部分を喪失する．また，手術により消化管の再建がなされたときには移送経路を変更することになる．その分だけ物質の移送が速すぎることになり，腸管粘膜からの吸収が十分に行われない．そのため，内容物の水分が過剰となり，糞便の形成ができなくなるので，下痢を生じる．

② 炎症による腸管粘膜の破綻

炎症の原因には，以下の2つがある．

- 細菌やウイルスの感染によるもの：通常，細菌やウイルスの感染は，経口摂取する飲食物を介して起こる．
- 自己免疫疾患によるもの：自己免疫疾患のクローン（Crohn）病や，大腸の粘膜内で種々の免疫異常反応が生じて起こる潰瘍性大腸炎などがある．

原因が何であれ，炎症を起こした粘膜には，発赤，浮腫，出血がみられる．重症になると，粘膜がはがれ，びらんや潰瘍が生じる．これからの出血が内容物とまじって排出されるのが血便である．

これらの場合も，腸管内での消化・吸収がはかどらず，下痢便となる．

③ 消化・吸収不良

吸収不良症候群，たんぱく漏出性胃腸症，乳糖不耐症などでは，腸管での消化・吸収能力が低下または消失する．そのため，内容物の栄養素や食物や水が消化・吸収されることなく消化管を通過することになり，下痢が起こる．

(3) 胃内容物が逆流する

胃内容物の逆流すなわち嘔吐は，消化管が通常行っている運動とは異なる運動により，胃腸の有害な内容物を体外に排出して身体を保護しようとする反応である．

嘔吐は，消化管の刺激，大脳からの刺激，腹膜の刺激，薬物・毒物，感覚からの刺激が嘔吐中枢に伝わって生じる．

- 消化管の刺激：胃炎，十二指腸潰瘍，胃癌などが原因となって起こる．
- 大脳からの刺激：脳出血，クモ膜下出血による血腫，脳腫瘍などの疾患では，頭蓋内圧が亢進し，嘔吐中枢を刺激して起こる．
- 腹膜の刺激：胆石症，胆囊炎，尿路結石，子宮外妊娠による卵管破裂，卵巣囊腫の破裂，その他の腹膜炎によって起こる．消化管周辺の炎症や痛み刺激によっても嘔吐が起こる．
- 薬物・毒物：アポモルヒネ，モルヒネ，コデインなどの麻薬は，嘔吐中枢を刺激しやすい性質がある．重金属や有機物などの毒物による刺激でも起こる．
- 感覚：視覚，味覚，嗅覚などの感覚からの刺激によっても嘔吐が引き起こされる．

また，メニエール（Ménière）症候群，尿毒症，肝不全，妊娠，糖尿病性ケトアシドーシス，バセドウ（Basedow）病，アジソン（Addison）病などの異常代謝産物によっても嘔吐中枢が刺激を受け，嘔吐が起こる．

2）生活習慣の影響

移送機能の障害は，食生活と最も深く関係している．

食事の内容が偏っていたり，食べる量や食べ方によって，便秘や下痢，嘔吐などの様々な症状を起こす．

繊維の少ない食品ばかりを摂取したり，食べる量が少ないと便秘を起こしやすい．

食べ過ぎると，胃粘膜の炎症が生じたり，消化管への負担が大きくなっ

て消化不良を起こし，便秘や下痢の原因となる．

　食生活上の問題だけではなく，運動不足などでは，腸管の蠕動運動を低下させるため，便秘につながりやすい．

　最近は，食生活が欧米化したことによる肉や脂肪の摂りすぎ，野菜などの繊維の多い食品の摂取不足から，大腸癌が増加している．

　胃腸管の運動はサーカディアンリズム（概日リズム）と関係が深い．したがって，規則正しく食事を摂り，健康な生活習慣を身につけることで，消化管を守るようにする．

3）環境の影響

　職場，学校，家庭などの生活環境のなかで精神的なストレスが続くと，胃炎や胃潰瘍になったり，嘔吐や下痢を繰り返すなどの症状が起こることがある．

　長距離通勤で排便習慣が乱れると習慣性の便秘となる可能性がある．

D 消化・吸収機能とその障害

　消化・吸収機能とは，消化管が，摂取した食物を移送し，貯留している間に，消化液を分泌して食塊と十分に混和させ，消化液の作用で食塊を栄養素に分解し，小腸粘膜から吸収する機能をいう（図1-11）．

1 消化・吸収機能とその担い手

1）口腔内の消化

　口腔内における食物の貯留時間は，歯牙の状態，咀嚼力，食物の硬さ，大きさなどによって異なる．

　口腔内に食物が入ると，嗅覚，味覚，視覚などによって口腔粘膜に分布する知覚神経が刺激される．この刺激が延髄にある唾液分泌中枢に達すると，反射的に唾液腺から唾液が分泌される．

　唾液腺（耳下腺，舌下腺，顎下腺）から分泌される糖分解酵素のアミラーゼは，でんぷんをデキストリン，マルトース，マルトトリオースに加水分解する作用をもつ．

2）胃内の消化

　胃壁は伸展性が大きく，約1lの食塊を貯留させることができる．

　胃内に入った唾液アミラーゼは，胃液の酸性が強いため活性を失う．そのため食塊は，胃液に含まれるペプシンによって分解される．

図1-11 ● 消化・吸収のプロセス

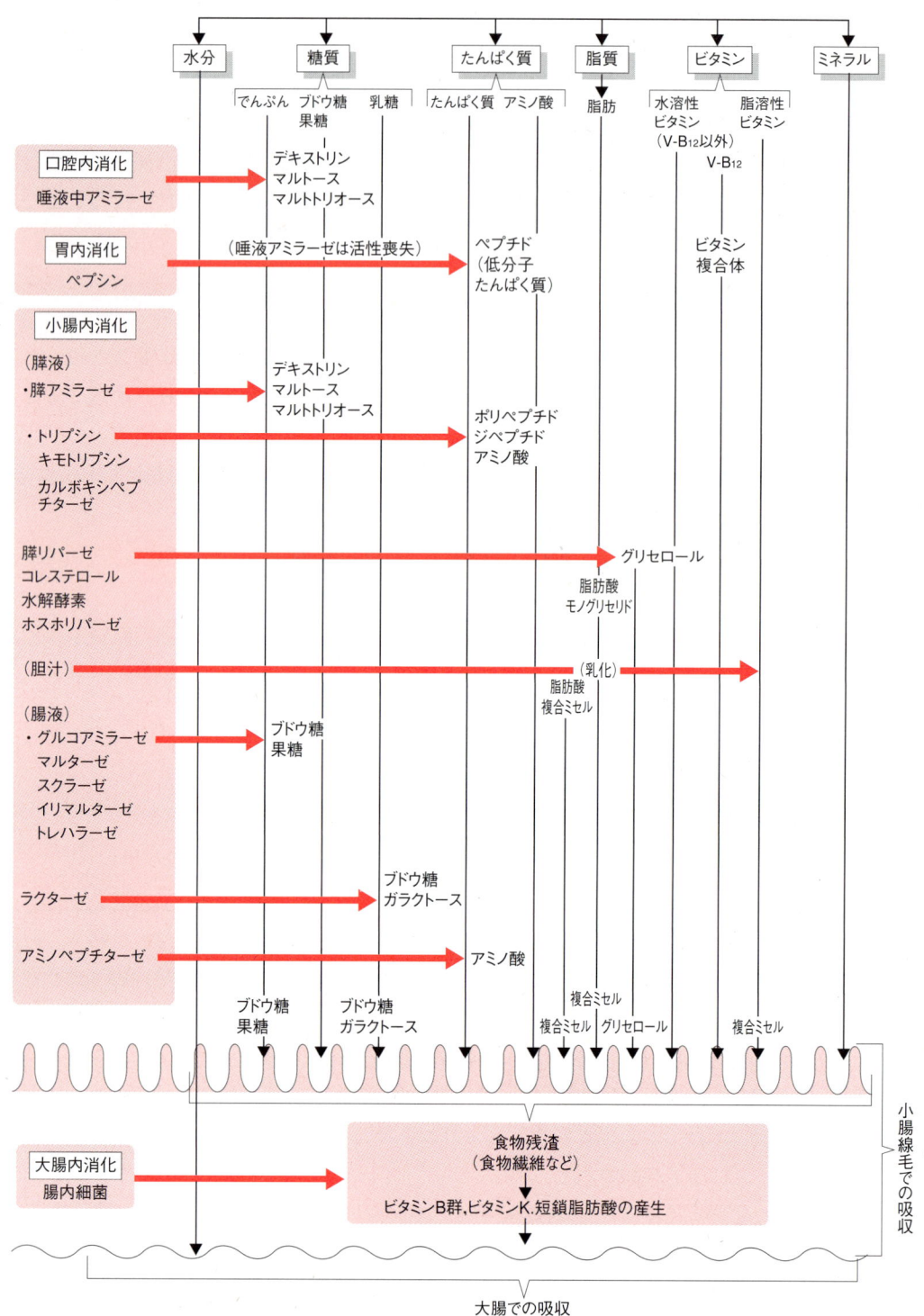

食塊は胃液（ペプシン）と混和され，そのうちのたんぱく質は低分子たんぱく質に分解される．すなわち，胃の主細胞から分泌されるペプシノーゲンが，胃底腺から分泌される塩酸によってペプシンに変えられ，たんぱく質をペプチドに分解する．

3）小腸内の消化・吸収

小腸は，胃から粥状の胃内容物を少量ずつ受け取ると，これを，一定の時間をかけて十二指腸から空腸へ，さらに回腸へと移送する．その間，小腸内では，以下に示すように，でんぷん，たんぱく質，脂肪など，栄養素の大部分が消化・吸収される．

(1) 小腸内の消化

① でんぷんの消化

- でんぷんは，膵臓から分泌される膵アミラーゼにより，デキストリン，マルトース，マルトトリオースに分解される．さらに小腸液のグルコアミラーゼによって，ブドウ糖（グルコース）と果糖に分解される．
- 乳糖は，ラクターゼにより，ブドウ糖とガラクトースに分解される．

② たんぱく質の消化

- たんぱく質は，膵液中に含まれるトリプシンの作用を受けてポリペプチドになる．
- ポリペプチドは，キモトリプシン，カルボキシペプチターゼによって，オリゴペプチド，ジペプチド，アミノ酸に分解する．
- ポリペプチドは，さらに，小腸内を通過しながら，小腸液に含まれるアミノペプチターゼによってもアミノ酸とジペプチドに分解される．

③ 脂肪の消化

- 脂肪は，胆汁に含まれる胆汁酸の作用を受けて乳化され，膵リパーゼの作用を受けやすい形に変えられる．
- 膵リパーゼは，乳化された脂肪を，脂肪酸，モノグリセリド，グリセロールに分解する．
- 胆汁酸は，脂溶性ビタミンを複合ミセルに合成し，吸収しやすい形にする．

(2) 小腸内の吸収

粥状の胃内容物は，十二指腸から回腸の端まで移送される．

この過程で，小腸粘膜に局在する消化酵素が，栄養素を，吸収直前の状態（低分子化合物）にまで分解する．この作用は膜消化といわれる．

小腸内で分解された栄養素，すなわちブドウ糖，果糖，ガラクトース，アミノ酸，ジペプチド，脂肪酸と解溶性ビタミンを含む複合ミセル，グリセロールなどは，腸粘膜の輪状ひだの先端にある絨毛から吸収される．

水分や栄養素が吸収された食物残渣は，回盲部から大腸に移送される．

4）大腸の消化・吸収

小腸で栄養素が吸収された後の食物残渣は大腸へ移送される．

食物残渣のうちの食物繊維からは，腸内細菌の作用によってビタミンB群とビタミンKが産生される．これらは，少量の水分を含む電解質とともに大腸壁から吸収される．

2 消化・吸収機能障害の発生とその要因

消化管は，摂取した食物を低分子化合物にまで分解し，吸収する．

消化管の内面は，吸収がスムーズに行えるよう粘膜で覆われている．さらに消化管粘膜は日々破壊され，再生されており，傷つきやすい構造になっている．

一方，病原菌や消化液などにより化学的消化が行われている．また，消化活動の一部として機械的消化も行われている．このような過酷な環境下では，炎症，潰瘍，腫瘍などが発生しやすい．

また，消化管は一連の長い管になっており，腹腔内に重なり合って収まっているという解剖学的な特徴からも，障害を発生しやすい．

このような状況で消化・吸収機能に関与する酵素のバランスが崩れると，消化管粘膜に容易に炎症や潰瘍が生じ，消化・吸収機能が障害される．さらに，その治療として施行される手術によって，新たな消化・吸収機能障害が発生するのも，消化管の特性である（図1-12）．

1）疾患や治療による消化・吸収機能の担い手の障害

(1) 口腔内の障害

口腔内の障害は，かむことに関する障害と，唾液の分泌の低下に関する障害である．

かむことと唾液の分泌は相互に関係している．

消化管内での水分の吸収

成人が1日の飲食物から摂取する水分の量は約2lになります．また，唾液，胃液，胆汁，膵液，腸液などとして分泌ならびに排出されている消化液が約7lあるため，消化管では1日に合計約9lの水分が通過していることになります．

水分のほとんどは小腸で吸収されますが，大腸でも，約2lの水分が吸収されています．

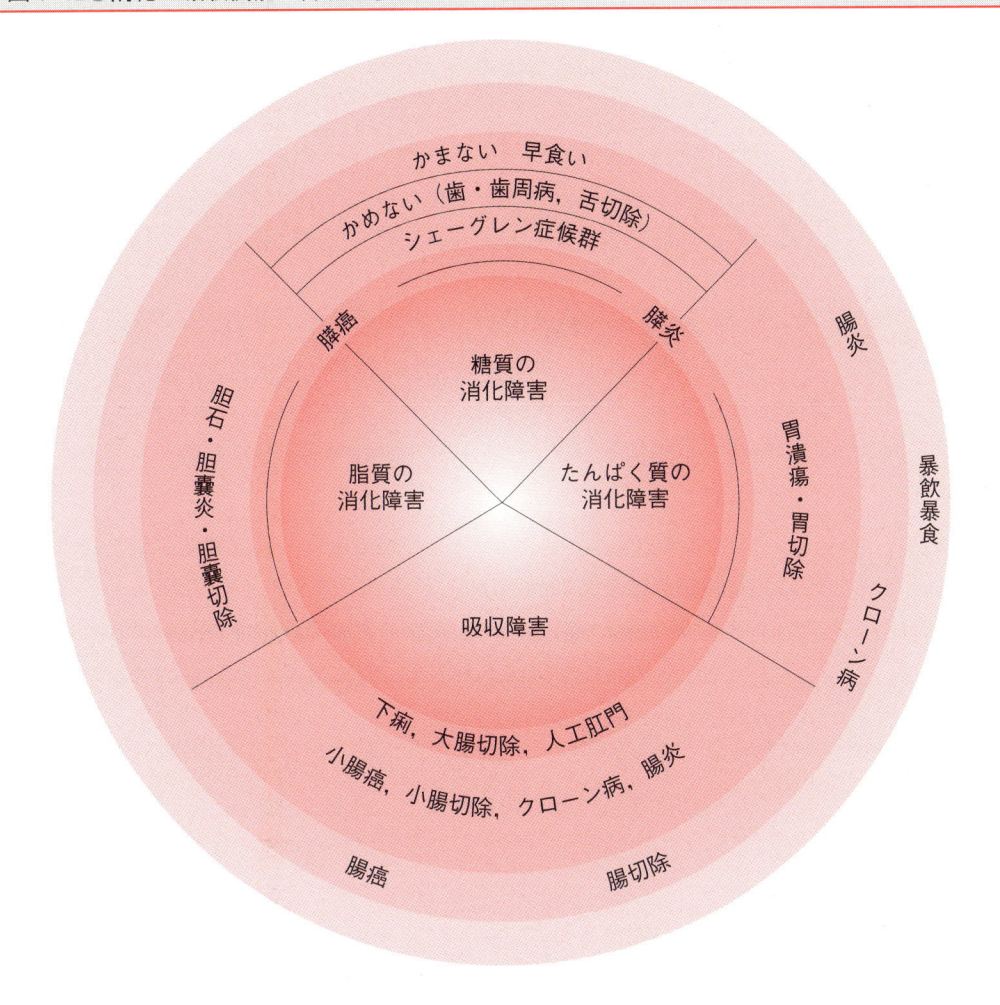

図1-12 ● 消化・吸収機能の障害と要因

外側（要因）：
- かまない　早食い
- かめない（歯・歯周病，舌切除）
- シェーグレン症候群
- 膵癌
- 膵炎
- 腸炎
- 暴飲暴食
- 胃潰瘍・胃切除
- クローン病
- 腸切除
- 腸癌
- 小腸癌，小腸切除，クローン病，腸炎
- 下痢，大腸切除，人工肛門
- 胆石・胆嚢炎・胆嚢切除

内側（障害）：
- 糖質の消化障害
- たんぱく質の消化障害
- 吸収障害
- 脂質の消化障害

　早食いの習慣や，う歯，口腔内の炎症，舌癌などの舌の疾患があると，かむことがおろそかになったり，困難になり，唾液の分泌が減少する．
　唾液の減少はアミラーゼの作用の低下を意味し，糖質の消化能力を低下させる．たとえば，シェーグレン症候群では唾液の分泌が障害されるので，食物をかみにくくし，消化力も低下する．

(2) 胃の障害

　胃炎や胃潰瘍，胃癌，食道癌に罹患すると，外科的治療として胃切除術が適応され，胃の全部または一部が切除されたり，食道の切除では胃管で食道が再建されたりする．このように，手術により胃の一部を失うと，胃液の分泌が減少し，特にたんぱく質やビタミンの消化・吸収が妨げられる．
　薬物によっても胃炎や胃潰瘍が発生し，消化が妨げられる．

(3) 膵臓や小腸の機能の障害
① 膵臓の機能の障害

膵臓癌や膵炎では，膵液中の分解酵素が低下するため，でんぷんや多糖類の消化不良が起こる．

脂肪の消化は膵臓から分泌されるリパーゼによって行われているため，膵臓に障害が起こると脂肪を消化することが困難となる．膵臓の障害があるとき，脂肪を摂取すると，リパーゼを無理に分泌しようとするために腹痛が起こる．

② 小腸の機能の障害

小腸炎やクローン病の治療で小腸切除術を受けると，必然的に小腸の面積が減少する．そのため，小腸液の分泌量が減少して吸収機能が低下する．同時に，小腸粘膜が障害されたり，吸収面積が減少することで吸収作用も障害される．

クローン病で小腸の粘膜に炎症が起こると，吸収機能が果たせないために，脂肪がそのまま排泄される．

小腸粘膜の炎症や潰瘍は，たんぱく質の吸収機能を障害する．

膵臓や小腸の機能が障害されると，たんぱく分解酵素の分泌が低下するため消化不良が起こる．

水溶性・脂溶性ビタミンの大半は小腸の粘膜から吸収されるので，小腸の炎症や切除後には吸収障害が生じる．ビタミンB_{12}は，胃の萎縮や胃切除によって内因性因子が欠乏するために吸収障害が起こり，悪性貧血が発生する．

(4) 胆嚢の障害

胆嚢炎，胆石，胆嚢癌などで胆嚢を切除すると，胆汁の分泌が妨げられる．胆汁の分泌が阻害されると，脂肪が乳化されないため，脂肪分解酵素のリパーゼの作用効果が低下し，脂肪の消化が障害される．

十分に消化されない脂肪は，小腸からは吸収されず，便とともに下痢となって排泄される．

(5) 大腸の障害

大腸では，食物残渣中から水分が吸収されて糞便を形成する．しかし，感染性の大腸炎や潰瘍性大腸炎，大腸癌などで大腸切除術を受けると，食物残渣の水分が吸収されないため糞便が形成されず，下痢となって体外へ排出される．

ビタミンKも大腸から吸収されるので，潰瘍性大腸炎や大腸の広範囲切除術では吸収障害が現れる．

2）生活習慣の影響

「移送機能障害の発生とその要因」で述べたように，胃，小腸，大腸の障害は，食生活習慣の影響が大きい．また，消化・吸収にかかわる腸管の蠕動運動は，サーカディアンリズムと深い関係がある．

したがって，食生活が不規則だったり，サーカディアンリズムが崩れた生活習慣が続くと，上述したような様々な疾患が生じて，消化・吸収機能を損ねることになる．

E 便の形成・排出機能とその障害

1 便の形成・排出機能とその担い手

食物は，口腔から大腸までの消化管内で消化・吸収され，食物繊維と水分さらに電解質の一部からなる食物残渣となって大腸内で便を形成する（図1-13）．

通常，形成された便は一定の硬さをもち，一定時間，大腸で保持された後，直腸から排出される．便の排出は，排便反射と大脳の働きによる意志

図1-13●便の形成と排出までの過程

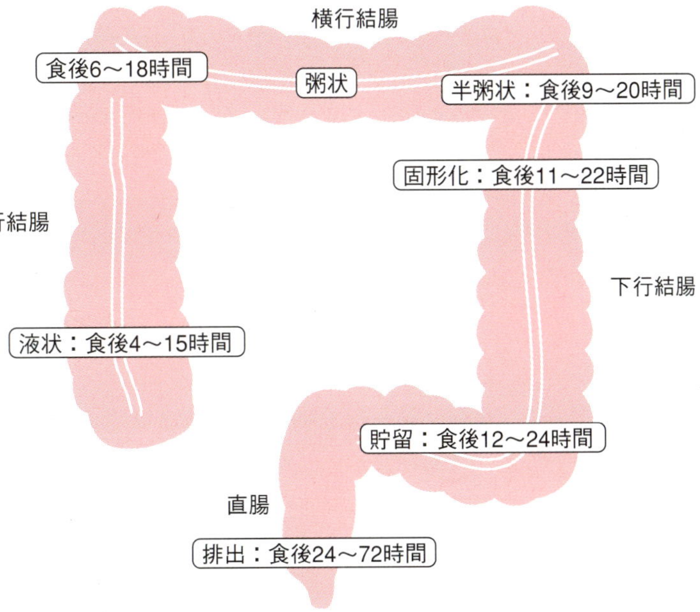

横行結腸
食後6〜18時間
粥状
半粥状：食後9〜20時間
固形化：食後11〜22時間
上行結腸
下行結腸
液状：食後4〜15時間
貯留：食後12〜24時間
直腸
排出：食後24〜72時間

の両方からコントロールされている．

食物を摂取してから便が排出されるまでには，約24～72時間を要する．

1）大　　腸

回腸から移送されてきた内容物は，大腸の蠕動運動によって，大腸内を上行結腸，横行結腸，下行結腸の順に，直腸に向かって移送される．その間，水分の一部が吸収され，便が形成される．

通常，便は固形化されて下行結腸とS状結腸にとどまっているが，食事後に腸管の大蠕動が起こって便を直腸内に押し出すと，排便反射により肛門から体外へ排出される．

大腸の腸腺からは，消化酵素を含まないアルカリ性の大腸液が分泌される．大腸液は，食物残渣や便が大腸内を移動しやすいよう，腸壁を滑らかにする潤滑油の役割を担っている．

2）直　　腸

食後に起こる大腸の大蠕動によって，S状結腸の便が直腸内に入ってくると，直腸壁が伸展し，その圧力が仙髄に伝わって排便反射が生じる．排便反射は大脳へと伝達され，便意として感じられる．

水分が吸収され，固形化されて直腸内に貯留していた便は，外肛門括約筋の弛緩により体外へ排出される．

3）肛門と肛門括約筋

肛門は直腸の末端にあり，消化管のなかでは最も外界に近く，排便時以外は閉じている．肛門は，不随意筋である内肛門括約筋と，意識して動かすことができる随意筋の外肛門括約筋からなっている．

正常であれば，便意が起こっても，排便できないような状況では，外肛門括約筋を収縮させて便を保持できる．しかし，外肛門括約筋の収縮が調整できなくなると，便を意識的に保持できず，便が肛門から排出されて便失禁となる．

4）排便にかかわる神経と筋肉

排便にかかわる神経は，仙髄にある排便中枢の骨盤神経と陰部神経である．骨盤神経からは直腸内反射が生じ，陰部神経からは排便自制（外肛門括約筋の収縮）が生じる．また常に脊髄からの抑制が働いており，排便は，直腸内反射と意志的な外肛門括約筋の弛緩を同時に利用して行われる（図1-14）．

図1-14●排便のしくみ

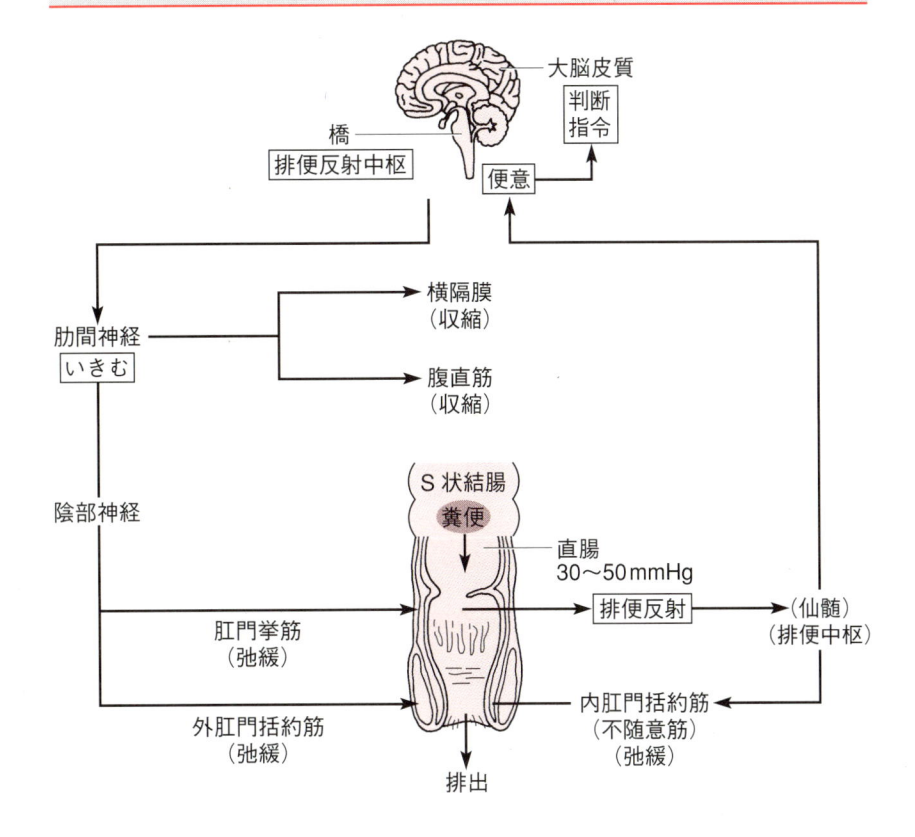

(1) 直腸内反射

前述のように，便が直腸にある程度貯留された状態で食後の大蠕動が起こり，直腸壁が伸展して，直腸内圧が30～50mmHgぐらいに高まると，直腸壁にある圧力感覚受容体が刺激を感知する．その刺激により直腸内反射が起こり，直腸上部が収縮し，直腸下部と内肛門括約筋が弛緩して排便の準備をする．

(2) 脊髄反射

直腸に便が貯留して食後の大蠕動が起こると，排便反射が生じ，その刺激が大脳皮質に伝わる．便意を感じた大脳では，状況を判断をして，運動神経である脊髄神経をとおして指令を出す．

一つは肋間神経への指令で，呼吸筋（横隔膜）と腹直筋を収縮させ，いきむ行動につなげる．同時に陰部神経へも指令が出され，肛門挙筋と外肛門括約筋を弛緩させ，排便反射により便を排出させる．

2 便の形成・排出機能障害の発生とその要因

便の形成と排出機能の障害には，便の形成不全，排出困難と停滞がある

図1-15●便の形成・排出機能障害とその要因

大腸の閉塞
- 大腸癌
- イレウス

大腸の蠕動運動の低下
- 腸管麻痺
- 腸管痙攣

水分吸収力の低下
- ウイルス・細菌感染による大腸炎
- 潰瘍性大腸炎
- 大腸の欠損

過剰な蠕動運動の刺激
- 薬物の副作用
- ストレス
- アルコール

腹圧の不足
- 重症筋無力症
- 筋萎縮性側索硬化症
- 脊髄損傷
- 妊娠後期
- 強皮症

食物の質と量
- 食物繊維の不足
- 摂取量の不足
- 水分摂取の不足

排便時疼痛
- 痔核
- 肛門裂孔
- 肛門周囲膿瘍
- 直腸癌

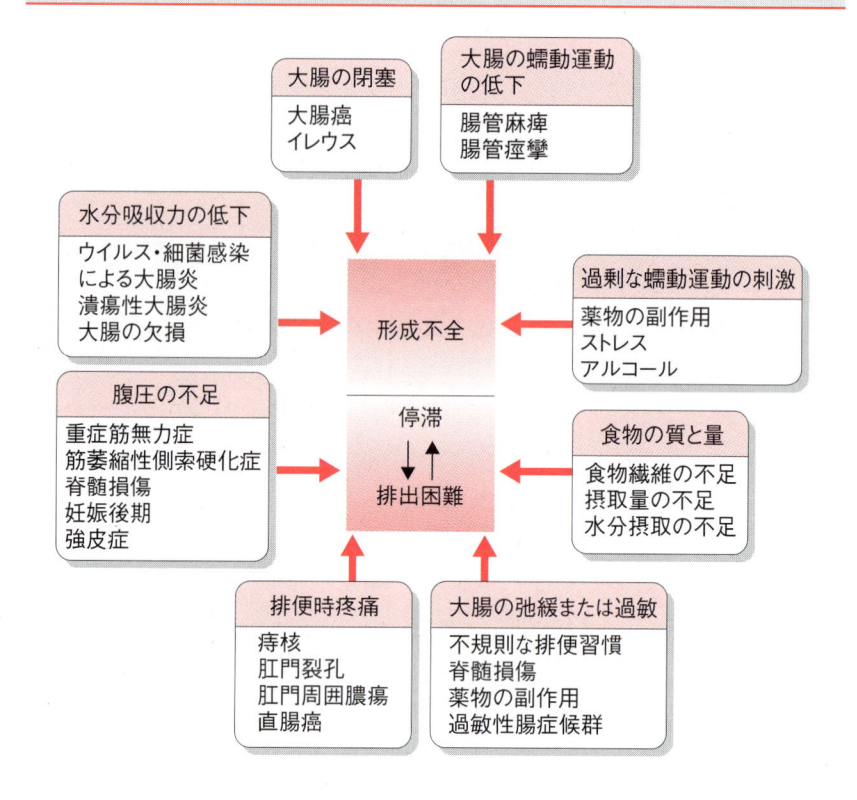

大腸の弛緩または過敏
- 不規則な排便習慣
- 脊髄損傷
- 薬物の副作用
- 過敏性腸症候群

形成不全 ／ 停滞 ⇅ 排出困難

(図1-15).

1）疾患と治療の影響

(1) 便の形成不全

便の形成不全は，腸管内の移送障害，水分の吸収力低下，過剰な蠕動運動の刺激によって起こる．

① 腸管内の移送障害

大腸癌やイレウスによる閉塞，腸管の麻痺や痙攣があると，大腸の蠕動運動が低下し，食物残渣の大腸内の通過，移送が妨げられるため，便の形成障害が起こる．

② 水分の吸収力低下

大腸での水分の吸収力低下は，細菌またはウイルスの感染による大腸炎や，自己免疫疾患による潰瘍性大腸炎が原因で生じる．

また，疾患の治療目的で，手術により大腸が広範囲に切除されると，水分の吸収が妨げられ，便が形成されにくくなる．大腸切除手術が必要な疾患には，大腸癌や潰瘍性大腸炎などがある．

③ 過剰な蠕動運動の刺激

感染性の疾患，中毒性の疾患など種々の要因で生じる．

(2) 便の排出困難と停滞

便の排出困難と，その結果生じる便の大腸・直腸内での停滞は，食物の質と量，直腸の弛緩または過敏，腹圧の不足，痔などによる排出時の疼痛，薬剤などが原因となる．

① 食物の量と質

摂取した食物の絶対量が不足していたり，食物繊維の不足に加え，水分の摂取不足などがあると，便の移送・排出が困難となる．

② 直腸の弛緩または過敏

直腸の弛緩があると，便意が起こりにくく，排便が不規則となる．そのため，長時間にわたり大腸内に便が停滞し，水分を失って硬くなり，排便が困難となる．

脊髄損傷患者は便意を感じられないため，便の停滞が起こり，排便を困難にする．

過敏性腸症候群は神経質な人に起こりやすく，便秘と下痢を繰り返す．

③ 腹圧の不足

腹筋や横隔膜の力が弱いために腹圧が不足していると，力強くいきむことができず，排出が困難となる．

筋力の低下をきたす重症筋無力症，筋肉を支配する運動神経が侵される筋萎縮性側索硬化症（amyotrophic lateral sclerosis；ALS），排便にかかわる脊髄神経の麻痺のために，便意を感じられない脊髄損傷などでは腹圧が不足する．

妊娠後期は胎児が成長して子宮が大きくなり，大腸を圧迫して蠕動運動を妨げるうえ，腹圧をかけられないことが原因で便秘が生じる．

④ 排便時の疼痛

肛門とその周囲の痔，裂孔，肛門周囲膿瘍，直腸癌などがあると，排便時に疼痛が生じることが多い．そのため，便の排出をできるだけ避けようとする傾向が強くなり，便が一定の時間よりも長く直腸内に停滞するので，便はいっそう硬くなる．その便を排出しようとすると，痛みはさらに増強するので，排便がますます困難となる．

⑤ 薬　剤

排便困難をもたらしやすい薬物には，抗コリン作動薬，セロトニン5HT$_3$拮抗作用薬，麻薬などがある（表1-1）．

2）生活習慣の影響

細菌やウイルスを含んだ食物や水を経口摂取すると，消化管内で感染性

表1-1 ● 排便困難を生じやすい薬物

薬剤	薬剤名	使用される目的と作用
抗コリン作用薬	抗コリン薬 三環系，四環系抗うつ薬	潰瘍治療薬として用いる 抗うつ作用
	フェノチアジン系 （クロルプロマジン）	抗精神病作用
	プロカインアミド （アミサリン®）	上室性頻拍症，心室頻拍の予防
セロトニン5HT₃ 拮抗作用薬	オンダンセトロン グラニセトロン（カイトリル®）	制吐薬（セロトニンと拮抗することによって制吐作用を示す）
麻薬	モルヒネ	知覚や運動中枢に影響しない低量で鎮痛作用を発揮する
	コデイン ロピエラミド	作用についてはモルヒネと同じ 腸管の蠕動運動を抑制し水分の再吸収を促進する
そのほか	コレスチラミン ピルメノール リチウム（リーマス®）	高脂血症治療薬 抗不整脈薬 躁病治療薬

疾患が起こることがある．

　飲料水として安全な水を摂取するように習慣づけする．特に海外で，水や氷が入った飲み物を飲む場合は気をつける必要がある．

　食物は水流でよく洗い，加熱したものを調理するようにする．

　わが国では，刺身などで生の魚を食べる習慣があるので，腸炎ビブリオの感染による食中毒が多く発生する．腸炎ビブリオは好塩菌で，魚介類に好んで棲息する．それらの魚介類を，よく洗わずに食べたり，魚をさばいたまな板をそのまま使用して他の食品を調理したりすると感染が拡大する．

　大腸癌の発生は，食生活の欧米化や，食物繊維の摂取量の減少が関係しているとされる．食物繊維の摂取不足は便秘を招き，運動不足に伴う腹筋力の低下も便秘の原因となる．

　夜ふかしの習慣や，朝食抜きの生活が身につくと，排便反射が遠のき，排便困難や便秘が常態化される．

　このように，排便は日々の生活習慣から大きな影響を受けている．

3）環境の影響

　人は便意を感じても，トイレが近くにないなど，排便の環境が整っていなければ，意志によって外肛門括約筋を収縮させ，排便を我慢することができる．プライバシーが確保され，落ち着いて排泄できる環境がなければ排便できないという人も多い．

　また，旅行や入院などで慣れない環境におかれると，便秘を起こしやす

い．
　現代人に多い過敏性大腸症は下痢と便秘を繰り返す疾患だが，職場や学校などの環境がその人にマッチしないことからくるストレスが原因だといわれている．環境は様々な面で排便に影響する．

3 消化・吸収機能障害がもたらす生命・生活への影響

A 障害のレベルとその影響

　消化・吸収機能障害の程度は，急性期，慢性期などのレベルに分類できる（図1-16）．

図1-16●生命・生活への影響

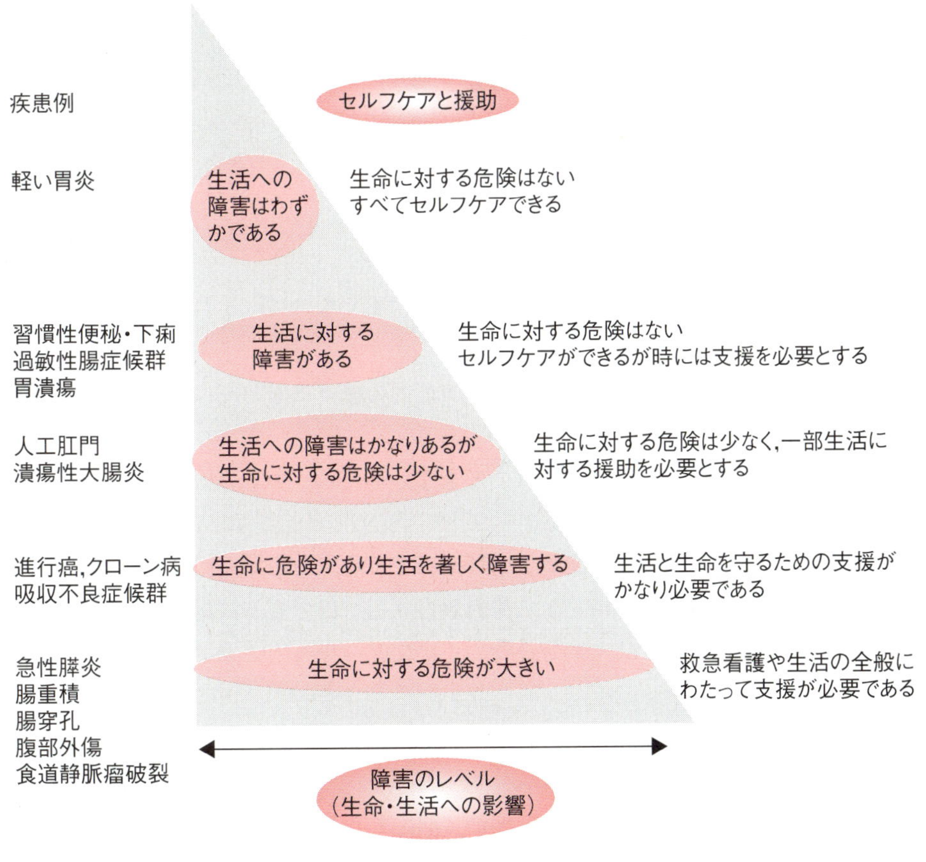

疾患例	障害のレベル	セルフケアと援助
軽い胃炎	生活への障害はわずかである	生命に対する危険はない すべてセルフケアできる
習慣性便秘・下痢 過敏性腸症候群 胃潰瘍	生活に対する障害がある	生命に対する危険はない セルフケアができるが時には支援を必要とする
人工肛門 潰瘍性大腸炎	生活への障害はかなりあるが生命に対する危険は少ない	生命に対する危険は少なく，一部生活に対する援助を必要とする
進行癌，クローン病 吸収不良症候群	生命に危険があり生活を著しく障害する	生活と生命を守るための支援がかなり必要である
急性膵炎 腸重積 腸穿孔 腹部外傷 食道静脈瘤破裂	生命に対する危険が大きい	救急看護や生活の全般にわたって支援が必要である

障害のレベル（生命・生活への影響）

1）障害のレベル

(1) 急性疾患

急性膵炎や腸穿孔などによる消化・吸収機能障害で，直ちに治療しなければ生命にかかわるような場合は，治療が優先される．

状況に応じた救急看護や，治療下での栄養確保，排泄を含めた生活全般にわたる支援が必要となる．

(2) 外科的治療を必要とする疾患

胃癌や胃潰瘍のように外科的治療を必要とする疾患では，消化・吸収機能障害が発生する可能性が大きい．さらに，手術療法によって，術後の消化・吸収機能障害が発生する．これらの障害は，生命の危険を招くほどではないが，著しく生活を障害する．

人工肛門や潰瘍性大腸炎でも消化・吸収機能障害が生じる．この場合は，生活の一部を援助することで対応できる．

(3) 慢性疾患

習慣性の便秘や下痢を伴う消化・吸収機能障害の場合，セルフケアはできるが，生活するうえで支障が生じるので，状況によっては支援が必要とされる．

軽い胃炎からくる消化・吸収機能障害の場合は，日常生活はさほど問題がなく，おおむねセルフケアでよい．

このように，消化・吸収機能障害の程度によって，生命・生活への影響は異なってくる．

2）障害の重症度別の対応

消化・吸収機能障害のレベルが高くなれば，それだけ生命に対する危険も高くなるため，生命の維持にかかわる看護や，生活に対する全般的な援助が必要となる．セルフケア能力の低下に対しては，それらをどの程度，代償できるかを知る必要がある．

栄養補給が経口摂取でできない場合は，中心静脈栄養や経腸栄養などで補給する必要がある．

消化・吸収機能障害が軽いほど，自然な形で経口摂取できる．

生活上のセルフケア能力が自立していても，消化・吸収機能の障害が重篤な場合には，生命維持のために経口以外の栄養補給が必要となる．

B 長期にわたる生命・生活への影響

消化・吸収機能の障害が長期にわたると，生命の維持に必要な栄養の確

保が困難となる．そのため，周囲の人々，特に家族による生活全般の支援が必要となり，患者の社会生活にも大きな影響を及ぼすことになる．

1 生命維持に必要な栄養の維持

消化・吸収機能障害の長期化は，生命を維持するうえで大きな負担になる．必要な栄養を経口的に確保できるか，できるとすればどのような方法かを判断しなければならない．

経管栄養や中心静脈栄養が必要な場合もある．経管栄養や中心静脈栄養は人工的な栄養補給であるために，経口摂取に比べ，微量栄養素が不足するのをはじめ，下痢や嘔吐，感染や発熱が生じることが多い．状況によっては生命の危機を招くこともある．

2 社会生活を送るうえでの影響

消化・吸収機能の障害は，社会生活を送るうえで，様々な支障を生じさせる．

職場で栄養補給をする必要が生じたり，人工肛門を使用しているため，外出先で便の入ったビニールバッグを交換しなければならないなど，健常者の食事摂取や排便とは異なる状況におかれる．そのような生活に引け目を感じ，自尊心が損なわれることも多い．

自己管理がきちんとできなければ，消化・吸収機能の障害が拡大するだけでなく栄養不足を招きやすい．このような状況が長期化すると，家に引きこもりがちとなり，社会参加への積極的姿勢が失われ，生活意欲が低下するなど，社会生活を送るうえでの支障が生じる．

3 経済生活への影響

消化・吸収機能障害が強度になり，社会生活を送るうえで支障が出てくると，仕事量が減り，収入も少なくなる．一家の働き手が長期療養を必要とする疾患にかかると，経済的打撃が大きくなるため，社会資源を活用した援助が必要となる．

また，医療費の負担が増し，通院するための費用や時間の確保が必要となるなど，健康時とは異なった出費や労力が増える．

4 家族の生活への影響

消化・吸収機能障害が重度化し，療養が長期に及ぶと，日常生活を送るうえで，家族にも大きな影響を与える．

毎日の食事は，家庭生活での憩いの場であり，一緒に食卓を囲むことは，家族にとってコミュニケーションの大切な機会である．ところが，家族の

一員に消化・吸収機能障害が生じると，家族の食事のあり方が変わり，今までのように一緒に食事をすることができなくなったりする．また，家族全員での外食の機会が減ったりする場合もある．

　家族は，患者のセルフケアを援助しながら，看護や介護に携わるなど，精神的・身体的に支えていかなければならない．長期になれば，家族の精神的負担も大きくなり，快適な家庭生活が営めなくなる状況も生じやすい．

第2章
消化・吸収機能障害の把握と看護

消化・吸収機能障害に起因する症状には，食欲不振，嘔吐，腹痛，腹部膨満，イレウス，下痢，便秘がある．また，担い手に起因して現れる症状には，嚥下障害，吐血・下血などがある．消化・吸収機能障害の発生要因と，起因して現れる症状，ならびに生命・生活への影響の全体像を示したものが図2-1である．

　各機能障害をもつ成人を看護するためには，機能障害に起因する症状，担い手に起因して現れる症状とアセスメントの視点を十分に理解したうえで，必要な看護とその方法を考えていくことが重要である．

A 食欲不振

　食欲とは，食べ物を求めようとする人間の基本的欲求である．食欲は，大脳の視床下部にある摂食中枢で調節されている．食欲不振とは，何らかの原因・要因によって食物を食べようとする気持ちが起こらないことをいう．食欲不振は，大脳の視床下部にある摂食中枢の働きが抑制された状態である．

1 食欲不振の要因

　食欲不振の成因には，空腹感発生の障害と食欲発生の障害がある．どちらに成因が由来するかによって，看護の視点は異なってくる．

　空腹感発生の障害は，消化・吸収機能の低下，消化・吸収機能障害にかかわる苦痛や運動不足，発熱などが要因となる．

　食欲発生の障害には，過去の食事にまつわる不快な体験，情動の変化，強い疲労や睡眠不足，脳炎や脳出血など頭蓋内圧の亢進とうつや妄想などの精神障害などが要因となる（図2-2）．

1）空腹感発生の障害

(1) 消化・吸収機能の低下

　何らかの疾患やその治療（薬物療法，手術療法）により，食べられない状態が長期にわたると迷走神経の働きが障害され，胃が収縮し摂食中枢が刺激されなくなる．胃アトニーや胃の幽門狭窄により，収縮不全が起こった場合も胃からの刺激が低下する．また，胃粘膜の感覚を麻痺させるものは，同時に迷走神経の作用を低下させるので食欲も低下し，空腹感が発生しない．

　あるいは，食欲不振などによって胃が萎縮した状態が続いていると，胃液の分泌が低下し，胃の食物を受け入れる準備が整わないために食欲が起こらない．

　通常は，食欲が起こる要因の一つとして，胃に胃内容物が貯留しておら

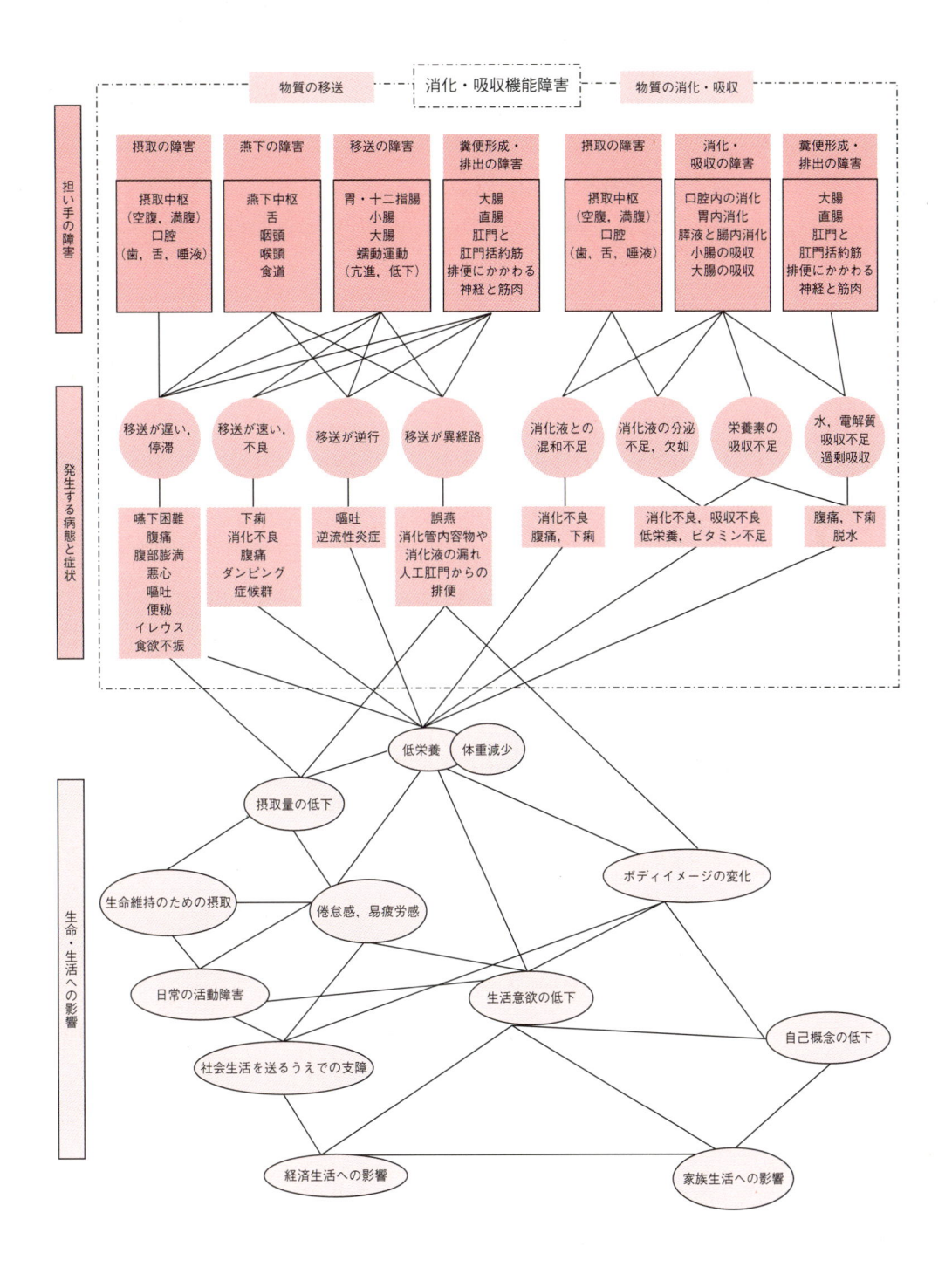

図 2-1 ● 消化・吸収機能障害の発生

消化・吸収機能障害

物質の移送

担い手の障害

- 摂取の障害
  - 摂取中枢（空腹，満腹）
  - 口腔（歯，舌，唾液）
- 嚥下の障害
  - 嚥下中枢
  - 舌
  - 咽頭
  - 喉頭
  - 食道
- 移送の障害
  - 胃・十二指腸
  - 小腸
  - 大腸
  - 蠕動運動（亢進，低下）
- 糞便形成・排出の障害
  - 大腸
  - 直腸
  - 肛門と肛門括約筋
  - 排便にかかわる神経と筋肉

物質の消化・吸収

- 摂取の障害
  - 摂取中枢（空腹，満腹）
  - 口腔（歯，舌，唾液）
- 消化・吸収の障害
  - 口腔内の消化
  - 胃内消化
  - 膵液と腸内消化
  - 小腸の吸収
  - 大腸の吸収
- 糞便形成・排出の障害
  - 大腸
  - 直腸
  - 肛門と肛門括約筋
  - 排便にかかわる神経と筋肉

発生する病態と症状

- 移送が遅い，停滞
- 移送が速い，不良
- 移送が逆行
- 移送が異経路
- 消化液との混和不足
- 消化液の分泌不足，欠如
- 栄養素の吸収不足
- 水，電解質吸収不足過剰吸収

- 嚥下困難／腹痛／腹部膨満／悪心／嘔吐／便秘／イレウス／食欲不振
- 下痢／消化不良／腹痛／ダンピング症候群
- 嘔吐／逆流性炎症
- 誤嚥／消化管内容物や消化液の漏れ／人工肛門からの排便
- 消化不良／腹痛，下痢
- 消化不良，吸収不良／低栄養，ビタミン不足
- 腹痛，下痢／脱水

生命・生活への影響

- 低栄養／体重減少
- 摂取量の低下
- 生命維持のための摂取
- 倦怠感，易疲労感
- ボディイメージの変化
- 日常の活動障害
- 生活意欲の低下
- 自己概念の低下
- 社会生活を送るうえでの支障
- 経済生活への影響
- 家族生活への影響

41

図2-2 ●食欲不振とその要因

〈食欲発生の障害の要因〉

食事にまつわる不快な体験　情動の変化　強度の疲労，睡眠不足

中枢性の障害　　大　脳　　うつ，妄想

　　　　　　　摂食中枢

発熱　　　　　　　　　　　運動不足

消化・吸収機能の低下　　消化・吸収機能障害に伴う症状

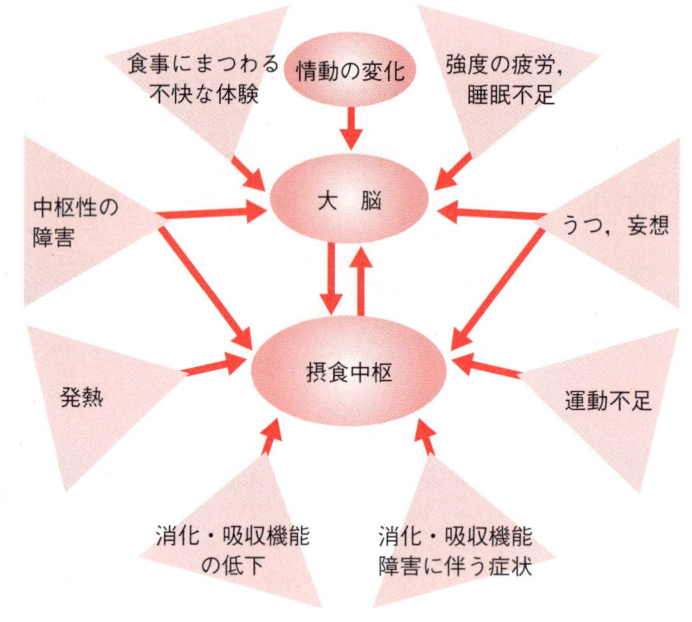

〈空腹感発生の障害の要因〉

ず，何もない空の状態によって空腹感を感じる．逆に，胃の緊張が失われ，収縮しないで胃が拡張した状態が続くと，胃に胃内容物が停滞し胃が空にならないために，空腹感が生じにくく食欲も起こらない．

　アスピリンなどの解熱薬や抗生物質，ジギタリスなどの薬は，胃粘膜に直接作用して炎症を起こすために食欲を低下させる．交感神経を刺激する薬では，副交感神経の働きが抑えられるために，消化管の蠕動運動や胃液の分泌が抑制され，摂食中枢への刺激が発生しないために，食欲が起こらない．

(2) 消化・吸収機能障害に伴う症状による苦痛

　消化・吸収機能障害に伴い出現する悪心・嘔吐，下痢，腹痛，腹痛以外の痛み，腹部膨満や蠕動運動の低下などによって空腹感の発生が抑制されるとともに，こうした不快な症状は苦痛であり，食欲を低下させる．

　痛みは食欲不振の大きな原因であるが，食物の摂取を阻害する痛みには，口内炎，う歯，歯周病などの口腔内の痛みがある．これら口腔内の痛みは食事をしようとする気持ちを抑制してしまう．また，胃潰瘍，腸炎による痛みは，食物を摂取したことによって胃痛や腹痛として現れる場合が多い．

　胆石や胆嚢炎，膵炎，イレウスは激しい痛みを感じるので，その痛みに神経が集中することで食欲は起こらない．また，悪心や嘔吐を伴うことも

多いため食欲は抑制される．

(3) 運動不足

日頃から運動不足の人や寝たきりの人は，全身の代謝が低下し，消費エネルギーが低くなって，食物摂取の必要性が低下する．その結果，胃の蠕動運動の低下，胃液の分泌の低下が起こり，徐々に胃の活動が少なくなり，胃の容積も萎縮して小さくなる．そのために空腹感が起こらないという悪循環が生じ，やがて無気力となった場合には，食事を進んで摂取するという意欲も低下する．

(4) 発　　熱

体温中枢は摂食中枢の近くにあるため，体温が上昇すると摂食中枢は抑制され，空腹感が得られなくなる．発熱時に食欲が低下するのはこのためである．また，体温が上昇すると口腔粘膜が乾燥しやすく，感覚器官の臭覚や味覚も障害されて，食欲がますます低下する．発熱による倦怠感も，食物摂取に対する意欲を低下させ，食欲不振の原因となる．

2）食欲発生障害

(1) 食事にまつわる不快な体験

過去の体験のなかで，食事に関する不快な体験，つまり，食べるときの痛みや，むせ，食べづらい，まずかったなどの体験があると，似通った状況が生じたときにその不快な体験が思い起こされ，食欲の発生が障害される．

(2) 情動の変化

大切な人の死や失恋，仕事上の失敗など，急激な精神的ショックによる悲しみがある場合は食欲が低下する．セロトニンなどのホルモンの分泌低下によって大脳の活動が低下するため，気力が減じ，食事が億劫になる．さらに本人の意識が苦悩や悲しみに集中しているため，空腹感を感じにくく，食欲が低下する．

(3) 強度の疲労と睡眠不足

強度の疲労や睡眠不足の状況下では交感神経が刺激されるため，副交感神経の働きが抑制され，腸の蠕動運動も抑制される．胃そのものも胃液の分泌が低下し，食物を受け入れる準備が整わないことから，食欲が起こらない．

(4) 中枢の障害

中枢の障害として，脳腫瘍，クモ膜下出血，脳出血，脳炎などによって頭蓋内圧が亢進すると，摂食中枢の働きが抑制され食欲が起こらない．また，神経障害や血行障害が起こると大脳皮質への情報伝達が障害され，意識が低下し，思考や運動障害も起こるために，食べる意志や行動にも影響

する．

2 食欲不振のある人のアセスメント

1）空腹感発生の障害の程度と原因の把握

空腹感が得られるよう援助するために，空腹感の発生を障害する原因とそれに関連する要因について情報収集する．

(1) 消化・吸収機能の低下の程度と原因

食事に関連して消化・吸収機能の程度が問題となるので，食事の食べ方や食べる量，つまり食事の速さ，暴飲暴食の有無，過食であるか・生活活動に適切な食事の量であるかを把握する．また，こうした食べ方や食べる量の過不足が持続している期間やそれに影響する原因・要因，受けている薬物療法や手術療法などの治療法についても情報を収集し，援助の方法を考える．

(2) 消化・吸収機能障害に伴う症状の程度

消化・吸収機能障害によって現れる悪心・嘔吐，下痢，腹痛，腹部膨満などの食欲低下につながる各種症状の程度について情報を収集する．これらの症状が同時に複数現れると生命への影響が大きいので，症状の相互関連を把握し，緊急な対応が必要か否かを判断する必要がある．また，どの症状も苦痛が強いので，一時食事を中断する必要性があるかどうかについても観察し，アセスメントする．

(3) 発熱の程度と原因

全身の発熱は摂食中枢を抑制するので，どの程度の発熱か，一時的なものか，継続しているのか，その程度と原因について情報を収集し，援助の視点を見出す．

(4) 運動と食欲の関係

空腹感を得るには適度な運動が必要であるので，運動不足と食欲不振との関連はないかどうか，また，運動不足の原因はどこにあるのかについて情報を収集して，運動の可能性と，その人に合った方法を探る．

(5) 中枢性の障害と精神障害との関連

脳血管障害や精神障害によって食欲不振が現れることがあるので，そのような障害の有無と食欲不振との関係について明らかにする．

(6) 空腹発生の障害が生命や生活に与える影響

空腹感が得られないために食欲不振が長期間持続すると，生命維持活動が障害される可能性もある．また，生活をするのに十分な活動エネルギーが補給されないことにより，生活全体にどのような影響が及ぶかを把握する必要がある．

2）食欲発生の障害の程度と原因の把握

(1) 中枢の障害

頭蓋内圧亢進，脳炎，脳内出血により摂食中枢に直接障害が及ぶ場合には延髄への影響が考えられ，生命への危険性が高い．そのためバイタルサインに注意して観察する．また，大脳皮質の障害も考えられるので，意識レベルの観察は重要である．摂食中枢の障害と大脳皮質の障害が考えられる場合には，食事を支援することよりも，まず生命維持に対する援助が必要である．意識が回復し，食事を開始したときには，様々な工夫をして食欲が取り戻せるよう援助するために，患者の反応とともに嗜好を確認する．

(2) 食事にまつわる過去の嫌な体験や情動の変化

過去に，食事に関する不快な出来事（食べるときの痛み，むせ，嫌なにおい，嘔吐，食べにくい，まずかった）や，強い精神的打撃を受けたことがあると，その人にとっては食事そのものが嫌な出来事を思い出させる体験と連動して浮上してくるために食事が苦痛になり，食欲を消失させることへとつながる．身内や大切な人の死や仕事上の失敗など，衝撃的な出来事に伴う食欲発生の障害の状況を把握する．それらの状況を緩和する支援をするために，その体験を本人が話せる範囲で把握し，その出来事との関連で食事に対する反応を観察することによって援助の方法を考える．

(3) 強い疲労と睡眠不足

強い疲労や睡眠不足の状況にあると，交感神経が優位に働くために，胃腸の蠕動運動や胃液の分泌が低下する．そのため食欲が起こらないだけでなく，食事をするという気力も失われる．

(4) 精神面への影響の把握

人間が口から物を食べられなくなると，基本的欲求が満たされず，満足感が得られなくなる．それに加え，食べなくてはいけないという思いから食べられないことに対する不安や焦燥感が出現する．さらに，人間が口から物を食べるという営みは，栄養補給だけではなく，人間にとっては「生きるための活動源」でもあるため，食欲が障害されると，生きる意欲が低下し，生活意欲や闘病意欲までも低下する危険性がある．そうなると，ますます不安が助長される悪循環となるため，十分に精神面への影響を把握する必要がある．

3 食欲不振のある人の看護

食欲の障害が長期にわたると低栄養状態となる．強度の低栄養状態は，必要な栄養分が吸収されず，全身の代謝も低下する．さらに血液の循環が悪くなり，血圧低下や体温低下を招くが，このことは，生活意欲の低下に

繋がりやすい．

　一方，人間が食事をするということは，生きるための栄養補給というだけではなく，美味しく楽しく食べるという点に意味がある．日常生活のなかで食べるという営みがもたらす意味を考え，患者を援助することが重要である．併せて，食欲の障害の状況を把握するために，発症状況や原因や誘因，実際の摂取状況を客観的に把握し，適切な援助を行う必要がある．

1）空腹感発生の障害に対する看護

(1) 消化・吸収機能障害から生じた苦痛に対する援助

　消化・吸収機能障害に伴って生じた悪心・嘔吐，嚥下困難，腹痛，下痢，腹部膨満などを緩和，または悪化を防止する看護を実践しながら，空腹感が得られるように援助する．

① 飲食を一時中止する指導

　痛みや悪心・嘔吐を伴うときには，胃の障害を軽減するために，一時飲食を中止して胃の安静を保ち，消化・吸収機能を回復させる．

② 軟らかいものを食べる指導

　痛みや悪心・嘔吐が止まり空腹感のきざしがみられたら，少量ずつ軟らかいものから開始し，痛みや空腹感との関係をみながら量を増やし，元の食事へと戻していく．

③ ゆっくり食べる指導

　胃炎や胃潰瘍，手術後など消化・吸収機能障害の再発を予防するために，ゆっくりとよく噛んで食べるよう指導する．早食いによって起こりやすい過食を防ぐことで，胃への負担を軽減する．

(2) 食欲を促すための援助

① 味つけや盛りつけを工夫する

　萎縮性胃炎など胃液の分泌が不十分な場合は，食欲がそそられて胃液の分泌が促されるようなきっかけをつくる．たとえば季節感のある食材や色を生かして調理する，あるいはふだん愛用している食器に彩りよく盛りつけるなどである．ナトリウム摂取の制限がある場合は，食べている絶対量をよく観察し，塩分摂取量を観察したうえで，可能な範囲で塩分を加え食欲が出るように工夫，配慮する必要もある．好みの食物を好みの味つけで料理するなど様々な工夫が重要となる．食事の内容も，食べてみたいという気持ちが起こるように盛りつけや味つけを工夫する．

② 軽い運動を勧める

　痛みや悪心が消失し，運動ができるようになったら，空腹感が得られるように散歩などの軽い運動を促す．軽い運動や散歩は気分転換にもつながり，食欲の発生に効果がある．

③　嗜好の取り入れ

　味覚・嗅覚・視覚・触覚は，新生児から神経支配され，ほぼその感覚が完成されていると言われている．そのため，嗜好に合う食事が食欲を満たす一つの条件となる．一度も食べたことがない食物やふだんと違う食物を目の前にしても，普通は食欲はわかない．しかし，これまでに好んで食べていた食物は，味覚・嗅覚・視覚・触覚の感覚器を通じて嗜好が広がり，食欲が促進されやすい．

　病院食では，個人の嗜好を取り入れて調理することはシステム的に難しいが，できるだけ家族の協力を得て，その人の嗜好を取り入れていくとよい．

2）食欲発生の障害を軽減するための看護

(1) 食事にまつわる不快感を改善する援助

　食事をみると過去の体験が思い出されて食欲が失われるような人に対しては，その過去の体験との連動性を一つひとつ緩和・改善できるように援助する．

　痛みと関係している場合は，その発生につながらないよう食物の形態に配慮する．食べるときにむせたり，食べづらいものが出されると，食欲を失うことがある．過去の情報を把握して，食事の形状や食べるときの体位を工夫する必要がある．

(2) 強度の疲労や睡眠不足を緩和する援助

　強い疲労や睡眠不足の軽減は簡単ではないが，ゆっくり休み，疲労を緩和できるように環境を整える．夜間には十分な睡眠が取れるよう病室内の温度や音，光，香りに注意を払い，睡眠薬を用いて，睡眠が取れるように援助する必要もある．

(3) 激しい怒りや興奮などの情動を鎮める援助

　静かな環境のなかで話をじっくり聞くことによって，怒りや興奮が鎮まるように援助する．しかし，病的な興奮の場合には困難なこともある．その見極めをしながら，落ち着いた雰囲気のなかで食事が摂れるように援助する．

　食事前には，恐怖感や痛みを発生させるような処置を行わないよう，日々の看護実践を計画することも重要になってくる．

3）食欲を低下させる副作用のある薬物を調整するための看護

　食欲が著しく障害されているときには，薬の変更や量の調節を医師と相談し，副作用の緩和を図る必要がある．

　食欲不振が強いときに摂食を無理強いをすると，患者は食べられないこ

とへの焦燥感や不安感を感じて，食欲不振を助長してしまう危険性もあるため，無理強いをしないことも重要である．

食欲不振の状況をアセスメントして，食べる援助をするのか，一時中止したほうがよいのかを見極めることが重要である．

4）手術療法による消化管の再建に伴う食欲不振のための看護

胃癌や食道癌の治療のための，胃や食道の部分切除あるいは全摘出後は，消化管の再建が必要になる．その結果，食物が思うように摂取できず，むせたり，つかえ感が出現する場合がある．思うように摂取できないために，焦燥感から食欲が低下する．その状況を把握して，あせらず，ゆっくりと少量ずつ食事を摂るように指導する．

B 嚥下障害

嚥下障害とは，口腔内に運ばれた食物や水分が咽頭および食道を通過し胃の内部へ移送される一連の移送過程に，何らかの原因で障害が生じ，食物や水分の移送がスムーズに行われない状態をいう（図2-3）．

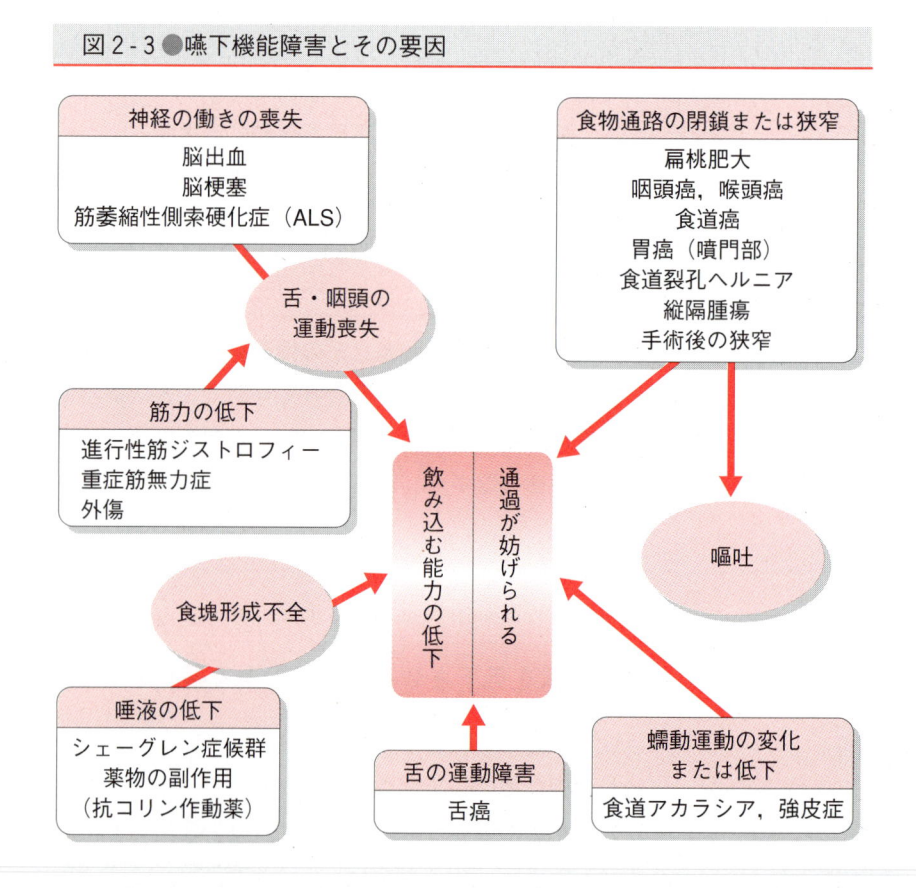

図2-3 ● 嚥下機能障害とその要因

神経の働きの喪失
- 脳出血
- 脳梗塞
- 筋萎縮性側索硬化症（ALS）

→ 舌・咽頭の運動喪失

食物通路の閉鎖または狭窄
- 扁桃肥大
- 咽頭癌，喉頭癌
- 食道癌
- 胃癌（噴門部）
- 食道裂孔ヘルニア
- 縦隔腫瘍
- 手術後の狭窄

筋力の低下
- 進行性筋ジストロフィー
- 重症筋無力症
- 外傷

食塊形成不全

唾液の低下
- シェーグレン症候群
- 薬物の副作用（抗コリン作動薬）

舌の運動障害
- 舌癌

蠕動運動の変化または低下
- 食道アカラシア，強皮症

→ 飲み込む能力の低下／通過が妨げられる → 嘔吐

1 嚥下障害の要因

　嚥下障害の要因は，飲み込む能力の低下と通過が妨げられる場合の2つに分類される．飲み込む能力の低下要因としては，嚥下にかかわる神経の働きの喪失，唾液の分泌の低下がある．通過を妨げる要因には，食物の通路である咽頭または食道の閉鎖・狭窄と蠕動運動の低下がある．咽頭炎や扁桃炎のために疼痛が強いときには，痛みのために飲み込めないこともある．

(1) 嚥下にかかわる神経の働きの喪失

　脳出血，脳梗塞，筋萎縮性側索硬化症（ALS），進行性筋ジストロフィー，重症筋無力症，外傷などが原因で，嚥下にかかわる神経の働きを喪失すると，舌の運動が障害されたり嚥下反射が起こらなかったりするために，食塊を咽頭まで運び飲み込むという運動が適切に行われず，嚥下障害となる．

(2) 唾液分泌の低下

　シェーグレン症候群や薬物の副作用により唾液分泌が低下するために，食物を十分な唾液と混和して食塊を形成することができず，うまく飲み込むことができなくなる．

(3) 食物経路の閉鎖または狭窄

　扁桃肥大，咽頭炎，咽頭・喉頭癌，食道癌，胃癌（噴門部），食道裂孔ヘルニア，縦隔腫瘍，手術後の狭窄などによって，食物の通過が妨げられて起こる．食物を摂取すると嘔吐が起こる場合もある．

(4) 蠕動運動の変化または低下

　食道アカラシアは，食道壁内の神経障害によって食道の蠕動運動が低下し，下部食道括約筋が弛緩しなくなり，食物が胃までスムーズに送られないために，食物の通過障害がみられる．そのため食物を食べると食道内に一度貯留し，胃内へ送られないまま食道から咽頭に逆流する現象が起こる．食物以外に液体もうまく飲み込めない．食道アカラシアは，固形物より水分のほうが飲み込みにくいという特徴がある．

　強皮症では，食道壁が硬くなって蠕動運動が低下し，嚥下障害，胸やけ，げっぷなどがみられる．X線写真上，食道下部2/3の拡張，蠕動低下が特徴的である．食物の通過が障害され，いったん胃まで入った食物が胃液とともに逆流する．

(5) 舌の運動障害

　舌癌によって舌の運動障害が起こったり，舌癌の手術を受けて舌の欠損が生じたことにより，手術後，舌の運動がスムーズに行われないことなどが原因となって，食物を唾液と混和したり，食塊を咽頭に送る運動が障害され，嚥下障害が起こる．

2 嚥下障害のある人のアセスメント

1）嚥下障害の原因と程度の把握

　嚥下障害が，飲み込む能力の低下によって起こっているのか，通過が妨げられて起こっているのかを把握する．

　飲み込む能力が低下していることが原因であれば，飲み込む能力の低下の程度が，第1相～第3相までのどこがどのように障害されているのか，原因と障害の程度について情報を収集する（表2-1）．

　また，疾患名は重要な情報となるので，疾患名をもとに患者の全身の運動や活動の程度についても観察する．このことで嚥下機能についても見当がつくので，それをもとにしながら口腔内を観察し，舌圧子で咽頭や口蓋垂を刺激し，その反応によって麻痺の程度と部位を把握する．

　口腔内の乾燥状態や患者の言葉，服用している薬を念頭におきながら，食塊をつくるのに必要な唾液の分泌が十分にあるかどうかを探る．

　食物や水分の通過が妨げられると，多くの場合，嘔吐が起こる．そこで閉鎖や狭窄が起こっている部位を明らかにするために，嚥下と嘔吐のタイミング，また，飲み込めるのかどうかということについても区別する．飲

表2-1 ●嚥下運動

部位	観察の視点
●嚥下第1相（口腔・咽頭期）の観察ポイント	
口唇	口唇は閉じられるか，口すぼめはできるか
舌	前方に出せるか，左右に動かせるか，舌の先は口蓋に届くか
下顎	口を開けることはできるか，一方に偏っていないか
口蓋垂	口蓋垂の挙上はあるか，片側に引かれていないか
食べこぼし	麻痺側よりのこぼしがないか
食物残渣	完全に飲み込めるか，口腔に残ってないか
鼻咽頭閉鎖不全	下を向くと鼻汁が出ないか
構音障害	子音・母音の発音は正しいか
●嚥下第2相（咽頭期）の観察ポイント	
甲状軟骨	甲状軟骨の動きがあるか，飲み込むときの挙上があるか
むせ	程度や食物形態との関連はあるか
咳嗽	夜間の咳嗽はあるか
嗄声	発声の異常はあるか
●嚥下第3相（食道期）の観察ポイント	
口腔内	飲み込みは十分であるか
飲み込んだ後	食物が通過しているか
食事中	痛みがあるか，食事中に満腹感があるか
逆流	時間を経てから食物の逆流があるか

み込んだ直後に症状があれば食道内の上部の障害と考えられるし，時間が経過した後であれば食道下部や食道アカラシアなどによる蠕動運動の低下が推察できる．

2）嚥下障害が及ぼす生命・生活への影響

　嚥下障害が起こると食物の摂取がスムーズにできないため，身体に必要な栄養補給が不十分となり，体力を消耗し，生命への影響が大きくなる．また，人が食物を食べるという営みは，単に栄養補給というだけではなく，家族との団欒の機会であったり知人とのコミュニケーションをとる場であったりもする．このことは社会生活においても重要で，嚥下障害があるために人前で食べられないなど社会参加が制約されると，生活意欲は低下してしまう．口から食物がスムーズに食べられない状態は，人間の基本的欲求が満たされず，苛立ちや不安を抱き精神的にも不安定になりやすい．

　嚥下障害が長期にわたると，必要な水分が十分に得られず脱水症状を起こす．さらに食物や水分を誤嚥して，それらが気管に入ると誤嚥性肺炎や窒息を引き起こし，生命の危機状態を招くことにもなりかねない．

3　嚥下障害のある人の看護

1）飲み込む能力の低下がある人の看護

(1) 嚥下にかかわる神経の回復を促すための援助

　嚥下障害の程度と原因を把握し，嚥下機能が取り戻せるように嚥下リハビリテーションを計画し，援助することが，看護として必要となる．嚥下にかかわる筋肉を訓練することは，誤嚥を防ぐための基礎訓練であり，嚥下障害の悪化予防にもつながる．第2相（咽頭期）の反射は，不随意運動であるため嚥下に直接かかわることはできないが，発声・発語器官のほとんどは嚥下に関与していることから，言語聴覚士と連携を取りながら，言語訓練の内容を取り入れた基礎訓練が効果的である．

　食物の形状は，嚥下第1相（口腔・咽頭期）の障害では，固形物が飲み込みにくいので，ミキサーなどを用いて流動食やペースト状の食物にするとよい．第2相（咽頭期）の障害では，液体が飲み込みにくくなる．飲み込みやすいのは，温かく刺激の少ないおも湯，くず湯，牛乳などで，粘稠度の高い物を選ぶとよい．この場合の体位は，患者個々で違ってくるが，一般的には約40〜60度の座位が望ましい．

　嚥下障害回復のための訓練の一つにアイスマッサージがあり，冷刺激が嚥下反射を誘発させる．綿棒に氷水をつけ，軟口蓋や咽頭部を軽く2〜3回刺激した後，すぐに嚥下させる．嚥下反射のない人は，口蓋弓や咽頭後

壁をマッサージする．

氷を用いるのは，万が一誤嚥しても，氷であれば気管を塞ぐ危険が少なく，かつ冷刺激があるため自覚でき，対処しやすいからである．

筋萎縮性側索硬化症や重症筋無力症の患者は，徐々に嚥下する筋力が失われるため，むせや食事時間の延長による強い精神的ストレスと深い悲しみを抱いている．したがって，食事時間をゆっくり取って援助をするとともに，その人の特徴を把握して，個別の計画を立案し，どの看護師であっても同じ援助ができるように，食事の方法をスタッフ間で共有する．共有すべき内容としては，食事の時間，食物の形態，使用する物品，好きなものや嫌いなもの，食事をするときの姿勢などがある．

(2) **唾液の低下による嚥下障害を緩和する援助**

シェーグレン症候群や抗コリン作動薬の副作用で唾液の分泌が低下しているときには，含嗽によって口腔内に湿度を与え清潔を保つように援助するとよい．また，医薬品として販売されている人工唾液を用いて，口腔内に水分を与える方法もある．

食物は，できるだけ水分を含んだものを摂取できるように配慮する．また，食卓には十分に水分が摂れるように，お茶やみそ汁を準備する．

食後には湯茶を摂取し，歯磨きをして口腔内を清潔に保つように指導する必要がある．

2）通過が妨げられている人の看護

(1) **食物の通路の閉鎖または狭窄がある人の栄養摂取に対する援助**

咽頭や食道の閉鎖または狭窄では，食物が通過しにくいか，まったく通過しない状態となっているため，経口摂取は困難である．狭窄や蠕動運動の低下があるために，少しずつであれば通過が可能な場合には，時間をかけて，少量ずつ，回数を増やして摂取できるように工夫する．閉鎖している場合には，医師の指示により経口摂取を中止して，経管栄養，点滴または中心静脈栄養(IVH)によって栄養と水分を補給することが必要になる．

点滴や中心静脈栄養は，感染の危険性という身体へ新たなリスクを加えるとともに，生活範囲を制約することにもつながる．経管栄養は，点滴，中心静脈栄養に比べると管理は比較的容易であるが，経鼻的に行う場合はカテーテルに対する不快感が強いため，治療上必要なカテーテルである旨を事前に説明し，患者の協力を得て，少しでも不快感の緩和に努める．

(2) **逆流を軽減または防止するための援助**

一度飲み込んだ水や食物が食道から咽頭へ，胃から食道へと逆流することを予防するために，咀嚼を30回ぐらい十分に行い，ゆっくりと飲み込むように指導する．また，食事をするときの精神的緊張の緩和は副交感神経

の活動を促し，蠕動運動を促進するので，落ち着いて食事ができるように工夫する．

　睡眠中の逆流がある場合には，吐物を誤嚥しないために，就寝前には経口的摂取をしないことや上体を30度程度上げて入眠するように援助または説明する必要がある．

C 嘔　吐

　嘔吐とは，延髄にある嘔吐中枢に何らかの原因で刺激が加わり，胃内容物が口腔へと逆流して，体外へ吐き出される現象をいう．嘔吐は，延髄にある外側網様体にある嘔吐中枢と第四脳室底延髄最後野にある化学受容体（chemoreceptor trigger zone；CTZ）を介して，嘔吐中枢に刺激が伝達され起こる．

　悪心と嘔吐の違いは，一般に嘔吐中枢の興奮の程度の差と考えられている．大半は嘔吐の前徴として悪心が出現するが，悪心だけに留まり嘔吐に至らない場合もある．嘔吐の成因には，消化管への刺激，神経性の刺激，感覚刺激，腹膜への刺激がある（図2-4）．

図2-4 ●嘔吐とその要因

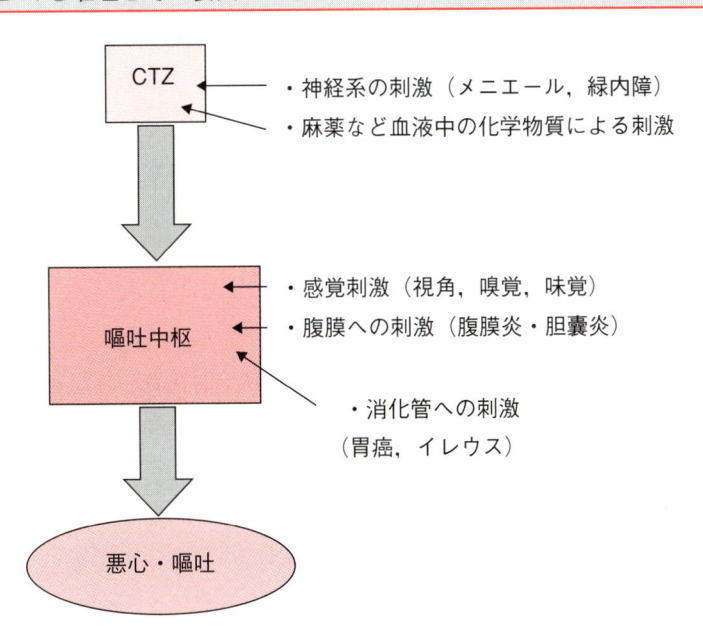

CTZ
・神経系の刺激（メニエール，緑内障）
・麻薬など血液中の化学物質による刺激

嘔吐中枢
・感覚刺激（視角，嗅覚，味覚）
・腹膜への刺激（腹膜炎・胆嚢炎）
・消化管への刺激（胃癌，イレウス）

悪心・嘔吐

1 嘔吐の要因

1) 消化管への刺激

嘔吐をきたす疾患には，胃炎，胃・十二指腸潰瘍，胃癌，膵炎，イレウスなどがある．胃の粘膜への刺激は副交感神経（迷走神経：脳神経Ⅹ）や交感神経を介して嘔吐中枢を刺激し，嘔吐反射を起こす．

2) 神経性の刺激

脳出血，脳梗塞，クモ膜下出血，脳腫瘍によって頭蓋内圧の亢進が起こると，延髄の嘔吐中枢が刺激され，嘔吐を引き起こす．

メニエール症候群は，前庭神経から，化学受容体（CTZ）を介して嘔吐中枢を刺激して，嘔吐が起こる．また，緑内障のように眼圧上昇による視神経の圧迫，眼痛の刺激によるもの，異常代謝産物や麻薬などの薬物も，化学受容体を介して嘔吐中枢を化学物質が刺激し，嘔吐反射を起こす．

3) 感覚刺激

視覚，嗅覚，味覚の感覚刺激は，感覚機能の刺激から悪心・嘔吐が引き起こされる．視覚は視神経，嗅覚は嗅神経，味覚は舌咽神経を介して嘔吐中枢を刺激する．また，感覚刺激は消化管と神経性の刺激に影響を与え，嘔吐に対する反応を強める作用もあるので，嘔吐後は速やかに後始末を行うことが嘔吐の防止に重要である．

4) 腹膜への刺激

腹膜炎，胆嚢炎などの炎症による腹膜への刺激や，胆石症，尿路結石，子宮外妊娠の破裂，卵巣囊腫の破裂などの強い疼痛によって起こる腹膜刺激症状は，交感神経を介して嘔吐中枢を刺激し，嘔吐反射を引き起こす．

2 嘔吐のある人のアセスメント

1) 嘔吐の原因の把握

嘔吐は不快な症状であり，消化管の疾患がなくても起こる．原因によって看護の内容は異なるので，効果的な看護を提供するためには原因を明らかにする必要がある．

消化管の刺激で起こる嘔吐は，胃にかかわる症状だけではなく，腹痛や排便の障害など，ほかの症状を併せもっていることが多い．吐物の中に血液が混入する可能性も高く，吐血をすることもあるので，吐物の性質を観

察することによって嘔吐の原因を区別する判断材料を得ることができる．

　腹膜への刺激によって生じる嘔吐の場合には，強い腹痛を伴うので，必ず腹部の観察をすることが必要である．

　神経性の嘔吐の場合には，意識の低下を合併していることが多いので，嘔吐による窒息や誤嚥を防ぐ必要がある．そのため，意識状態や頭蓋内圧亢進症状についての観察が看護をするうえで重要となる．

2）生命・生活への危険性の把握

　嘔吐が生命・生活に及ぼす影響についてアセスメントし，看護の緊急度を把握する．顔面の蒼白，呼吸促迫，徐脈または頻脈，血圧の変動，めまいなどの症状があるか否かによって，生命への危険性を判断する必要がある．吐物に多量の血液が混入している場合には特に緊急度が高いので，直ちにバイタルサインを測定し，治療に対する支援を行う．

　嘔吐による水分や電解質の喪失が著しいか否かを判断するために，吐物の量と脱水症状について観察する．

　嘔吐の期間が長ければ低栄養を招く可能性があるので，体重の変化や血液検査結果から栄養状態の評価をする．

　嘔吐をした後は体力の消耗が著しく，生活活動への影響もあるので，活動の状態について情報を収集し，援助の内容を検討する．

3│嘔吐のある人の看護

1）嘔吐による生命への危険を防ぐための看護

(1) 嘔吐による誤嚥の予防

　神経性の刺激による嘔吐の場合には，意識障害があることが多いため，吐物による窒息の危険性が高い．側臥位などによって誤嚥や窒息の危険を予防する必要がある．

(2) 水と電解質の調整

　胃液の喪失による低クロール血症や代謝性アルカローシスの出現を予防するために，点滴によって水分と電解質を補給する．

　食物の摂取が不可能な場合には，点滴からの栄養の補給も重要となる．

2）嘔吐を防止するための看護

① 消化管への刺激を除去する

　嘔吐が頻回に起こったり，長期間にわたって持続する場合，または苦痛が強い場合には，食事を一時中止して消化管への刺激を少なくする．

② 胃の安静を図る

嘔吐が頻回に続く場合は，胃の安静を図るために安静臥床とする．また，胃部に氷嚢や氷枕などを当てて冷罨法を施行すると，胃の攣縮が抑えられ，胃の安静が保たれる．

③ **不安を軽減する**

嘔吐が持続している場合は不安を伴うので，症状が軽減するまでそばに付き添うとよい．不快でなければ，背部をゆっくりさすると嘔吐がスムーズにいく場合もあり，精神的にも安心感をもたらす．また，嘔吐を繰り返し誘発する場合は，特に不安が強まるので患者の訴えには傾聴する．状況に応じて，医師の指示に基づき鎮静薬・制吐薬を与える．

④ **悪心の誘因を除去する**

嘔吐後は口腔の含嗽をし，嘔吐による不快感が残らないようにする．また，嘔吐物が視野に入ると新しい刺激となって悪心を誘発することがあるので，吐物は速やかに片づける．

3）嘔吐とともに現れる苦痛を軽減する

多くは胃部の不快感や痛みを伴うので，その緩和に努める．また，腹部の観察は患者の承諾を得てから行い，痛みの強いときや患者の嫌がるときには，安易に触らないことが大切である．

D イレウス

イレウス（腸閉塞）とは，何らかの原因によって腸管内容物が肛門に向かって移送できなくなった状態をいう．

1 イレウスの要因

イレウスの原因には，腸蠕動運動の低下または停止，腸管の狭窄ならびに絞扼がある（図2-5）．

腸の内容物の通過がスムーズにいかなくなり，移送が障害されるというイレウスの性質上，それに伴って生じる症状には，嘔吐，内容物や糞便からのガスの発生，ガスによって膨らんだ腸管による周辺臓器の圧迫と，それに起因する強い腹痛が主なものである．

1）腸蠕動運動の低下または停止

腸の蠕動運動の低下は，急性膵炎などの腹膜炎，開腹手術に伴う麻酔薬の影響，腸蠕動運動を抑制する薬剤の使用，人的手術操作，外傷や鉛中毒などによって起こる痙攣が原因である．麻痺性のイレウスといわれる．

図2-5 ● イレウスとその要因

```
        ┌─────────────────────┐
        │ 腸蠕動運動の低下または停止 │
        │     急性膵炎           │
        │   開腹手術後（麻酔）     │
        │     腸管の痙攣         │
        └──────────┬──────────┘
                   ↓
             ┌───────────┐
             │ イレウス（通過障害） │
             └───────────┘
              ↑         ↑
   ┌──────────┘         └──────────┐
┌─────────────┐              ┌─────────────┐
│ 閉鎖または狭窄 │              │  絞 扼       │
│   小腸癌      │              │   腸重積     │
│   大腸癌      │              │   腸捻転     │
│  手術後の癒着 │              │  ヘルニア嵌頓 │
│ 糞便または異物│              │              │
└─────────────┘              └─────────────┘
```

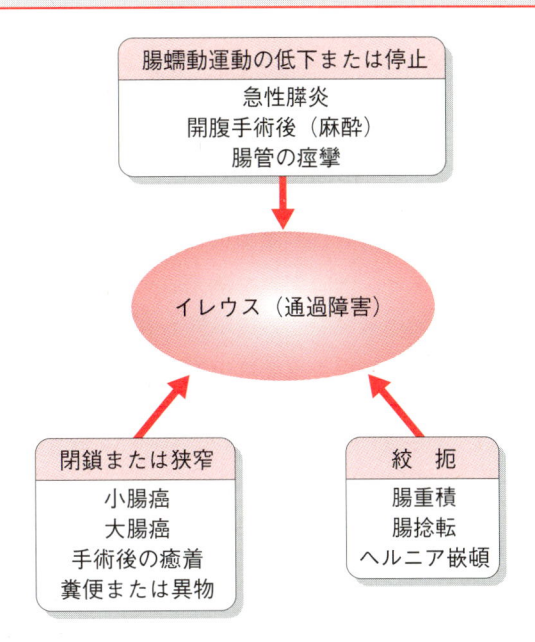

2）腸管の狭窄ならびに絞扼

　腸管の狭窄は，小腸または大腸，直腸にできた癌の増殖によって腸管が閉鎖または狭窄した場合，開腹手術後の癒着，大腸内で固まった糞便や飲み込んだ異物によって腸管が閉鎖された場合などがある．閉塞性のイレウスである．

　絞扼には，腸管の一部が腸管に嵌頓した状態の腸重積と，腸が腸間膜を軸としてねじれた状態の腸捻転，腸管がヘルニアの孔によって絞扼された状態がある．

2 イレウスのある人のアセスメント

1）イレウスの程度の把握

　イレウスが生じると腹痛が強く，腸管の通過が障害されるために，行き場を失った消化管の内容物を嘔吐することになる．また，腸管内に貯留した内容物とガスによって腹部が膨満する．蠕動音を聴診すると健康時とは異なり，金属を叩くようなキーキーという金属音がする．進行すると腸蠕動運動は停止し，腸雑音が聴取できなくなる．

　イレウスは，その原因によって看護の方法が異なるので，麻痺性のものか，閉塞によるものかの判断は重要になる．その際必要な情報は，開腹手術を受けた既往の有無，腸管の蠕動運動とその強弱，腹痛は常時あるのか

それとも腸の蠕動運動と関係するのか，悪心・嘔吐の有無と程度，吐物の性質などであり，特に血液の混入については注意深く観察する必要がある．

2）生命・生活への影響

絞扼性イレウスは急激に起こり，ショック状態となる危険性が高いので，バイタルサインの測定は重要である．腸が絞扼によって壊死を起こすと，発熱とともに，腹膜の炎症を示す腹膜刺激症状（腹部を圧迫した手を急に離すと，強い痛みを訴える）も強くみられるようになる．この状態になると，生命に対する危険性も高くなるので，血圧，脈拍，呼吸，体温，意識などの観察が重要性を増してくる．

3 イレウスのある人の看護

1）生命への危険を予防するための看護

強い腹痛のためにショック状態となる危険性もある．バイタルサイン，顔色や不安様顔貌について観察するとともに，ショックの予防のために腹痛の緩和を行う．腹痛緩和には，ベッドの頭部を15度程度上昇させておくと腹部の緊張が緩和され効果的である．

しかし，ショックとなった場合には，直ちにベッドの頭側を下げ，下肢を挙上して，ショック体位をとり，速やかに医師やほかのスタッフに連絡を取って，ショック状態を改善するための輸液路を確実に確保し，バイタルサインを観察しながら患者の保温に努める．その後，輸液管理と点滴内への薬物の補給を行う．

経口摂取を禁止して，輸液によって十分な水分と電解質を補う．

2）腹部蠕動運動を促進するための援助

腸の蠕動運動の低下または停止によってイレウスが起こっている場合には，腸の蠕動運動を促進させる援助を行い，通過障害を改善する．

術後に起こるイレウスは，麻酔の影響や副交感神経を抑制する硫酸アトロピンが使用されることで，蠕動運動が抑制されているために生じる．したがって，蠕動運動を促進させてイレウスを予防するためには，早期離床による歩行を促す援助をすることや，温罨法によって副交感神経を刺激して蠕動を回復させる必要がある．

イレウスが起こった場合には，イレウス管を鼻腔または口腔から挿入し，腸内に貯留している内容物を体外に排出して腸管への負担を軽減しながら，身体運動を促し，蠕動運動の亢進を促すための援助をする．

3）腹痛を緩和するための援助

絞扼や腹膜炎によるイレウスは，強い疼痛が起こり，ショック状態となることがあるので，疼痛の積極的な軽減に努める．鎮痛薬を利用することが多いので，その薬の作用と副作用について知識をもって正しく投与する．蠕動の亢進を促すと疼痛は強くなるので，刺激を避けて安楽な体位がとれるように援助する．

絞扼の場合には，手術が行われることが多いので，腹膜緩和に対する援助とともに，患者が手術について理解し準備を整えられるように援助する．

4）不安を軽減するための看護

患者は，強い腹痛と悪心・嘔吐によって強い不安をもっているため，不安を軽減する援助が必要である．自らの生命に対する危機感があるので，すべての処置は説明しながら行う．患者の質問にはていねいに答えるとともに，これからのことについても説明しておく．

不安が強いときには，その軽減のために，しばらくベッドサイドにいて安心感を与えることも必要である．ショック状態のときはもちろん，回復したあともしばらくはベッドサイドにいて不安の軽減に努める必要がある．

E　下痢（便の形成障害）

下痢は，大腸の水分吸収が不十分な結果として起こり，大便中の水分量が増加して泥状あるいは水様状の糞便を排泄する状態をいう．排便回数が多くなることもあるが，1日1回だけのこともある．

1　下痢の要因

下痢は，①腸の蠕動運動亢進による内容物の迅速な通過と，通過する腸粘膜の障害によって起こる．また，②水分の吸収が十分に行われないために，内容物の固形化ができない，あるいは③腸粘膜からの過剰の腸液分泌の亢進により，吸収が間に合わない場合に生じる（図2-6）．このうち，①は②と③に合併して起こりやすい．

1）腸の蠕動運動亢進による下痢

腸の蠕動運動が亢進していることにより，大腸の吸収細胞と内容物が接触する時間が短縮し，水や電解質が吸収される間もなく排出されてしまうために下痢となる．過敏性腸症候群，胃切除術後の合併症として起こるダ

図2-6 ● 下痢とその要因

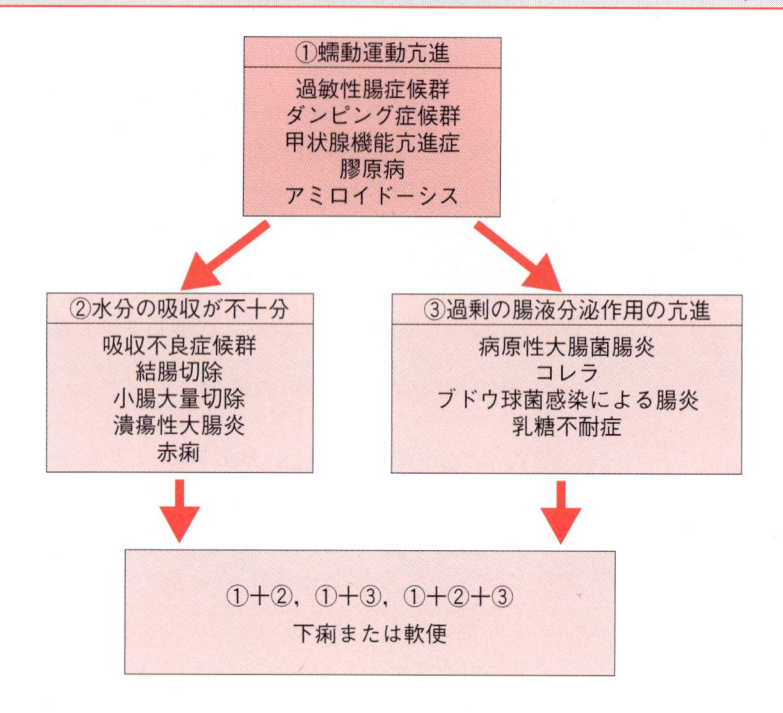

```
┌─────────────────────┐
│ ①蠕動運動亢進         │
│   過敏性腸症候群       │
│   ダンピング症候群     │
│   甲状腺機能亢進症     │
│   膠原病             │
│   アミロイドーシス     │
└─────────────────────┘
      ↙         ↘
┌──────────────┐  ┌──────────────────┐
│②水分の吸収が  │  │③過剰の腸液分泌  │
│  不十分      │  │  作用の亢進      │
│ 吸収不良症候群│  │ 病原性大腸菌腸炎 │
│ 結腸切除     │  │ コレラ          │
│ 小腸大量切除 │  │ ブドウ球菌感染に │
│ 潰瘍性大腸炎 │  │ よる腸炎        │
│ 赤痢        │  │ 乳糖不耐症      │
└──────────────┘  └──────────────────┘
         ↘         ↙
    ┌──────────────────────┐
    │ ①＋②, ①＋③, ①＋②＋③ │
    │    下痢または軟便       │
    └──────────────────────┘
```

ンピング症候群がその例である．吸収機能障害以外の疾患では，甲状腺機能亢進症，膠原病，アミロイドーシスでも生じる．

2）水分吸収の不足

正常では，消化管内では，約7lもの消化液および水分が分泌されるが，約9lが吸収され，飲食により約2lと尿中へ約2lの排泄により，水・電解質のバランスが保たれている．十二指腸で約3〜5l，空・回腸で約2〜4lというように小腸での水分の吸収が最も多く約5〜9lにも及ぶ．

回盲部から大腸へは，食物残渣を含んだ約1〜2lの水分が入るが，上行結腸と横行結腸で大部分の水分は吸収され，下行結腸では食物残渣の内容は固形となり，排便中の水分は約50〜150ml/日となる．普通便の水分は約80％であるが，約90％を超えると下痢となる．しかし，水分の吸収が十分に行われないために，内容物の固形化ができず下痢が生じる．吸収不良症候群，潰瘍性大腸炎，赤痢，結腸切除後，小腸広範囲切除後などで起こる．

3）水分分泌の過剰

腸粘膜から吸収能力を超えた量の水分が分泌されるために，吸収が間に

合わずに下痢が起こる．その例には，病原性大腸菌腸炎，コレラ，ブドウ球菌感染による腸炎，乳糖不耐症などがある．蠕動運動亢進は，水分吸収の促進と合併して起こりやすい．これにより蠕動運動亢進がさらに進み，結果として水分吸収が阻害されるに至る．下痢を起こすと水分と電解質の吸収が障害されるために，体内の水分と電解質が失われる結果，脱水と電解質のアンバランスによって，脱力感や倦怠感が現れる．

2 下痢のある人のアセスメント

1）下痢の程度の把握

(1) 下痢の程度と性質の把握

下痢の場合，体内の電解質のバランスを崩したり，脱水を起こす場合もあり，水分や電解質の補給の必要性と緊急性を判断するために，便の性状と量，下痢時の状態，皮膚の乾燥と口渇，口腔内の乾燥の状態，尿量について観察する（表2-2, 3）．

(2) 下痢に伴う苦痛・症状の把握

下痢の場合，消化・吸収機能障害の随伴症状を伴う場合が多い．そのため腹痛，悪心・嘔吐の有無と程度，腹鳴や鼓腸の有無と程度について把握する．また，感染による下痢は発熱を伴うことも多いため熱の観察も必要

表2-2 ● 下痢便の性状と量

1. 性状：軟便か，泥状便か，粥状便か，水様便か，タール便か
2. 便の色：黄褐色，灰白色か
3. 量はどれくらいか
4. 臭気は，特別，何か違うか
5. 混入物は，何かあるか

表2-3 ● 下痢時の状態

1. 下痢は，1日何回，何時間ごとにあるか
2. 下痢は，持続しているのか，時々起こるのか
3. 下痢は，急にもよおすか，あるいは便意があって排泄されるか
4. 下痢の発現時期は，早朝，昼間，夜間などいつか
5. どのような機会に起こるか
6. 下痢の止まり方は，徐々にか，急激か
7. 下痢が止まった後に排泄障害（便秘）があるか
8. 排便時に肛門痛があるか
9. 所要時間は，どれくらいかかるか
10. 裏急後重はあるか
11. 食事摂取後に排便はあったか

である.

2）下痢が及ぼす生命・生活への影響

　下痢が長期にわたると，下痢便は多くの消化酵素を含んでいるため，体内は代謝性アシドーシスとなり，電解質のバランスを崩す．同時に，脱水症状もきたしやすい．また，必要な栄養素の消化吸収不良により栄養不足を招き，体力の消耗を招く．体力の消耗が強くなるとトイレへの歩行も困難となり，ベッド上で排泄したり，ベッドサイドでのポータブルトイレの使用を余儀なくされることもある．このような排泄場所の変化は，患者にとってはストレスフルな状況となる．

　さらに脱力感が出現したり，集中力の欠如となり，生活全般において疲れが生じ，生活意欲の低下を招く場合もある．そのほかにも，栄養不足は，体温や血圧の低下を招く．下痢が頻回に及ぶ場合は，肛門部のびらんによる痛みを伴うので，患者に質問し，その程度と苦痛について情報を収集する（図2-7）．

3│下痢のある人の看護

1）脱水と電解質のアンバランスを予防するための看護

　下痢は多量の水分と電解質を失うことになるので脱水になる危険性が高いため，下痢が始まったときから，水分の十分な摂取を促す．患者は，ま

図2-7 ●下痢による生活への影響

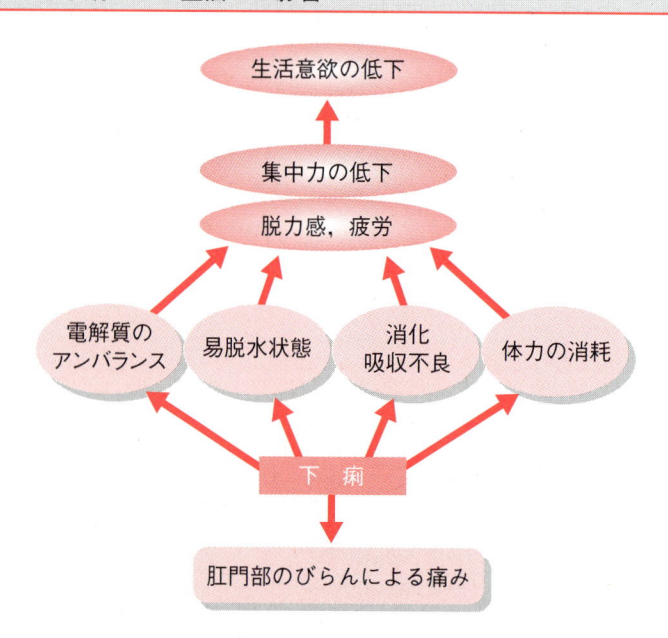

すます下痢が強くなると思い，水分の経口摂取を拒否することがあるので，水分摂取の必要性について十分説明する必要がある．

全身状態の悪化が同時に起こっていたり，強い腹痛や悪心・嘔吐が随伴している場合には，経口摂取を中止して，点滴により水分と電解質を補う．経口摂取，点滴のいずれかで水分・電解質を補給する場合も，下痢によって失われる水分量と摂取水分量とのバランスがとれるように判断しながら援助する．発熱を伴う場合には，熱によって失われる不感蒸泄とナトリウムの損失についても考慮しなければならない．

患者の口渇，皮膚の乾燥，尿量の減少，血圧の低下の程度，頻脈の観察結果から脱水の種類を判断して，お茶や白湯，またはスポーツドリンクを飲んだほうがいいのか，点滴するのかを考え，水と電解質を調整する援助が重要である（図2-8）．

2）下痢に伴う苦痛の軽減のための看護

入院中であれば排泄時は，頻回な排便にすぐ応じられるような便器もしくはポータブルトイレを準備する．あるいは，部屋をトイレの近くに準備する．排泄行為には，羞恥心を伴うので，プライバシーの保持には十分に配慮する．入院時の部屋が個室でない場合は，消臭剤を使用するのもよい．外出先で下痢が予測される場合は，あらかじめトイレの場所を確認しておくように伝える．細菌性下痢の場合は，菌に応じた便の厳重な取り扱いを行い，ほかの人への感染を予防する．

図2-8 ●脱水時の水・電解質を調節する看護

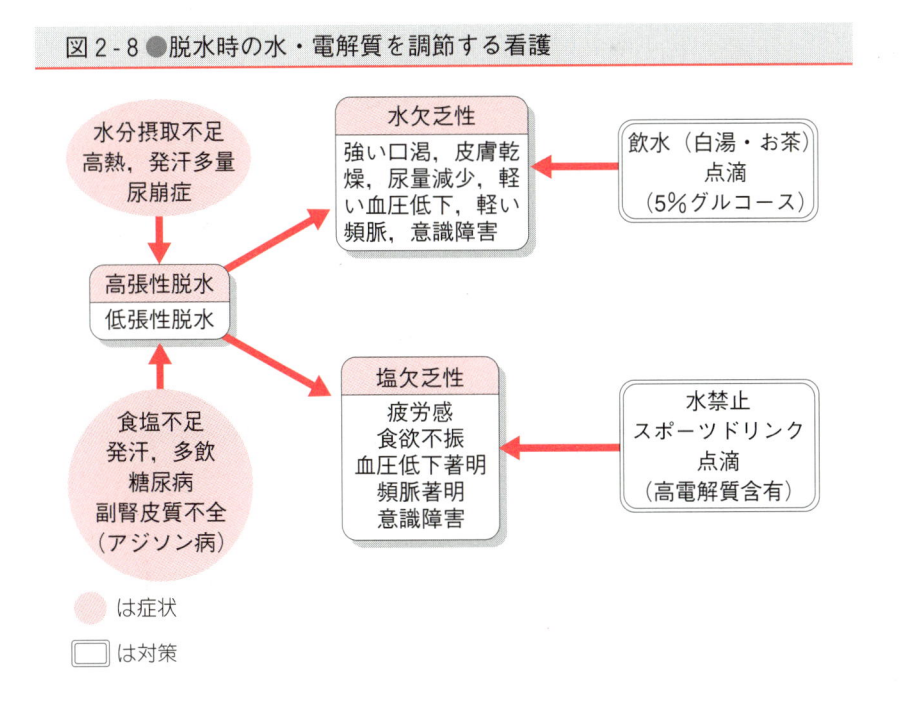

```
水分摂取不足              水欠乏性
高熱，発汗多量     →    強い口渇，皮膚乾    ←   飲水（白湯・お茶）
尿崩症                    燥，尿量減少，軽            点滴
                          い血圧低下，軽い         （5％グルコース）
      ↓                   頻脈，意識障害
   高張性脱水
   低張性脱水
      ↑                      塩欠乏性
                          疲労感
食塩不足                  食欲不振         ←    水禁止
発汗，多飲         →    血圧低下著明             スポーツドリンク
糖尿病                    頻脈著明                点滴
副腎皮質不全              意識障害              （高電解質含有）
（アジソン病）
```

● は症状
□ は対策

3）症状軽減のための看護

　まず，保温は，腹部内臓器への循環血液量を増加させたり，消化吸収を促進する作用があるので，全身の保温に努める．逆に，寒冷刺激は，腸蠕動を刺激するので避ける．不安，恐怖など，精神的緊張は避け，精神的にもリラックスできるような環境を調整する．そのほか，機械的刺激を除去し，腸蠕動を鎮静するために全身の安静を図る．腹部の圧迫やマッサージは，腸管の蠕動運動を促進するため避ける．

　下痢便は消化液を多量に含んでいるためアルカリ性であり，頻回の下痢は，肛門周囲に擦過傷や痛み，びらんを生じるときがあるので，必要時潤滑油や皮膚保護剤を塗る．

4）悪化させないための看護

　下痢による全身の消耗を防ぐためにも状況をみて，食事を開始する．

　食事開始は，絶食→流動食→半流動食→粥食→軟食→普通食と，下痢の状況をみながら，段階的に進めていく．また，栄養豊富で消化のよいものを食事形態に合わせた料理法で摂取するよう勧める．食物繊維の多いものは，機械的刺激となり，腸蠕動運動を亢進させるので避けるよう説明する．

　下痢が長く続くと脱水症状を起こすので，水分出納をチェックし，水分出納や口渇，皮膚の乾燥，血圧の変化，検査による血液成分を観察し，湯茶にするかスポーツドリンクにするかを判断し，十分に摂取できるように援助する．水分は，少量ずつバランスよく摂取するようにかかわる．整腸薬や止瀉薬を使用した場合は，過剰与薬により排泄障害（便秘）をきたしやすいので排泄状況を十分に観察する．

5）再発予防のための看護

　食事には，十分留意するように教育的かかわりをもつことが大切である．つまり下痢から軟便へ移行させるためには，次のような飲食物を避けることである．

　たとえば，吸収障害や腸蠕動を促進させる水分の多い食品，乳製品，炭酸飲料などやキノコ類，ホウレン草，ソバなど，細菌が繁殖している危険性が高いカニ，イカ，エビなどの生の魚介類，さらに胆汁の分泌を促進させる脂肪成分に富んだ食品も避けるよう説明する．

F　便秘（便の排出障害）

　便秘（便の排泄障害）とは，大腸内の糞便の通過が何らかの原因で普通

より遅れ，腸内に停滞し，排泄が困難な状態をいう．健康人では，1日1回有形便の排泄をみるのが普通であるが，2日に1回の排便の場合もある．排泄障害（便秘）の特徴は，排便回数の減少，硬く乾燥した糞便，排便時の強度な努責と苦痛，排便後の残便感などである．

1 便秘の要因

　日常生活のなかで起こりやすい便秘は，形成された糞便が大腸内に停滞するために起こるものと，直腸内に糞便が到達しても便意が感じられないために，体外へ排出することが困難な状態との2種類に大きく分けられる．大腸内に停滞する便秘の原因は，食物の量と質，腹圧の不足，大腸の過緊張による痙攣，大腸の弛緩がある．一方，排出困難には大腸の弛緩または過敏，排便時の疼痛に原因のあるものがある（図2-9）．

1）大腸内への停滞

(1) 大腸の緊張と蠕動運動の亢進

　大腸が異常に緊張したり蠕動運動が亢進し，便秘と下痢を交互に繰り返す神経質な人に起こりやすい．過敏性腸症候群では糞便は小さく硬い兎糞状となる．

(2) 大腸の弛緩

　長期間にわたって臥床している人や食事の摂取量が少ない人，多産婦の

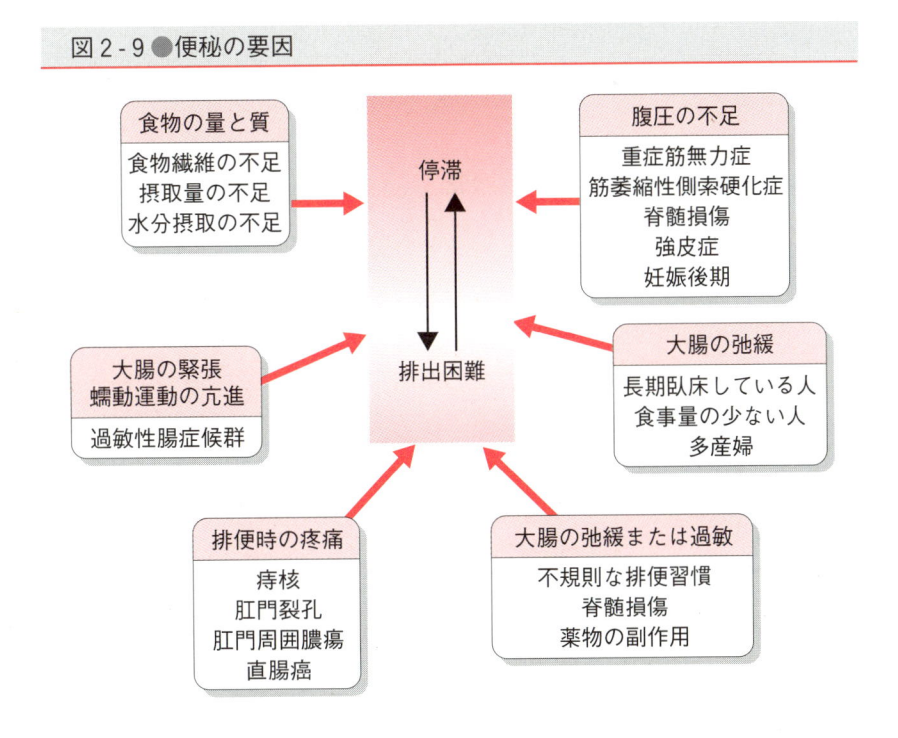

図2-9 ●便秘の要因

食物の量と質	腹圧の不足
食物繊維の不足 摂取量の不足 水分摂取の不足	重症筋無力症 筋萎縮性側索硬化症 脊髄損傷 強皮症 妊娠後期

停滞 ⇅ 排出困難

大腸の緊張 蠕動運動の亢進	大腸の弛緩
過敏性腸症候群	長期臥床している人 食事量の少ない人 多産婦

排便時の疼痛	大腸の弛緩または過敏
痔核 肛門裂孔 肛門周囲膿瘍 直腸癌	不規則な排便習慣 脊髄損傷 薬物の副作用

人に生じやすい．大腸の運動や緊張が低下するために起こるものであり，便は太く硬い．

(3) 食物の量と質

日頃の食生活の影響によって起こる．原因は糞便の元となる食物繊維，食物や水分の摂取量不足によって起こる．

(4) 腹圧の不足

腹直筋や横隔膜の筋力低下や筋肉を支配する神経が障害されているためにいきむ力が弱く，排出困難が生じる．重症筋無力症，筋萎縮性側索硬化症，脊髄損傷による神経の障害や妊娠の後期になると腹圧がかけられないために便秘となりやすい．

2）排出困難

(1) 排便時の疼痛

肛門に障害があって便が通過するときに疼痛が生じるため，排便を我慢し便秘を起こす．痔核，裂肛，肛門周囲膿瘍，直腸癌によって起こりやすい．

(2) 直腸の弛緩または過敏

不規則な排便習慣，脊髄損傷，薬物（麻薬など）の副作用などによって起こる．不規則な排便習慣では，便意を抑制する習慣の人，下剤や浣腸を乱用する人に多くみられる．脊髄損傷のある人では，便意を感じないことや自力での排便が困難なために起こる．麻薬を使用している人では，蠕動運動が麻痺するために発生する．

2 便秘のある人のアセスメント

1）便秘の把握

(1) 便秘の程度と性質の把握

便秘の程度と性質を把握する必要がある．排便回数，排便の間隔，便の色とにおい，便の量，便の硬さと太さ，便への混入物の有無，残便感の有無，排便にかかる時間などである．

便秘に影響を及ぼす要因としては，年齢，性格，ストレス，摂取物の内容として野菜の量，油脂の量，水分量，そして生活リズム，運動量，トイレの様式，排泄環境などがあげられる．

(2) 便秘の原因の把握

便秘が生じた場合には，何らかの機能的な原因疾患が考えられるため，その有無と程度を把握する必要がある．うつ病，慢性の精神障害，下痢・浣腸の乱用などの有無について情報収集する必要がある．

2）便秘に伴う苦痛

　便秘が長期にわたると，腹痛，悪心，腹部膨満感，食欲不振などの消化・吸収機能障害や，不眠や落ち着きがなくなるなどの精神状態にも影響を及ぼす．これらの症状は，苦痛を伴うために生活そのものが不調になる．そのため，生活活動も不活発となりやすい．

　食欲不振が持続すると，栄養不良などの影響も現れるので，できるだけ早く便秘の原因を把握し，通常の排便習慣に戻れるように援助するような計画を立案する．

3 便秘のある人の看護

1）便秘を軽減するための腸の蠕動運動を促す看護

(1) 食事に対する指導

①水分の不足は便を硬くし，排便を困難にするため，できるだけ水分摂取を勧める．朝，起きたときの冷たい水や牛乳は，腸の蠕動運動を促進する効果がある．ただし，心疾患や腎臓疾患を合併している人の場合は，水分出納には十分留意して勧める．

②食物繊維の多い食物（野菜，果物，海草類など）は，腸内容物の元となり，糞便の量を増やし，機械的刺激を促すことになるので，意識して摂取するように指導する．

③脂肪食品は，潤滑油として作用し，胆汁の分泌を促し，腸を穏やかに刺激するので，適度に摂取するように説明する．

④消化・吸収のよい食品（イモ類）を多く摂るように勧める．

(2) 排便習慣を整える援助

①朝食後，余裕をもってトイレに行けるように，生活全体を調節するとともに生活環境を調整するように促す．

②通常の排便環境（使い慣れたトイレ；洋式か和式）および排便動作（座位か，かがむか）に可能な限り近づけ，排便を試みることを説明する．

③朝食後など，毎日一定の時刻に排便を試みることを勧める．

(3) 適度な運動を促す援助

①腹部マッサージは，腸管を刺激したり血液循環を刺激し，腸蠕動を促進させる．上行結腸から横行結腸，横行結腸から下行結腸へと腸の走行に沿って，ひらがなの「の」の字を描くように，両方の指先を用いて適度に圧迫しながらマッサージを行う（図2-10）．

②適度な全身運動は，腹部マッサージと同様の効果をもたらすので，散歩など毎日できる運動を行うよう指導する．自分で行うことが不可能

図2-10●腹部マッサージ

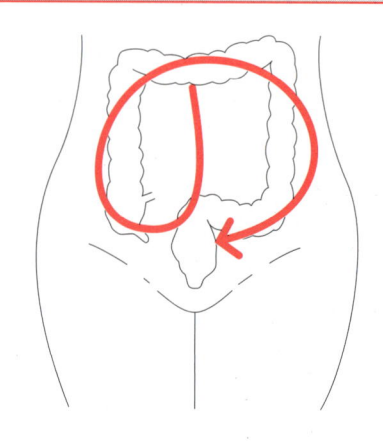

な人には，ベッド上でできる運動を，自力でまたは他人の援助で行う．ベッド上安静が必要な場合は，運動療法は控える．

(4) 罨法により腸の蠕動を促す援助

長期臥床者などのなかで大腸が弛緩していると判断できる人については，温罨法やメンタ湿布は，腸管を刺激したり，血液の循環や腸蠕動を促進する効果があるので，試みるとよい．便器が暖まっていることも必要である．

(5) 心理的要因の軽減

心理的な要因（強度の緊張，不安，恐怖，激怒など）は，自律神経の失調をもたらし，排便異常を招きやすいので，可能な限り緩和する．そのためには，患者との間に信頼関係を築き，気持ちが表出できる環境を整えることが大切である．また，ベッド上での排泄は，排便を阻害しやすいので，プライバシー保護など十分な配慮が必要である．特に総室の場合は，消臭剤を使用したり，できるだけ人が少ないときに試みるのも効果的である．

(6) 下剤の服用と浣腸の使用に対する指導

前述したような方法を試みても一定期間排便がない場合は，医師の指示のもとに下剤服用や浣腸を試みる．

①頑固な便秘には，下剤を用いる場合がある．服用後は排便回数・性状・量を観察し，その効果を確かめる．下剤を用いることが習慣化すると逆効果をもたらすので，内服に際しては利用法に対して注意する．

②便が下行結腸以下に停滞している場合は，浣腸を行って排便を促す．なお肛門部に宿便を認める場合は，摘便が効果的である．

G 吐血・下血

吐血は，主として食道，胃・十二指腸などの上部消化管から出血した血液を吐き出すことである．吐血は，出血部位，出血量，出血速度により，色調が異なる（表2-4）．

下血は，便の中に血液が混じって，排泄される状態をいう．原疾患に関係なく消化管から出血を起こしている状態は消化管出血といわれるが，それが多量のときに吐血・下血として現れる場合が多い．

1 吐血・下血の要因

1）吐血・下血の成因

消化管の内部は，部位によって性質の異なる粘膜で覆われており，粘膜は血管に富み，傷つきやすい．傷害の主な原因は炎症，潰瘍，癌である．また，止血しにくい状態では傷ついたときに出血量が多く吐血，下血が生じる．

吐血の際の出血は，胃酸の作用でヘマチンとなり黒褐色を呈するため，コーヒー残渣様の色調を示すが，胃潰瘍や食道静脈瘤による多量吐血では，鮮血または暗赤色である．原因疾患としては，食道静脈瘤，胃潰瘍，胃癌が主なものである．

下血は糞便とともに肛門から排出されるものをいう（図2-11）．

黒色便（タール便）は，胃酸により血液がヘマチンとなり，さらに腸内で発生する硫化水素により硫酸ヘマチンとなり，便に混じって排出される．肛門に近い腸管からの出血は鮮血か暗赤色である．原因疾患としては，クローン病，大腸癌，潰瘍性大腸炎などがある．

鮮血が排出されるのは主に下部大腸（下部結腸および直腸）や痔核からの出血である．原因疾患としては，大腸癌，直腸癌，痔疾患などがある．

表2-4 ●喀血と吐血の差異

	喀血	吐血
色調	鮮紅色	暗色，コーヒー残渣様
性状	流動性 泡沫状	凝固性 胃液，胆汁，食物残渣を含む
排出時	アルカリ性	酸性
出現時	咳を伴う	嘔吐による

図2-11●吐血・下血の原因

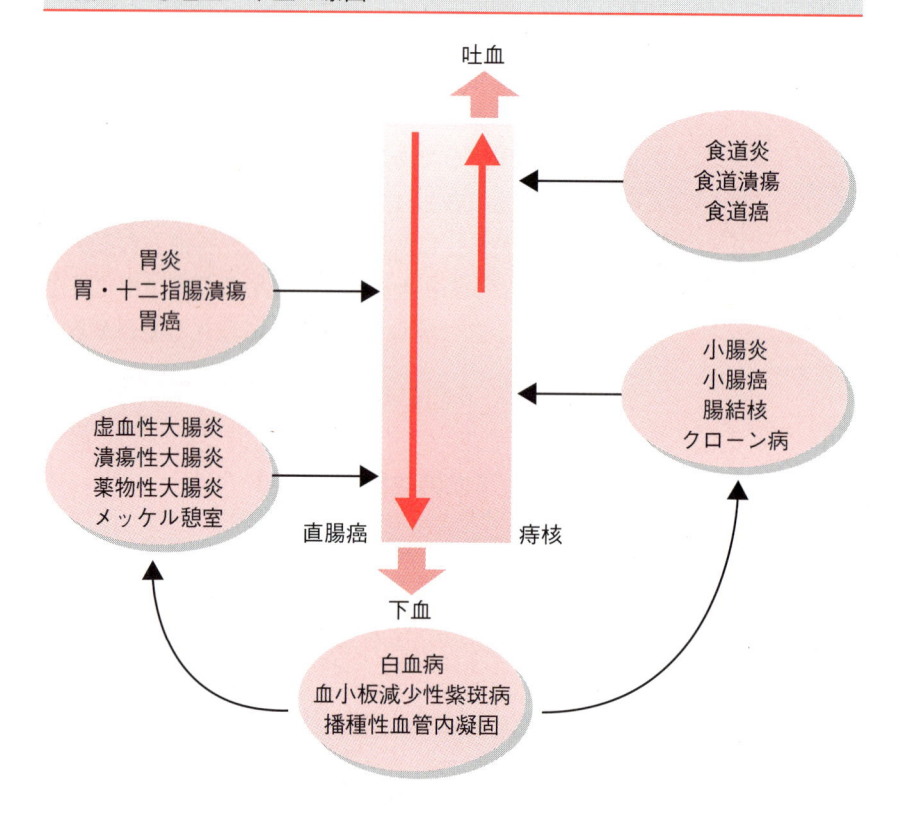

2）成因となる代表的な疾患

　吐血を起こす疾患には，食道異物，食道炎，食道潰瘍，食道癌，胃潰瘍，十二指腸潰瘍，胃炎，胃肉腫，胃癌などがある．

　下血を起こす腸疾患としては，小腸炎，虚血性大腸炎，潰瘍性大腸炎，薬物性大腸炎，小腸悪性腫瘍，大腸癌，直腸癌，腸結核，クローン病，メッケル憩室，痔核などがあげられる．

　止血しにくい状態をもたらす血液疾患には，白血病，血小板減少性紫斑病，播種性血管内凝固（DIC）症候群などがある．

2 吐血・下血のある人のアセスメント

1）生命に及ぼす危険についての把握

　明らかな吐血・下血が起こった場合，直ちにベッド上で安静にし，ショック状態に対応するために，血圧の低下，脈拍の微弱，呼吸促迫，浅表性はないか，顔色（顔面蒼白），不安様顔貌について観察する．

　引き続き吐血・下血を起こす可能性があるかどうかを判断するために，

悪心，吐血，下血，胃痛・腹痛，血圧について観察し，生命に対する危険を予防する対策を立てる．

2）吐血・下血の程度と性状，随伴症状の把握

多量に出血した場合や少量の出血でもそれが長期に及ぶ場合は，血圧低下や呼吸状態にも影響を及ぼすため，出血の量を確認し，生命に対する危険性を判断する．また，看護を実施しながら吐血・下血の性状と量，色，混入物，出血の状況と吐血・下血に至るまでの時間，発生の仕方や状況，持続的か一時的か，出血部位を示唆する胃部不快感，腹痛，悪心，裏急後重の症状について観察する．性状の観察とともに表に示すような随伴症状（表2-5）も観察する．

3）生活への影響の把握

体外に排出された血液は，生命の危機を示すものであるため，患者や家族は動揺し，不安を抱くので，排出物はできるだけ患者や家族の視野から迅速に片づける．また，生ぐさい吐物のにおいが気分不快を発生させ，それが誘因となって再嘔吐することがある．

吐血・下血が続くと，原因がわかるまでは精神的にも動揺し不安感が続く．そのため，仕事は思うように手につかず，社会生活や家庭生活への参加が障害される．また，緊急入院となることも多いので，社会生活や家庭生活への影響も大きい．

貧血のために生活に影響が現れる．運動時のめまい，息切れ，頻脈が現れると転倒などの危険も生じる．貧血は気力が低下し，闘病意欲や生活意欲の低下を招くので，活動や表情，訴えについて観察する．

表2-5 ● 随伴症状の把握

ショック状態の有無
血圧，体温の低下はないか
脈の状態はどうか，頻脈もしくは徐脈か，緊張はどうか
顔面蒼白はあるか
悪心，嘔吐はあるか
排便時の疼痛はあるか
腹壁の静脈の拡張がみられるか
貧血症状がみられるか
体重減少やるいそうがあるか

3 吐血・下血のある人の看護

1）生命を救うための看護

　直ちに意識，血圧の変化，頻脈，呼吸促迫，不安様顔貌，冷汗，手足の冷感などの症状について観察し，ショックを予防するために安静にし，止血に対する看護を行う．

　ショック状態と判断したときには，直ちにショック体位をとり，血管確保を行う．対応が遅れると血管確保が困難となる．

　酸素吸入をし，血圧低下があるときには昇圧薬が投与される．副腎皮質ステロイド薬も使用し，生命の維持に対する援助を行う．失血量が多い場合には輸血も行われる．患者の血液型を誤らないように，いかに緊急時であっても正確に点検する．

　止血のために心窩部に氷嚢を置いて冷罨法を行い，消化管の鎮静と止血を図る．食道静脈瘤の破裂の際に止血効果がみられない場合は，S-Bチューブ（ゼングスターケン-ブレークモアチューブ）が止血目的で挿入される．挿入時には不快感を伴うので，挿入の必要性を十分に説明し，患者の協力を得る必要がある．

　消化管の安静を図るために，絶対安静にし絶食とする．通常は，吐血後24時間から48時間は絶食である．

2）症状を軽減するための看護

　悪心・嘔吐が持続する場合は，嘔吐しやすいように前屈姿勢を，もしくは側臥位をとるとよい．血液が胃内に入ってしまうと，気分不快を助長するため，誤って飲み込まないように説明する．また，血液を誤嚥しないように，顔は横向きにする．吐血後は，血液臭を伴い，不快であるので食塩水や氷水で含嗽し，口腔内の清潔に努める．

3）精神面に安定をもたらす援助

　吐血・下血による血液をみただけでも，患者や家族は動揺し，不安を抱く．そのため，吐物はできるだけ患者や家族の視野に入らないように迅速に後始末をする．また，吐物の匂いによっても気分不快を催すので，吐血後は，血液臭を伴い，不快であるので食塩水や氷水で含嗽し，口腔内の清潔に努める．

　患者の状態が落ち着けば，今の状況や行っている処置の必要性を説明し理解を得る．また，今後の見通しを伝え，不安の軽減に努める．

H 腹痛

　腹痛とは，腹部臓器を中心とした痛みである．腹痛は，病的状態を生体に知らせる情報の一種であり，生体防御反応の一つでもある．また，腹痛は，部位別として内臓痛，体性痛，関連痛に分類される．臨床上の腹痛は，これらの疼痛の複合感覚といわれている（図2-12）．

1 腹痛の要因

　腹痛には，内臓痛と体性痛がある．内臓痛は，腹腔内の臓器自体から発生する痛みで，平滑筋の痙攣のため，数分～数時間の間隔を置いて周期的に反復する腹痛である．

　体性痛は，臓器を取り巻く腹膜や腸間膜などに，炎症や穿孔などの刺激が加わって生じる腹痛で，持続的な腹痛であり，その部位を圧迫すると圧痛が生じる．また，同一脊髄神経節内で自律神経からの刺激が脊髄神経節に影響を与える関連痛がある（図2-13, 表2-6）．

　腹痛はその緊急性によっては，急性腹痛と慢性腹痛にも分類される．

　急性腹痛を呈する最も重要な要因は，急性腹症（激しい腹痛，ショック状態）である．これは，緊急手術を必要とするか否かの決定を要する腹痛で，特に消化・吸収機能に関連する胃や十二指腸穿孔，イレウス，虫垂炎穿孔，急性胆嚢炎，子宮外妊娠，卵巣嚢腫茎捻転などの疾患が考えられる．

　慢性腹痛は，性状や部位がはっきりせずに痛みが持続する．痛みの程度や種類も様々で，痛みだけでは鑑別が困難である．血液，尿，便および画

図2-12●腹痛の発生原因と腹痛を感知する部位

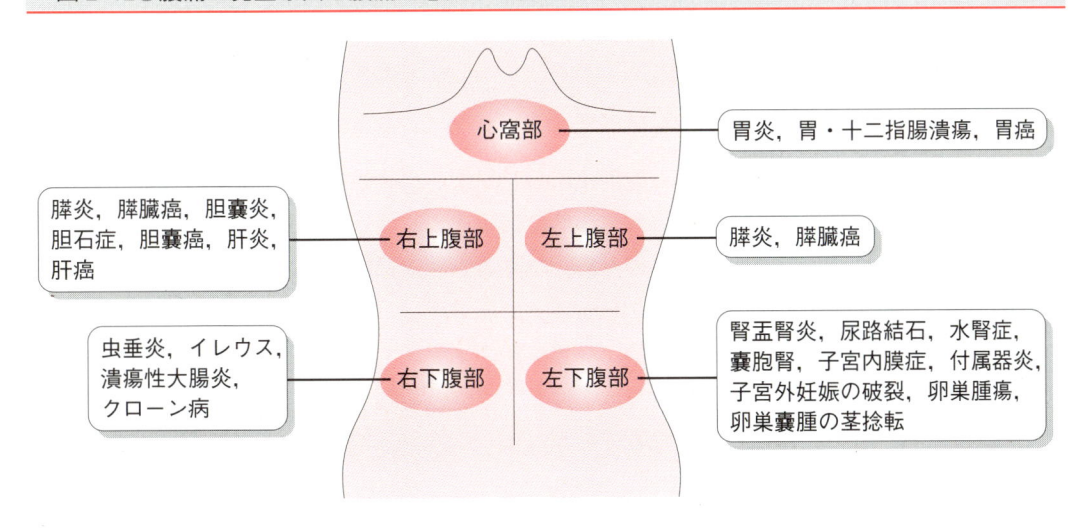

- 心窩部：胃炎，胃・十二指腸潰瘍，胃癌
- 右上腹部：膵炎，膵臓癌，胆嚢炎，胆石症，胆嚢癌，肝炎，肝癌
- 左上腹部：膵炎，膵臓癌
- 右下腹部：虫垂炎，イレウス，潰瘍性大腸炎，クローン病
- 左下腹部：腎盂腎炎，尿路結石，水腎症，嚢胞腎，子宮内膜症，付属器炎，子宮外妊娠の破裂，卵巣腫瘍，卵巣嚢腫の茎捻転

図2-13●腹痛の成因と関連要因

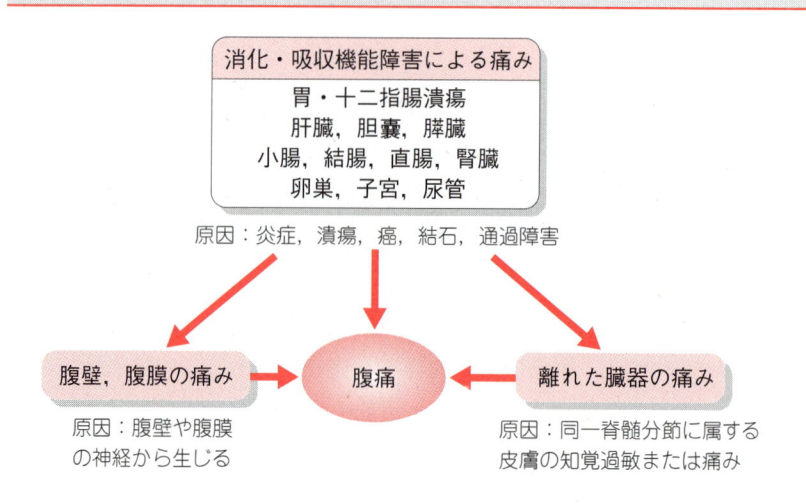

消化・吸収機能障害による痛み
胃・十二指腸潰瘍
肝臓，胆囊，膵臓
小腸，結腸，直腸，腎臓
卵巣，子宮，尿管

原因：炎症，潰瘍，癌，結石，通過障害

腹壁，腹膜の痛み → 腹痛 ← 離れた臓器の痛み

原因：腹壁や腹膜の神経から生じる

原因：同一脊髄分節に属する皮膚の知覚過敏または痛み

表2-6●内臓痛と体性痛の相違

内臓痛	体性痛
疝痛	鋭い痛み
間欠的，周期的	持続的
じっとしていられない 身の置き所がない	背中を丸めじっとする場合が多い 体動で疼痛が増強する 痛いほうを下にする傾向
筋性防御はあまりない	筋性防御がある
胃腸炎，イレウス，結石	穿孔，炎症による腹膜炎

像診断を加えて，鑑別することが必要である．

腹痛が身体の異常によるものか，器質的異常によるものかを明らかにするために，患者の性格，精神的状態の観察にも心がけることが必要である．

2 腹痛のある人のアセスメント

1）腹痛の程度の把握

腹痛は，最も一般的に出現しやすい症状の一つであるが，部位や程度は様々である．一過性で自然に消失する腹痛もあれば，生命の危機状況に及ぶ腹痛もある．そのため，できるだけ迅速に腹痛の原因をさぐり，適切な処置や看護を行うことが重要である．

腹痛の程度や種類，随伴症状のアセスメントを行い，原因疾患との関係を把握していく．程度と性質，部位と範囲，強さ，痛みの種類（激痛，疝痛，鈍痛，慢性痛など），頻度と継続時間の観察からアセスメントしていく．

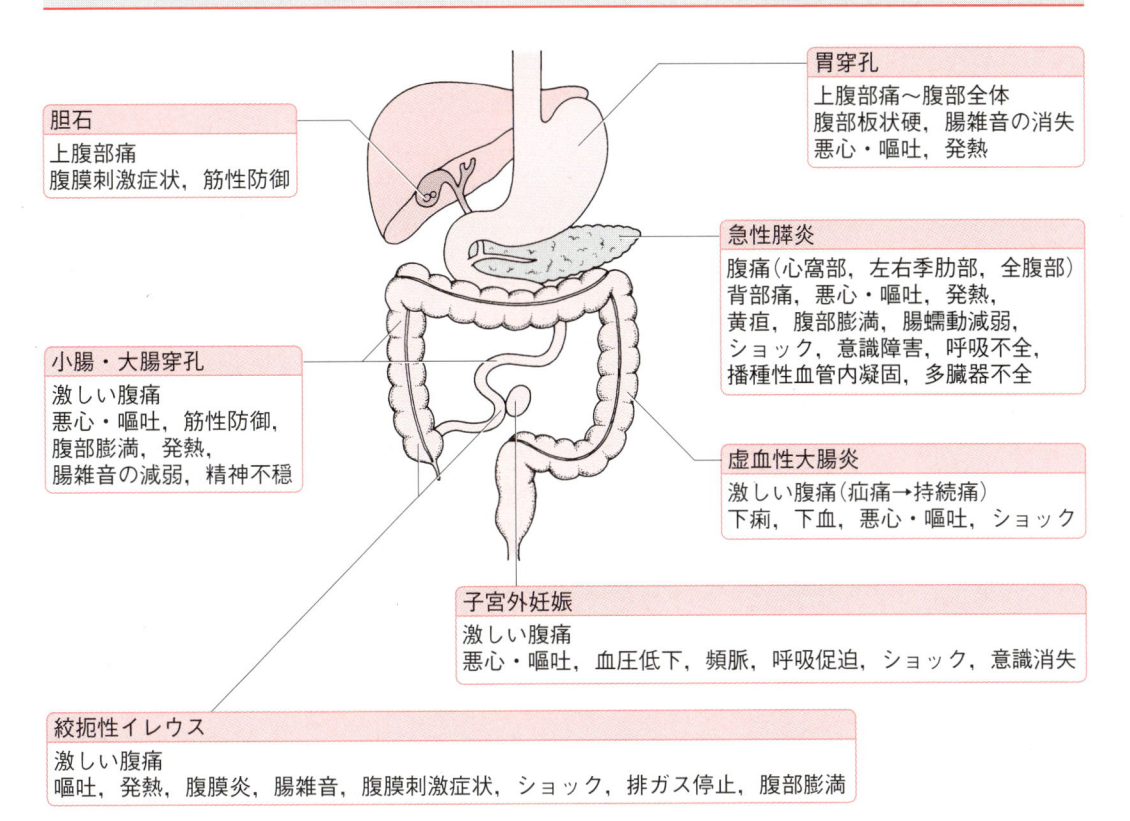

図2-14●緊急性の高い腹痛と随伴症状

胆石
上腹部痛
腹膜刺激症状，筋性防御

胃穿孔
上腹部痛〜腹部全体
腹部板状硬，腸雑音の消失
悪心・嘔吐，発熱

急性膵炎
腹痛（心窩部，左右季肋部，全腹部）
背部痛，悪心・嘔吐，発熱，
黄疸，腹部膨満，腸蠕動減弱，
ショック，意識障害，呼吸不全，
播種性血管内凝固，多臓器不全

小腸・大腸穿孔
激しい腹痛
悪心・嘔吐，筋性防御，
腹部膨満，発熱，
腸雑音の減弱，精神不穏

虚血性大腸炎
激しい腹痛（疝痛→持続痛）
下痢，下血，悪心・嘔吐，ショック

子宮外妊娠
激しい腹痛
悪心・嘔吐，血圧低下，頻脈，呼吸促迫，ショック，意識消失

絞扼性イレウス
激しい腹痛
嘔吐，発熱，腹膜炎，腸雑音，腹膜刺激症状，ショック，排ガス停止，腹部膨満

　そのほか，腹痛の発現時期，手術との関係，体動との関係，結石の有無，食事との関係，婦人科疾患との関係などを把握し，原因の除去に努める．消化管穿孔，結石の疝痛発作や子宮外妊娠など痛みの場合は，緊急を要するため迅速な対応が必要となる（図2-14）．

2）腹痛の及ぼす影響

(1) 生命への影響の把握

　十二指腸潰瘍や胃潰瘍の穿孔，胆石発作，腸の絞扼，急性膵炎，虚血性大腸炎などによる激しい腹痛は，交感神経を刺激するために，血圧は一般的に上昇し，呼吸も浅くて頻回になる．あまりにも強度の痛みであれば，ショック状態に陥る可能性があるので，血圧，脈拍，顔面蒼白や冷汗の観察は重要である．迅速に除痛を図ることと，原因に対する治療が進むように，注意深く観察する．

(2) 精神面への影響の把握

　排便反射など腹痛の原因を自覚できる程度の腹痛であれば，問題はさほどなく，患者本人で対処できるように援助する．しかし，原因もわからず，

痛みが持続するようであれば不安や動揺を伴うので，患者の訴えをよく聴く．また，症状が落ち着くまでは，そばに付き添い，安心感を与える．

（3）生活への影響の把握

腹痛が起こると，痛みの強さにもよるが，活動は抑制される．腹痛が持続する間は安静臥床となる．一般的には自然に痛みがある部位に，患者本人の手を運ぶことが多い．横向きになり前屈姿勢をとることもあるが，患者が最も安楽な体位をとる．

腹痛が持続する間は，安静臥床となるため，原因が明らかになるまでは絶食とする．腹痛が継続すると睡眠が阻害され，睡眠不足は精神面にも影響を与え，不安が増強するという悪循環が生じる可能性がある．

3 腹痛のある人の看護

（1）生命への危険性の早期発見と治療への援助

十二指腸潰瘍や胃潰瘍の穿孔や胆石発作などの激しい腹痛は，交感神経を刺激する．そのため，血圧は一般的に上昇し，呼吸も浅くて頻回になる．

あまりにも強度の痛みであれば，痛みに耐えかねてショックの前徴のように，顔面蒼白や冷汗が起きる場合もある．できるだけ，迅速に除痛を図ることが重要である．

絞扼や急性膵炎では，激しい腹痛が現れ，放っておくと死に至る．また，強度の腹痛のためにショック状態となり，血圧は下降し，冷汗，四肢の冷感，顔面蒼白，脈拍微弱，呼吸は浅表性で促迫する．放っておくと意識を失うこともある．

腹痛の強さと，バイタルサインの測定を行う．また，ショック状態から回復するための支援を必要とする．早い時期から輸液路を確保し，緊急時に備えるとともに，治療が行われる．

（2）腹痛を軽減するための看護

まずは，患者にとって最も安楽な姿勢で検査や処置を行う．一般的には，腹壁の緊張をやわらげる姿勢がよい．また，患者は「とにかく，痛みを何とかしてほしい」「このまま死ぬのではないか」「ううう……」と苦痛様顔貌の場合も多い．

看護としては，可能な限り患者に寄り添うことが必要となる．「ほんとうに辛いですよね」，「痛みの原因がわかり，痛み止めを使うと楽になりますからね」と声かけをしたり，患者の思いを可能な限り受け止め，傍にいることを伝える．

次に，検査や処置によって痛みの原因や部位がある程度確定されたら，医師の指示により鎮静薬を用いて痛みの緩和に努める．

消化管疾患による腹痛であれば，消化管の安静を保つためにしばらく，

絶食となる．口渇が強い場合でも飲水は禁忌なので，含嗽したり，氷をなめたりして，口渇を緩和する．

一般的に，温罨法は平滑筋の緊張が和らぎ，苦痛を緩和するため，出血や炎症がないことを確かめて湯たんぽやブランケットを用いるとよい．

(3) **腹痛とともに現れる症状を軽減するための看護**

消化・吸収機能障害による腹痛であれば，消化管の安静を保つために，しばらくの間は絶食となる．口渇が強い場合でも，飲水は禁忌なので，含嗽したり氷をなめたりすることを勧めて，口渇を緩和する．

(4) **不安を軽減するための看護**

強度の痛みが持続すると，「このまま，死ぬのではないか」「これからどうなるのだろう」といった感情の動揺が腹痛を増加させるので，症状が落ち着くまでそばに付き添い，安心感を与える．また，状況に応じて，腹痛の原因や今後の見通しなどを説明し，不安を緩和や軽減するための援助を行う．

腹部膨満

腹部膨満とは，何らかの原因により腹腔内の内容が貯留し，外観的に腹部が膨らんだ状態をいう．

1 腹部膨満の要因

主な成因としては，①鼓腸，②腹水，③腹部腫瘤，④急性胃拡張，⑤幽門狭窄などがある（図2-15）．

図2-15●腹部膨満の要因

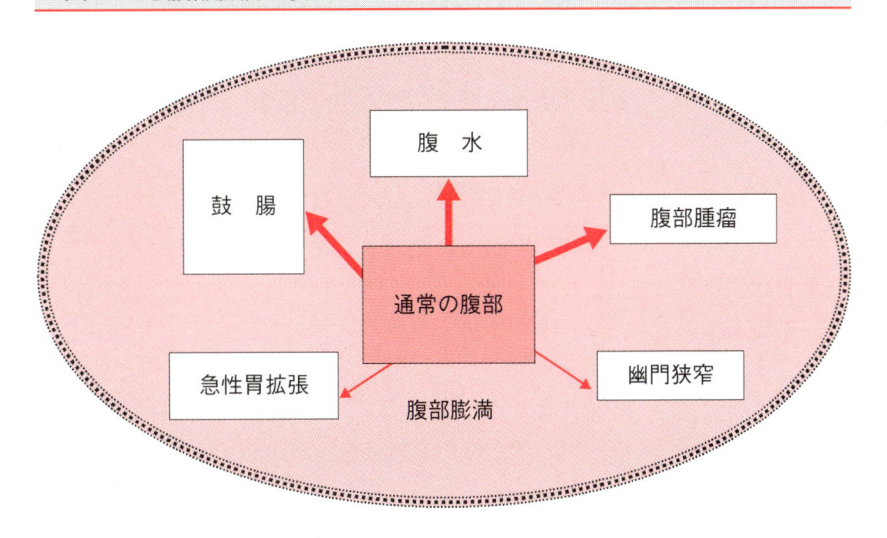

①鼓腸：腸管内に多くの腸内ガスがたまっている状態をいう．これは，排泄障害（便秘）のために腸内に異常発酵や腐敗などが起こり，腸内ガスの発生亢進，吸収障害，排出障害などによって生じる．
②腹水：腹腔内に，低たんぱく血症や内圧の上昇などによって，体液が貯留している状態をいう．
③腹部腫瘤：腹腔内の良性もしくは悪性の腫瘤のために腹部膨満を生じる．
④急性胃拡張：過食，もしくは何らかの原因により急激に胃が拡張し，腹部膨満を生じる．
⑤幽門狭窄：何らかの原因により，胃の幽門部が狭窄し，胃内容物が貯留しているために腹部膨満を生じる．

2 腹部膨満のある人のアセスメント

1）腹部膨満の状態の把握

腹部膨満の成因は，ある疾患による一つの症状であったり，様々な原因や誘因により出現する．そのため，状態を把握することは，より適切な援助を行うために必要である．

(1) 腹部膨満の原因および誘因の有無

その主な成因としては，先述したように鼓腸，腹水，腹部腫瘤，急性胃拡張，幽門狭窄などがある．ほかには，慢性排泄障害（便秘）や妊娠でも腹部膨満感を感じることがある．

(2) 程度と性質

患者ができるだけ安楽に生活を過ごすためには，腹部膨満の程度と性質を把握し，苦痛を軽減することが重要である．そのため，腹囲，体重，腹部の状態（形，緊満，腹鳴，波動，腫瘤，皮膚の緊張など），便通異常（便回数，性状，排ガス状態），患者の訴え，原疾患などをアセスメントする必要がある．腹水による腹部膨満の場合は，種類と正常を基礎疾患に基づきアセスメントする必要がある（表2-7）．

(3) 出現と経過

腹部膨満の出現状況と経過を把握することは，よりよい援助を行ううえで大切である．

(4) 随伴症状の有無と程度

腹部膨満は，何らかの原因で起こる症状であるため，おおむね随伴症状が現れる．その症状によって，原因や誘因を推測したり削除したりするために，随伴症状の有無と程度を把握することは必要である．腹部膨満感，心窩部不快感，食欲不振，悪心・嘔吐，胸やけ，腹痛などの有無と程度を

表2-7 ●腹水の種類と性状

	漏出液	滲出液
外観	漿液性	漿液性，線維素性，血性
比重	1.005〜1.015	1.018以上
たんぱく質	2.5g/dl 以下	2.5g/dl 以上
細胞	少数	多数
基礎疾患	門脈圧亢進症 肝硬変 うっ血性心不全 収縮性心膜炎 癌性腹膜炎	悪性腫瘍 感染症 結核 膵炎

観察する．

2）腹部膨満が及ぼす生命・生活への影響

　腹部膨満を生じると，横隔膜の挙上に伴い，息苦しさや重苦しさを感じ，体動は緩慢もしくは困難になる．腹部膨満に伴って横隔膜を押し上げ，ガス交換面積が縮小し呼吸が困難になる場合もある．また，膨満が強度になると心臓を圧迫し，動悸や不整脈をきたす場合もある．そのことはさらに，患者にとっては，苦痛である．腹水が増加すると，起き上がることが困難になったり，からだのバランスがとりにくくなったりする．

　長期にわたると，下肢に浮腫を生じ，歩行がスムーズにいかなくなる．さらに，腹部膨満が強度になると，呼吸困難や動悸を生じるため，患者は不安や動揺を覚える．心身ともに苦痛を感じるため，生活に様々な影響が生じる．腹部膨満により体動が困難になるため，倦怠感，緩慢な動作，作業能力の低下が生じやすい．

3 腹部膨満のある人の看護

1）症状軽減のための体位の工夫

　鼓腸による腹部膨満の場合は，側臥位で膝を屈曲させたシムス位や，セミファーラー位にして上半身を軽く挙上させると，腹部の緊張を和らげ，少しでも安楽に過ごすことができる．

　腹水による腹部膨満の場合は，圧迫感や緊張感が強いので患者に確認し，最も安楽な体位をとる．呼吸困難を生じている場合は，セミファーラー位にして横隔膜を下げ，ガス交換の面積を広げることで呼吸は安楽になる．腹水により，体動が困難であると，同一体位を長時間続けがちだが，褥瘡の誘発に繋がるので，定期的に体位変換を行う．

2）食事指導

　鼓腸による腹部膨満の場合は，ガスを発生しやすい食べ物（イモ類，マメ類）や繊維の多い食べ物（ゴボウ）は，腸内ガスの貯留を助長するので避けるように指導する．

　腹水による腹部膨満の場合は，原因にもよるが低たんぱくが誘因になっているときは，できるだけ高たんぱくの食品を摂るように教育的かかわりをもつ．たんぱく質が不足すると，膠質浸透圧が低下し，体液の移動により腹水の貯留を悪化させるからである．

3）腹水穿刺の際の援助

　状況に応じて腹水穿刺を行い，腹部膨満を軽減する必要がある場合は，その処置の目的と内容をわかりやすく患者に説明する．穿刺の処置そのものは，侵襲が少ない処置であるが，処置中，ちょっとした際に患者が穿刺針に触れると穿刺を中断せざるを得ないため，処置中はしばらく体動できないことを，イメージが湧くように，具体的に処置の進行を説明し，患者の協力を得ることが必要である．

第3章

消化・吸収機能障害の検査・治療に伴う看護

1 消化・吸収機能の検査に伴う看護

　本項では，消化・吸収機能の検査として，内視鏡検査，消化管造影検査，内視鏡的逆行性胆道膵管造影（ERCP），食道内圧検査，24時間pHモニタリング，消化吸収試験，血液検査，尿検査，糞便検査，腫瘍マーカー，たんぱく漏出試験の検査の概要および検査に伴う看護について述べる．

　これらの検査を消化・吸収機能である摂食・嚥下機能，移送機能，糞便形成・排出機能，消化・吸収機能の検査として分類したものを図3-1に示す．消化・吸収機能障害の原因となる病態の把握に必要な検査はその他とした．

1 内視鏡検査

　内視鏡検査とは，内視鏡スコープを経口または経肛門的に挿入して，消化管内腔を直接観察する検査法であり，嚥下機能，移送機能，糞便形成・

図3-1 ● 消化・吸収機能の検査

消化・吸収機能
- 消化・吸収試験
  - スダンⅢ糞便脂肪染色
  - D-キシロース吸収試験
  - ビタミンB_{12}吸収試験
  - PFD試験
- 血液検査
- ERCP

摂食・嚥下機能
- 内視鏡検査：内視鏡下嚥下機能検査，VE
- 造影検査：透視下嚥下機能検査，VF

移送機能
- 内視鏡検査：上部消化管（食道・胃・十二指腸），下部消化管（直腸・大腸），小腸
- 造影検査：上部消化管（口腔・食道・胃・十二指腸），下部消化管（直腸・大腸）
- 食道内圧検査
- 24時間pHモニタリング

その他
- 血液検査
- 尿検査
- 糞便検査
- 腫瘍マーカー　など

糞便形成・排出機能
- 下部消化管造影検査
- 下部消化管内視鏡検査
- 直腸診

図3-2 ●電子スコープ

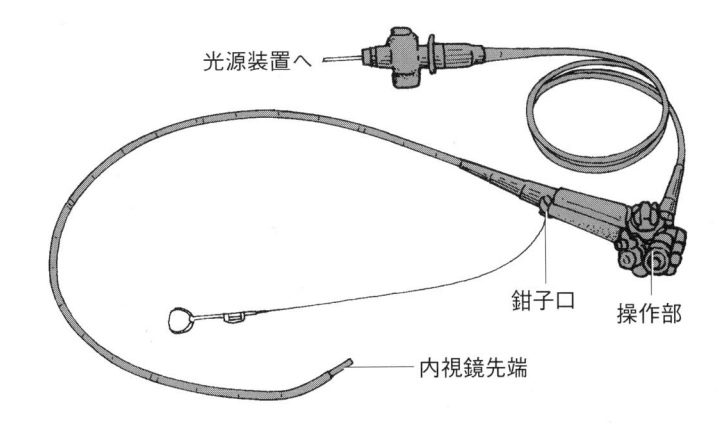

光源装置へ

鉗子口
操作部
内視鏡先端

排出機能を把握する際に行われる．

　内視鏡検査は様々な処置具（プローブ）を鉗子口から挿入し，内視鏡スコープ先端に装着することで多様な機能を発揮する．超音波プローブを装着し消化管内腔から超音波検査を行う超音波内視鏡検査（endoscopic ultrasonography；EUS）では，肉眼では観察できない消化管壁内の病変や腫瘍深部，消化管周辺臓器の病変の観察が可能である．また，鉗子を装着し病変組織の一部を採取する生検では，病変を組織レベルで診断できるため消化・吸収機能障害の原因となる病態の把握には必要不可欠な検査である．

　内視鏡の種類には，デジタル画像により多人数で観察できる電子スコープと，システムが簡素で取り扱いやすくスコープの径を細くできるファイバースコープがある．一般的に使われている電子スコープを図3-2に示す．

　以下に口腔から食道・胃・十二指腸までを観察する上部消化管内視鏡，直腸・大腸を観察する下部消化管内視鏡，小腸内視鏡に分けて，検査に伴う看護について述べる．

1）上部消化管（食道・胃・十二指腸）内視鏡検査

(1) 検査に対する患者の不安を軽減し，協力が得られるための援助

　上部消化管検査の流れに沿って，検査の目的・方法，準備・処置の必要性，検査後の経過について説明し，患者が留意すべき点を根拠を示しながらわかりやすく説明する．特に不安が強い場合は，患者が安心して検査を受けることができるように，医師と共に検査施行中の鎮静薬（セルシン®やドルミカム®の静脈内注射など）の使用について検討する必要がある．鎮静薬を使用することで，傾眠状態となり苦痛はほとんどなく検査を受け

ることができる．

（2） 検査が適正に受けられるための準備・前処置の援助

① 検査前日・当日の飲食制限

内視鏡による観察を妨げないようにするため，胃内に食物が残っていない状態にしておくことが必要であることから，検査前日の夕食は21時くらいまでに済ませ，以降は絶食とする．飲水は少量であれば問題ないが，牛乳やコーヒーなど色のついた飲み物は内視鏡観察の妨げになるため避け，常用薬の服用については，医師の指示に従うよう説明する．

② 義歯・装飾品などの除去

口紅やマニキュアは，低酸素血症の観察を妨げるので控えるよう説明する．

義歯は，検査中にはずれたり破損することがあるので前もってはずしておいてもらう．眼鏡や装飾品もはずす．ただし，電子スコープで検査を行う場合，医師が内視鏡画像をもとに患者に説明することがあるため，眼鏡が必要な人には携帯してもらうとよい．

また，検査中に尿意をもよおさないように検査前に排尿を促す．

③ 消泡剤の服用

消泡剤（ガスコン®ドロップなど）は，粘膜を十分に観察できるように，胃の中の粘液や泡をなくす目的で，咽頭麻酔を実施する前（検査の20～30分前）に服用する．患者には消泡剤服用の目的を説明し理解を得る．

④ 咽頭麻酔の副作用

内視鏡挿入時の咽頭反射を抑えるために咽頭へ局所麻酔を行う．頸部を後ろにそらせた状態で，麻酔薬のキシロカイン®ビスカス5～10mlを咽頭部にためて，3分後に吐き出すようにする．嚥下障害などで麻酔薬を咽頭部にためることができない場合は，キシロカイン®スプレーを数回噴霧し局所麻酔を行う．

この咽頭麻酔は30分から45分程度持続する．咽頭麻酔は副作用としてアレルギーによるショック，低酸素血症が発現することがあるので留意する．キシロカイン®スプレーを使用した場合，気道で急速に吸収されるため，副作用の発現には特に留意し，異常の早期発見に努める．

⑤ 鎮痙薬の投与

内視鏡観察を適正に行うことを目的に，上部消化管の蠕動と分泌を抑制する鎮痙薬として抗コリン薬（ブスコパン®）を注射する．抗コリン薬は，神経伝達物質のアセチルコリンエステラーゼを阻害または不活化し，副交感神経作用を妨げる．そのため，緑内障の患者，前立腺肥大による排尿障害のある患者，重篤な心疾患をもつ患者には使用禁忌となる．

抗コリン薬が使用できない場合はグルカゴン®を使用するが，グルカゴ

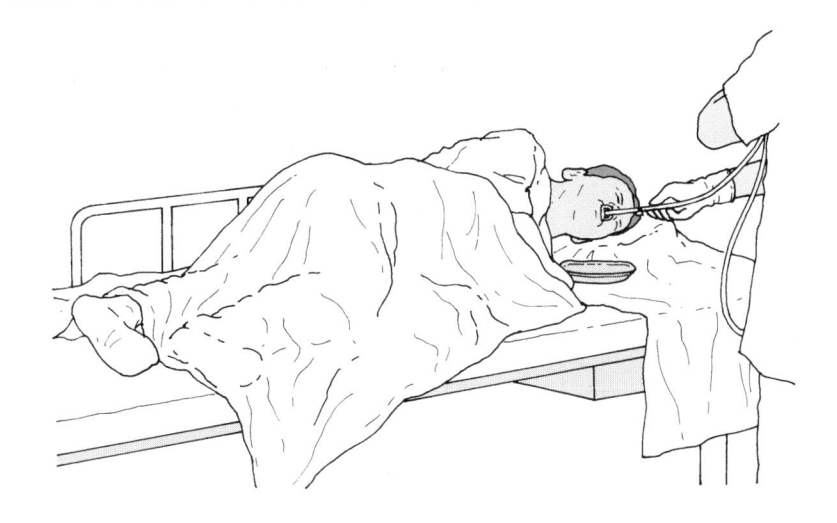

図3-3 ●上部消化管内視鏡検査の体位

ン®は血糖値を変動させるため糖尿病患者には使用できない．患者には鎮痙薬の投与の目的を説明し理解を得るとともに，鎮痙薬を安全に投与できるよう，禁忌の有無を事前に把握しておく必要がある．

(3) 患者が安全・安楽に検査を受けられるための援助
① 安楽な内視鏡挿入の援助，適正な検査のための諸注意

検査時は，患者に対し検査台に上ったら左側臥位になり，ひざを軽く曲げ，腹部を圧迫しないようにベルトやコルセットを緩めるよう説明し，安楽で安定した姿勢を保てるよう介助する．検査時の体位は図3-3に示す．

上部消化管内視鏡は，標準径10mm程度，細径8mm程度のスコープを挿入して行うが，患者が緊張することで咽頭部が狭くなり，挿入が困難になることがある．そのため内視鏡挿入時は，ゆっくりと腹式呼吸をして身体の力を抜くように声をかけ，マウスピースは強くかまないように説明する．

飲み込まれた唾液は，内視鏡観察の妨げになるため飲み込まないように説明する．口角から流れる唾液を受け止めるために膿盆を置いておく．

患者は検査中は話せないため，苦痛時などのサインの送り方（右手を上げるなど）を事前に取り決めておく．

② 緊張・不安の軽減

過度の緊張は内視鏡の挿入を難しくするため，検査中は声をかけ，患者の緊張と不安の軽減に努める．また，検査の進行状況について説明することで，先の目処が立ち，安心して検査を受けることができる．

③ 異常の早期発見

抗コリン薬や咽頭麻酔薬など前処置に使用された薬剤の副作用により，

1 消化・吸収機能の検査に伴う看護

頻脈や血圧低下などの症状を起こす可能性があるため，注意深く観察し，患者に声をかけて気分不快がないことを確認する．また，内視鏡検査の偶発症である出血，穿孔に伴う症状の出現に注意する．

(4) 検査終了後の合併症の早期発見，転倒・事故の防止のための援助

① 咽頭麻酔による誤嚥の予防

咽頭の麻酔が覚めるまでは誤嚥の可能性があるので，検査終了後1時間程度は禁飲食とする．その後，少量の水を飲み，むせがなければ飲食が可能であることを説明する．

② 内視鏡検査時偶発症の早期発見

内視鏡検査での消化管損傷のため出血・穿孔を起こす可能性がある．腹痛，腹部膨満感，発熱，悪心，吐血，下血，血圧低下，頻脈などの症状がないか確認する．

③ 鎮痙薬・鎮静薬の副作用による転倒・事故の予防

鎮痙薬の影響で，視調整障害（物がぼやけて見える）が生じることを伝え，転倒に注意し，特に車の運転は危険なので避けるように説明する．鎮痙薬にはほかにも心悸亢進，口渇，排尿障害など副作用があることを説明しておく．

鎮静薬を使用した場合，検査後の移動時はめまいやふらつきによる転倒に注意し，覚醒するまで1～2時間程度の安静が必要であることを説明する．

④ その他

診断のため色素（インジゴカルミン）散布を行った場合，検査後一時的に尿が青色になるため，患者が驚かないように事前の説明が必要である．

2）下部消化管（直腸・大腸）内視鏡検査

(1) 検査に対する不安を軽減し，検査に対する協力が得られるための援助

下部消化管検査の流れに沿って，検査の目的・方法，準備・処置の必要性，検査後の経過について説明し，患者が留意すべき点を根拠を明示しながらわかりやすく説明する．特に，前処置として一般的に使用される腸管洗浄液は，飲用量が多く，海水を薄めたような味で飲みにくいため患者の負担は大きい．そのため前処置の必要性が理解できるよう十分な説明が必要である．

患者の不安が強い場合は，患者が安心して検査を受けることができるように，医師と共に検査施行中の鎮静薬（セルシン®やドルミカム®の静脈内注射など）の使用について検討する必要がある．鎮静薬を使用することで，傾眠状態となり苦痛はほとんどなく検査を受けることができる．

(2) 検査が適正に受けられるための準備・前処置の援助
① 検査前日・当日の飲食制限
　野菜や海藻類など繊維質の多いものは，消化が悪く内視鏡観察の妨げになる．適正な内視鏡観察のため，検査前日に低残渣食や腸内ガス駆除剤（ガスコン®錠），腸蠕動賦活剤（ガスモチン®錠）の投与を行うことがある．残便を少なくするため検査前日はできるだけ繊維の少ない食事を心がけ，夕食は21時頃までに済ませておくよう説明する．
② 腸洗浄液の服用と便の性状の確認
　下部消化管内視鏡の前処置として，一般的には腸管洗浄液（ニフレック®など）を服用する．ニフレック®は非吸収性非分泌性の腸洗浄液であり，循環動態への影響が少なく短時間で良好な前処置ができる．検査当日，ニフレック®に水を加えて2000mlに調製する．
　患者には適正な服用時間（2000mlを2時間のペースで服用）について説明する．飲用量が多く飲みにくい味のため，患者の負担は大きい．飲みやすくするため冷やしておくとよい．
　下部消化管内視鏡では，残便があると適正な検査が行えない．便の性状が透明に近い黄色で顆粒のない排液になれば検査は可能であり，残りのニフレック®は服用しなくてもよいことを患者に説明しておく．
　ニフレック®服用による偶発症として，腸管内圧上昇による腸穿孔や腸閉塞がある．服用中に強い腹痛，悪心・嘔吐，腹部膨満感，ショック症状などが出現した場合は，服用を中断し，速やかに医師に報告し診察を依頼する．
　大腸癌により高度な腸管狭窄がある患者や腹部外科手術の既往により癒着の可能性がある患者，高齢者には特に注意が必要であり，服用量や服用時間の変更が必要な場合もあるため，医師の指示のもとに行う．
③ 鎮痙薬の投与
　上部消化管内視鏡と同様，内視鏡観察を適正に行うため消化管の蠕動と分泌を抑制する鎮痙薬として抗コリン薬（ブスコパン®）を注射する．抗コリン薬は，神経伝達物質のアセチルコリンエステラーゼを阻害または不活化し，副交感神経作用を妨げる．そのため，緑内障の患者，前立腺肥大による排尿障害のある患者，重篤な心疾患をもつ患者には使用禁忌となる．
　抗コリン薬が使用できない場合はグルカゴン®を使用するが，糖尿病の患者には使用できない．患者には鎮痙薬の投与の目的を説明し理解を得るとともに，鎮痙薬を安全に投与できるよう禁忌の有無を把握しておく必要がある．

(3) 患者が安全・安楽に検査を受けられるための援助
① 羞恥心への配慮

　下部消化管検査は，肛門部から内視鏡を挿入するため，下半身が露出し患者の羞恥心を伴う．検査時は，患者の羞恥心に配慮し露出は最小限に抑える．スリット入りディスポトランクスの着用を促す．

② 安楽な内視鏡挿入の援助，適正な検査のための体位変換の介助

　スリット入りディスポトランクスの着用後，検査台に上るよう促し，内視鏡を腸の走行に沿って挿入するため左側臥位になるよう声をかける．肛門から標準径13mm程度，細径11mm程度のスコープを挿入するため挿入時は苦痛を伴い，内視鏡を無理に挿入すると肛門や直腸粘膜を傷つけ，疼痛や出血を起こすことがある．

　内視鏡挿入時は，肛門の力を抜いてゆっくりと口呼吸をするように促す．下部消化管内視鏡検査は，内視鏡観察のために体位変換が必要であるため，患者には事前に必要性を十分に説明し協力を得ることが大切である．

③ 緊張・不安の軽減

　下部消化管内視鏡は，患者の羞恥心と挿入時の身体的苦痛を伴う．そのため過度の緊張は内視鏡の挿入を難しくするので，検査中は声をかけ，患者の緊張と不安の軽減に努める．内視鏡挿入時は，苦痛の緩和のために肛門やからだの力を抜き，ゆっくり呼吸するよう促す．また，進行状況を伝えることで，患者は先の目処が立ち，安心につながる．

④ 異常の早期発見

　抗コリン薬の副作用により，心悸亢進や血圧低下などの症状が出るため，注意深く観察し，患者に声をかけて気分不快がないことを確認する．

　内視鏡検査の偶発症である出血，穿孔に伴う症状の出現に注意し，腹痛，血圧低下など症状の有無を確認する．また，内視鏡では視野を確保するため，腸管に空気を注入（送気）する．腹部膨満感は送気によるもので，検査後に肛門ブジーによる脱気または排ガスにより軽減するため心配のないことを説明する．また，腸管の過伸展で迷走神経反射をきたし血圧が低下することがあるので，異常の早期発見に努める．

(4) 検査終了後の合併症の早期発見，転倒・事故の防止のための援助
① 出血，穿孔の早期発見

　内視鏡検査の偶発症に機械的刺激による出血・穿孔がある．検査後，便に血液が混入していないか，腹痛やショック症状の有無を観察し，腸管出血や穿孔の早期発見に努める．

　このような症状がなければ食事開始となる．

② 鎮痙薬・鎮静薬の副作用による転倒・事故の防止

　鎮痙薬の影響で，視調整障害（物がぼやけて見える）が生じることを伝

え，転倒に注意し，特に車の運転は危険なので避けるように説明する．鎮痙薬にはほかにも頻脈，口渇，排尿障害など副作用があることを説明しておく．

鎮静薬を使用した場合も，検査後の移動時はめまいやふらつきによる転倒に注意し，覚醒するまで1～2時間程度の安静が必要であることを説明する．

③ その他

診断のため色素（インジゴカルミン）散布を行った場合，検査後一時的に尿が青色になるので，患者が驚かないよう事前の説明が必要である．

3）小腸内視鏡

小腸は全長約7mと長く腹腔内を複雑に走行しており，また，口，肛門のどちらからも遠く，従来は全小腸を内視鏡下で観察することはきわめて困難であった．しかし，近年，ダブルバルーン小腸内視鏡とカプセル内視鏡が開発され，全小腸を内視鏡下で観察することが可能となった．また，検査に伴う患者の身体的負担が少ないことからも，画期的な検査法といえる．以下に検査の概要を中心に述べる．

(1) ダブルバルーン小腸内視鏡検査

ダブルバルーン小腸内視鏡は，経口的または経肛門的に内視鏡を挿入し，2つのバルーンで小腸をたたみこむようにして内視鏡を進めていくもので，全小腸の内視鏡観察が可能となった新しい検査法である（図3-4）．

X線撮影下で行い，検査時間は約1～2時間であり，通常の内視鏡検査に比べて患者の苦痛が強いため，苦痛軽減の目的で鎮静薬を使用する．前

図3-4 ●ダブルバルーン小腸内視鏡

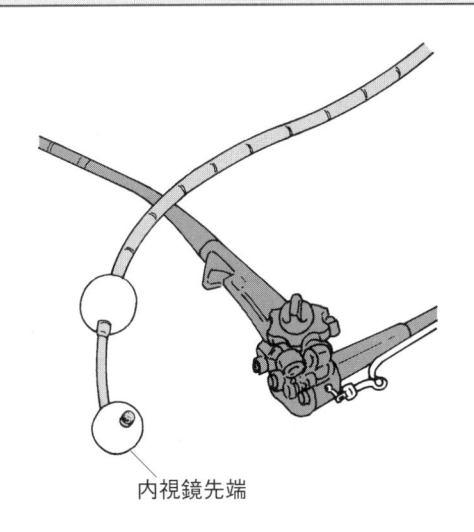

内視鏡先端

処置は下部消化管内視鏡と同様に行い，看護については，上部消化管内視鏡検査や下部消化管内視鏡検査に準じる．

(2) カプセル内視鏡検査

カプセル内視鏡とは，小型カメラを内蔵したカプセルを服用し，消化管内腔の画像データを体外にある記録装置に送信するシステムで，カプセルの大きさは26mm×11mm程度で，患者に苦痛や身体的侵襲がなく小腸を観察できる新しい検査法である．日本においても2007（平成19）年にカプセル内視鏡を用いた画像診断システムが承認・実用化された．しかし，現在のカプセル内視鏡は，画質が十分でないため，内視鏡下の治療・処置ができないなどの課題もあり，さらなる開発が進められている．

2 消化管造影検査

消化管造影検査とは，消化管造影剤を口または肛門から注入し，X線で撮影する検査であり，造影剤が嚥下・移送される動きを撮影できるため，摂食・嚥下機能，移送機能，糞便形成・排出機能を把握する際に用いられる．また，消化管の病変の発見および病変の形態・範囲の評価が可能となるため，消化・吸収機能障害の原因となる病態の把握には有用な検査である．

造影剤は，一般的に硫酸バリウム（硫酸バリウム末®）が使用されるが，腹腔内にもれた場合は重篤な腹膜炎を起こすため，消化管穿孔や術後縫合不全の確認を行う場合は，アミゾトリゾ酸ナトリウム（ガストログラフィン®）を使用する．

消化管造影検査は，一般的に内視鏡検査前のスクリーニングとして行われることが多く，内視鏡と比較すると病変部の位置や大きさがわかりやすい反面，平坦な病変部はわかりにくく，内視鏡検査のように組織採取による診断もできないため，異常が疑われた場合は精査のため内視鏡検査を行うことになる．

以下に口腔から食道・胃・十二指腸までの上部消化管造影，直腸・大腸の下部消化管造影に分けて，検査に伴う看護について述べる．

1）上部消化管（口腔・食道・胃・十二指腸）造影検査

(1) 検査に対する不安を軽減し，検査に対する協力が得られるための援助

検査の流れに沿って，検査の目的・方法，準備・処置の必要性，検査後の経過について説明し，患者が留意すべき点を根拠を示しながらわかりやすく説明する．

(2) 検査が適正に受けられるための準備・前処置の援助
① 検査前日・当日の飲食制限

消化管に食物残渣があると造影剤が粘膜面に付着せず，正確な画像が得られないため，検査前日の夕食後より絶飲食とする．

常用薬の服用については，医師の指示に従うよう説明する．

② 金属類の除去

検査中に尿意をもよおさないように検査前に排尿を促す．金属類はX線画像を妨げるためはずし，検査着に着替えるよう説明する．

③ 鎮痙薬の投与

上部消化管の蠕動と分泌を抑制するための鎮痙薬として抗コリン薬（ブスコパン®）を静脈内注射または筋肉内注射する．抗コリン薬は，神経伝達物質のアセチルコリンエステラーゼを阻害または不活化し，副交感神経作用を妨げる．そのため，緑内障患者，前立腺肥大による排尿障害のある患者，重篤な心疾患などをもつ患者では使用禁忌となる．抗コリン薬が使用できない場合はグルカゴン®を使用するが，グルカゴン®は血糖値を変動させるため糖尿病患者には使用できない．患者には鎮痙薬の投与の目的を説明し理解を得るとともに，鎮痙薬を安全に投与できるよう事前に禁忌の有無を把握しておく必要がある．

(3) 患者が安全・安楽に検査を受けられるための援助
① 造影剤・発泡剤の服用における留意点

撮影台に乗り，一般的には造影剤として硫酸バリウムを服用する．バリウムは低粘性ではあるが飲み込みづらく誤嚥しやすいので，患者にも説明し留意を促す．バリウムを誤嚥した場合は，呼吸困難，肺炎，肺肉芽腫の形成などを引き起こすおそれがあるので，できるだけ早く喀出できるよう援助し，呼吸状態を観察する．

また，造影剤を粘膜面に均等に付着させ，消化管内壁を伸展させ，病変の確認を容易にするため，発泡剤を服用する．発泡剤の作用で胃内圧が高くなり患者はげっぷを出したくなるが，発泡剤の使用目的を説明し，げっぷを出さずに我慢するよう促す．

② バリウムによるアレルギーに留意

バリウムに対し過敏症の既往歴がある患者，アレルギー体質を有する患者では，ショック，アナフィラキシー様症状が現れるおそれがあるため，事前の確認と投与時の観察を十分に行う必要がある．顔面蒼白，四肢冷感，血圧低下，チアノーゼ，呼吸困難などの症状が起きていないか確認する．

③ 適正な検査画像を得るための体位変換時の援助

造影剤が上部消化管の全周囲に付着するように体位変換を行う．体位変換の必要性を伝え，医師の指示どおりに体位を変えるよう説明する．また，

図3-5 ●消化管造影検査の撮影台

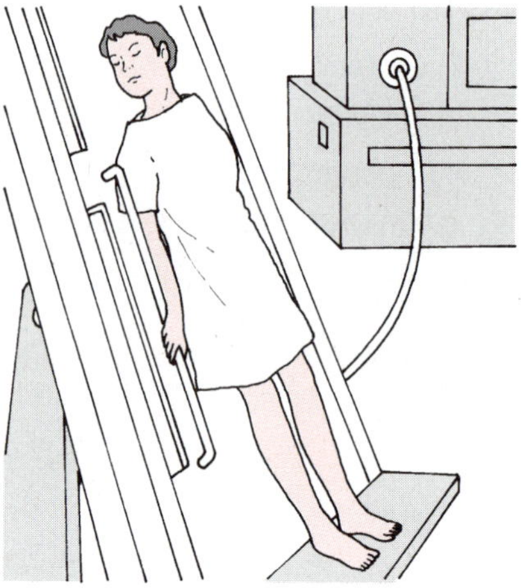

撮影台（図3-5）は水平になったり垂直になったりするため，手すりをしっかり持つよう説明する．自力で身体を支持できない患者には，看護師がプロテクター（放射線被曝防御服）を着用して介助する．進行状況や撮影台の動きについて適宜説明を加え，不安の軽減に努める．

(4) 検査終了後の合併症の早期発見，転倒・事故の防止のための援助

① バリウムによる腸閉塞の予防

バリウムは大腸で停滞した場合，水分が吸収され硬化し腸閉塞に至る可能性がある．検査後は速やかに下剤の服用と多めの水分摂取を促し，その後も続けて水分をこまめにとるようにし，反応便としてバリウムが排泄されたことを確認する．

② 鎮痙薬の副作用による転倒・事故の防止

鎮痙薬の影響で，視調整障害（物がぼやけて見える）が生じることを伝え，転倒に注意し，特に車の運転は危険なので避けるように説明する．鎮痙薬にはほかにも心悸亢進，口渇，排尿障害など副作用があることを説明しておく．

2）下部消化管（直腸・大腸）造影検査

(1) 検査に対する不安を軽減し，検査に対する協力が得られるための援助

検査の流れに沿って，検査の目的・方法，準備・処置の必要性，検査後の経過について説明し，患者が留意すべき点を根拠を示しながらわかりやすく説明する．

(2) 検査が適正に受けられるための準備・前処置の援助
① 検査前日・当日の飲食制限，下剤の服用

消化管内に食物残渣があると微細病変の鑑別が難しくなるため，食物残渣が残らないよう前処置を徹底する必要がある．下部消化管内視鏡検査の前処置で用いられるニフレック®は，硫酸バリウムの消化管内壁への付着を妨げるため，消化管造影検査では使用できない．そのため，下部消化管造影検査の前処置は，従来から行われているブラウン変法といわれる低残渣食と塩類下剤の服用を組み合わせた方法で行う．

検査前日は脂肪と繊維質が少ない低残渣食（注腸食）を摂り，前日夕方の指定された時間に下剤（マグコロールP®，ラキソベロン®など）を内服するよう説明する．検査当日の朝はグリセリン浣腸や坐薬（テレミンソフト®など）の投与を行う．反応便を確認し，最終便の性状が透明に近い淡黄色で顆粒のない排液であるか確認する．

常用薬の服用については，医師の指示に従うよう説明する．

② 金属類の除去

検査中に尿意をもよおさないように検査前に排尿を促す．金属類はX線画像を妨げるためはずし，検査着に着替えるよう説明する．

③ 鎮痙薬の投与

消化管の蠕動と分泌を抑制するための鎮痙薬として抗コリン薬（ブスコパン®）を注射する．抗コリン薬は，神経伝達物質のアセチルコリンエステラーゼを阻害または不活化し，副交感神経作用を妨げる．そのため，緑内障の患者，前立腺肥大による排尿障害のある患者，重篤な心疾患などをもつ患者には使用禁忌となる．抗コリン薬が使用できない場合は，グルカゴン®を使用するが，糖尿病の患者には使用できない．患者には鎮痙薬の投与の目的を説明し理解を得るとともに，鎮痙薬を安全に投与できるよう，禁忌の有無を把握しておく必要がある．

(3) 患者が安全・安楽に検査を受けられるための援助
① バリウムと空気の注入時の援助

下部消化管造影は，一般的にバリウムと空気を肛門から注入して行う二重造影法が行われる．直腸診で痔核や腫瘍の有無を確認した後，肛門からバリウムと空気を注入するためのチューブを5cmほど挿入する．患者には下部消化管内視鏡の挿入時と同様，左側臥位になるように説明し，肛門の力を抜いてゆっくりと口呼吸をするように促す．

検査中は，バリウムと空気の注入により腹部が張り，排便したいと感じるが息まないようにし，腹痛や悪心など気分不快がある場合はすぐ知らせるように説明する．

② 羞恥心への配慮

検査時は患者の羞恥心に配慮し，下半身の露出を最小限にするよう援助する．

③　バリウムによるアレルギーに留意

バリウムに対し過敏症の既往歴がある患者，アレルギー体質を有する患者では，ショック，アナフィラキシー様症状が現れるおそれがあるため，事前の確認と投与時の観察を十分に行う必要がある．顔面蒼白，四肢冷感，血圧低下，チアノーゼ，呼吸困難などの症状が起きていないか確認する．

④　適正な検査画像を得るための体位変換時の援助

バリウムと空気を注入し，全大腸粘膜面にバリウムが付着するよう体位変換が必要であることを説明し，患者の協力を得る．撮影台は水平になったり垂直になったりするため，手すりをしっかり持つよう説明する．

(4)　検査終了後の合併症の早期発見，転倒・事故の防止のための援助

①　バリウムによる腸閉塞などの合併症の予防

バリウムと空気を多量に注入し便意を耐えている状態なので，検査終了後はトイレへ誘導し，バリウムと空気の排泄を促す．バリウムは大腸で停滞した場合，水分が吸収され硬化し，腸閉塞や消化管穿孔などの合併症に至る可能性があるため，速やかに消化管に残っているバリウムを排出する必要がある．患者の日常の排便状況に応じた下剤の服用と多めの水分の摂取を促し，反応便としてバリウムが排泄されたことが確認されるまで，水分をこまめにとるよう説明する．

②　鎮痙薬の副作用による転倒・事故の防止

鎮痙薬の影響で，視調整障害（物がぼやけて見える）が生じることを伝え，転倒に注意し，特に車の運転は危険なので避けるように説明する．鎮痙薬にはほかにも心悸亢進，口渇，排尿障害など副作用があることを説明しておく．

3　内視鏡的逆行性胆道膵管造影（ERCP）検査

内視鏡的逆行性胆道膵管造影（endoscopic retrograde cholangiopancreatography；ERCP）は，内視鏡（十二指腸スコープ）を用いて，ファーター乳頭部より逆行性に挿入し，胆道系と膵管内に造影剤を注入し，X線撮影をする検査法である（図3-6）．肝胆道系の病変や膵管の病変を調べるために行われ，ヨード系造影剤が用いられる．消化・吸収機能では重要な役割を果たす胆汁・膵液の通過障害について調べることができる．

内視鏡的逆行性胆道膵管造影検査では以下の看護が必要となる．

(1)　検査に対する不安を軽減し，検査に対する協力が得られるための援助

検査の流れに沿って，検査の目的・方法，準備・処置の必要性，検査後

図3-6 ●内視鏡的逆行性胆道膵管造影（ERCP）

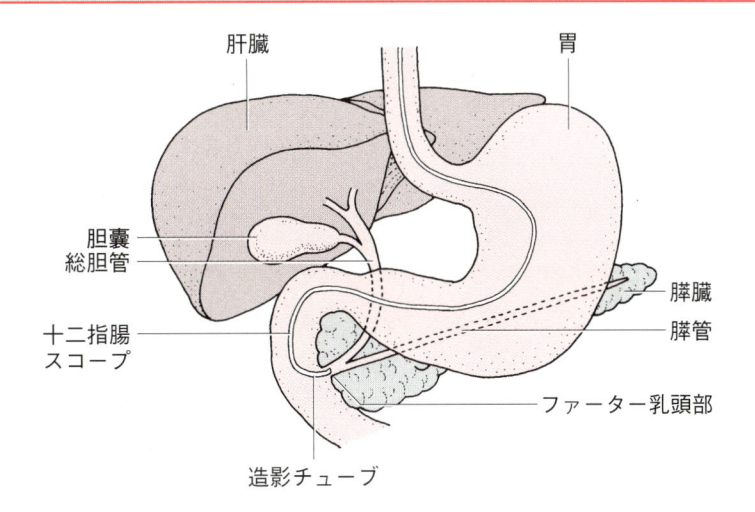

　の経過について説明し，患者が留意すべき点を根拠を示しながらわかりやすく説明する．

　ERCPでは膵炎，胆管・胆嚢炎，出血，穿孔などの合併症が起こりうるが，特に急性膵炎は発症頻度が高いので注意が必要である．患者が，起こりうる合併症を十分に理解し，早期発見・予防のための協力が得られるように十分な説明が必要である．

(2) 検査が適正に受けられるための検査準備・前処置の援助

① 適正な内視鏡観察のため，検査前日・当日の飲食制限

　上部消化管内視鏡検査と同様で，検査前日の21時以降は絶飲食とする．
　常用薬の服用については，医師の指示に従うよう説明する．

② 検査室入室前の準備

　検査着に着替え，検査中に尿意をもよおさないように検査前に排尿するよう促す．また，検査中に低酸素血症の観察の妨げになるので口紅やマニキュアは控えるよう説明する．

　義歯は検査中にはずれたり破損することがあるので前もってはずしてもらう．眼鏡や装飾品もはずす．

　検査時は左側臥位から腹臥位に体位変換するため，血管の確保は右腕が好ましい．

③ 咽頭麻酔によるアナフィラキシーショックの早期発見

　内視鏡挿入時の咽頭反射を抑えるために咽頭麻酔をかける．頸部を後ろにそらせた状態で，麻酔薬のキシロカイン®ビスカス5〜10mlを咽頭部にためて，3分後に吐き出すようにする．嚥下障害などで麻酔薬を咽頭部にためることができない場合は，キシロカイン®スプレーを数回噴霧し麻

酔をかける．

　咽頭麻酔は30分から45分程度持続する．咽頭麻酔は副作用としてショック，アナフィラキシー様症状（悪心・嘔吐，悪寒，顔面蒼白，血圧低下，呼吸困難，浮腫など）が出現することがあり，特に，キシロカイン®スプレーを使用した場合，気道で急速に吸収されるため，注意が必要である．

④　鎮痙薬の投与

　上部消化管の蠕動と分泌を抑制しファーター乳頭括約筋を弛緩させる目的で抗コリン薬（ブスコパン®）を注射する．抗コリン薬は，神経伝達物質のアセチルコリンエステラーゼを阻害または不活化し，副交感神経作用を妨げるため，眼内圧の上昇，排尿困難，心拍数の増加，消化管運動の抑制などが起こる．したがって，緑内障の患者，前立腺肥大による排尿障害のある患者，重篤な心疾患，麻痺性イレウス患者などは使用禁忌となる．抗コリン薬が使用できない場合はグルカゴン®を使用するが，グルカゴン®は血糖値を変動させるため糖尿病を抱える患者には使用できない．

　患者には鎮痙薬の投与の目的を説明し理解を得るとともに，鎮痙薬を安全に投与できるよう事前に禁忌の有無を把握しておく必要がある．

(3)　検査中に患者が安全・安楽に検査を適正に受けられるための援助

①　適正で安楽な体位の保持

　検査時は，患者が検査台に上ったら左側臥位になるようにし，左手は撮影の妨げにならないように背中側にくるようにする．ひざを軽く曲げ，腹部を圧迫しないようにベルトやコルセットを緩めるよう説明し，安楽で安定した姿勢を保てるよう介助する．内視鏡挿入時は，ゆっくりと腹式呼吸をし，身体の力を抜くように促す．マウスピースは強くかまないよう説明する．

　スコープが十二指腸内まで挿入されたら，体位を腹臥位に変換するよう促す．

②　鎮静，不安・緊張の緩和

　安全なERCPのために一般的には検査時に鎮静薬を使用する．セルシン®やドルミカム®の静脈内注射など行うため，傾眠状態となり苦痛はほとんどなく検査を受けることができるが，副作用である呼吸抑制に十分注意する必要がある．また，覚醒に時間がかかるため，検査後1～2時間の安静が必要なことを，事前に患者へ説明しておく．

　過度の緊張は内視鏡の挿入を難しくするため，検査中は声をかけ，患者の緊張と不安の軽減に努める．患者は検査中は話せないため，苦痛時のサインの送り方（苦しいときに右手を上げるなど）を事前に取り決めておくとよい．

③　異常の早期発見

造影剤や前投薬の抗コリン薬，咽頭麻酔薬の使用により，ショックやアナフィラキシー様症状など重篤な副作用を起こす可能性があることから，注意深く観察し，患者に声をかけて気分不快がないことを確認する．また，ERCP施行中の偶発症として内視鏡による損傷（出血や穿孔）を起こす可能性がある．腹痛や悪心・嘔吐などの症状が起こっていないか否かの確認も必要である．

(4) 検査終了後の合併症の早期発見，転倒・事故の防止のための援助
① ERCP後合併症の早期発見

ERCP後合併症として急性膵炎，胆管・胆嚢炎，出血，穿孔が起こりうるが，特に急性膵炎は発症頻度が高く，抗生物質やメシル酸ガベキサート（FOY®）の投与など膵炎の治療として予防的に行われることが多い．検査後数時間はベッド上で安静に過ごすよう説明する．検査後に腹痛，悪心・嘔吐の症状が出現した場合は，急性膵炎などの合併症が考えられるため，速やかに医師に報告する．腹痛や悪心・嘔吐などの自覚症状や発熱，血清アミラーゼ値の測定結果などから合併症の有無を判断する．

血清アミラーゼに異常がなければ，食事を摂取する許可が出されるが，血清アミラーゼの異常がある場合は，食事摂取によって膵液の分泌が促進され，膵炎が悪化するおそれがあるため，食事は中止のまま経過観察となる．

② 鎮痙薬・鎮静薬の副作用による転倒・事故の予防

鎮痙薬の影響で，視調整障害（物がぼやけて見える）が生じることを伝え，転倒に注意し，特に車の運転は危険なので避けるように説明する．鎮痙薬にはほかにも心悸亢進，口渇，排尿障害などの副作用があることを説明しておく．

鎮静薬を使用した場合は，検査後の移動時のめまいやふらつきによる転倒に注意し，覚醒するまで1～2時間程度の安静が必要であることを説明する．

4 食道内圧検査，24時間pHモニタリング

食道内圧検査や24時間pHモニタリングは，逆流性食道炎などの患者に行われる．食道内圧検査は，食道の蠕動運動や下部食道括約筋の動きを測定する検査であり，移送機能の評価に有用である．24時間pHモニタリングは，食道に胃酸が逆流する時間や頻度を24時間継続的に測定する検査であり，移送機能障害を評価できる．

これらの検査は，測定用プローブを鼻腔から食道へ挿入して行うもので，現在では同時測定が可能な測定機器（ポケットモニターGMMS®）が用いられている．

24時間という長時間にわたる検査のため，検査の必要性を十分に説明し，患者の協力を得ることが必要である．測定のプローブが誤抜去しないよう確実に固定する．

5 消化・吸収試験

消化・吸収試験とは，栄養素（脂肪，糖質，ビタミン，たんぱく質）の消化・吸収機能障害の有無と程度を調べる検査である．患者の負担は少ない検査であるが，適正な検査のために，検体である尿・糞便の採取方法を患者に説明し，採取された検体は適正に管理する．

以下に各消化・吸収試験の概要を述べる．

1）スダンⅢ糞便脂肪染色

糞便中に含まれる脂肪を定量する検査であり，3日連続で1日200g以上の糞便排泄量があれば，また，1日5g以上の脂肪排泄がある場合は，脂肪消化吸収障害があると考えられる．

2）D-キシロース吸収試験

糖の一種であるD-キシロースを経口負荷（5g）し，5時間尿中排泄量を測定する検査であり，排泄量1.5g（排泄率30%）が基準値とされている．排泄率の減少は，糖質の吸収障害を示し，腸管術後や腸管の広範な病変などの吸収面積減少型腸疾患と考えられる．

3）ビタミンB$_{12}$吸収試験（Schilling 試験）

ビタミンB$_{12}$は，胃壁より分泌される内因子と結合し回腸で吸収される．抗貧血因子であり，欠乏すると巨赤芽血性貧血や末梢神経症状などを生じる．ビタミンB$_{12}$吸収試験は，ガンマ線を放出するコバルト（^{57}Co，^{58}Co）とビタミンB$_{12}$との複合体を経口投与し，尿中排泄量を測定する検査であり，2時間尿中排泄率12%以上が基準値とされている．尿中排泄率の減少は，胃疾患や胃切除による内因子の欠乏，回腸疾患や回腸切除などによるビタミンB$_{12}$吸収障害などを示す．

4）PFD試験

PFD（pancreatic function diagnostant）試験は，合成ペプチド（BT-PABA）を服用し，開始後6時間の尿中排泄量を測定する検査であり，尿中排泄率71%以上が基準値とされている．ペプチドとは，アミノ酸2個以上が結合した化合物である．70%以下は慢性膵炎や膵癌などの膵外分泌障害が考えられる．また，膵外分泌障害だけでなく，クローン病など

の小腸での吸収能の低下や肝機能・腎機能低下でも尿中排泄率は低下する．

6 血液検査

血液検査では，消化・吸収機能の担い手となる臓器障害の程度，消化・吸収機能障害に伴う貧血・感染・炎症の有無，栄養状態，などが定量的に評価できる．消化・吸収機能に関する血液検査項目と基準値については，表3-1に示す．主要な検査項目については以下に述べる．

1）赤血球，ヘモグロビン，ヘマトクリット，平均赤血球容積，平均赤血球血色素量，平均赤血球血色素濃度

消化・吸収機能障害では，①赤血球産生に必要な物質（鉄分，ビタミンB_{12}，葉酸）の摂取不足，②赤血球産生に必要な物質の吸収障害（胃切除，回腸疾患・切除などによる），③消化管出血による循環血液量の減少，による貧血を生じることがある．

赤血球（RBC），ヘモグロビン（Hb，血色素量），ヘマトクリット（Ht）により貧血の程度を把握できる．また，平均赤血球容積（MCV），平均赤血球血色素量（MCH），平均赤血球血色素濃度（MCHC）などにより貧血の病態や原因を鑑別することができる（表3-2）．大球性貧血の場合は，血清中のビタミンB_{12}，葉酸を確認し，病態・原因を明確にする．

2）白血球，C反応性たんぱく

消化・吸収機能障害の病態・原因には免疫が関与する場合も少なくないため，白血球（WBC）は有用な指標となる．白血球は感染症や炎症性疾患などで増加し，化学療法や放射線治療などで減少する．白血球数の異常が認められた場合は，必ず白血球分類を行う．増加あるいは低下している白血球の種類の同定は，消化・吸収機能障害の病態・原因のアセスメントに役立つ（表3-3）．

また，C反応性たんぱく（CRP）は，炎症が生じると血液中に速やかに増加し，炎症の回復で速やかに低下する．疾患特異性には乏しいが，感染症や炎症性疾患などの活動性をよく反映する．

3）総たんぱく，血清アルブミン

総たんぱく（TP）・血清アルブミン（Alb）は，消化・吸収機能障害に伴う栄養状態の評価に必要な主要項目である．血清アルブミンは，総たんぱくの約60％強を占める主要たんぱくで，血液浸透圧の制御を助ける働きをもつ．

表3-1 ●消化・吸収にかかわる血液検査

検査名	基準値
ヘモグロビン，ヘマトクリット，赤血球数	ヘモグロビン　　男性　13〜18g/dl 　　　　　　　　女性　12〜16g/dl ヘマトクリット　男性　40〜52% 　　　　　　　　女性　35〜47% 赤血球数　　　　男性　440〜590×10⁴/μl 　　　　　　　　女性　380〜520×10⁴/μl
網状赤血球	網状赤血球比率：0.4〜2.0%（4〜20‰） 網状赤血球数：2.4〜8.4×10⁴/μl
血清鉄	70〜160μg/dl
総鉄結合能	250〜350μg/dl
フェリチン	男性：40〜100ng/ml，女性：20〜70ng/ml
白血球分画	絶対数（/μl）　　比率（%） 白血球　　　　　3,500〜9,800　　100 　好中球　　　　2,000〜7,500　　34〜80 　　桿状核球　　100〜2,000　　　0〜18 　　分葉核球　　1,100〜6,100　　27〜72 　好酸球　　　　40〜400　　　　0〜10 　好塩基球　　　10〜100　　　　0〜 3 　リンパ球　　　1,500〜4,000　　19〜59 　単球　　　　　200〜800　　　　0〜12
血小板	15万〜40万/μl
出血時間	Duke法：1〜3分，6分以上を異常値とする． Simplate Ivy法：3〜10分，12分以上を異常値とする．
プロトロンビン時間（PT）	10〜13秒（正常対照の2秒以上の延長は異常），70〜120%（活性%），0.85〜1.2（プロトロンビン比），0.78〜1.28（INR）
活性化部分トロンボプラスチン時間（APTT）	30〜45秒（正常対照の10秒以上の延長は異常）
ヘパプラスチンテスト	70〜130%
FDP（血中フィブリン分解産物）	①ラテックス凝集法で<15μg/ml，②ラテックス免疫比濁法で<100ng/ml，③レーザーネフェロメトリー法で<15μg/ml，④酵素免疫測定法で<0.68μg/ml
尿素窒素	酵素法：8〜20mg/dl
クレアチニン	酵素法：0.8〜1.2mg/dl
血糖値	65〜105mg/dl
血清総たんぱく	6.7〜8.3g/dl
血清たんぱく分画	セルロースアセテート膜電気泳動法 アルブミン　　　：58.0〜71.0%　　4.0〜5.0g/dl α₁-グロブリン：　2.0〜 4.0　　　0.4〜0.8 α₂-グロブリン：　6.0〜11.0　　　0.6〜0.9 β-グロブリン　：　6.0〜10.0　　　0.8〜1.4 γ-グロブリン　：　9.0〜20.0　　　0.9〜1.5
コレステロール	酵素法：150〜220mg/dl
HDLコレステロール	沈殿法：40〜70mg/dl
LDLコレステロール	直接測定法：高コレステロール血症　　　140mg/dl以上 　　　　　　境界域　　　　　　　　　　120〜139mg/dl 　　　　　　コレステロール値適正域　　120mg/dl未満
トリグリセライド	酵素法：50〜150mg/dl

表3-1 ●消化・吸収にかかわる血液検査（つづき）

血清K	イオン選択電極法：3.5～5.0mEq/l
血清Na	イオン選択電極法：136～146mEq/l
血清Cl	イオン選択電極法：96～107mEq/l
血清Ca	OCPC法：4.0～5.0mEq/l（8.0～10.0mg/dl）
血清P	酵素法：1.4～2.7mEq/l（2.5～4.8mg/dl）
血清Mg（マグネシウム）	1.4～2.5mg/dl
亜鉛	原子吸光法 　血清　65～110μg/dl 　尿　男性：260～1000μg/日 　　　女性：160～620μg/日
AST（GOT）	JSCC（日本臨床化学会）準拠（自動分析法）：13～33IU/l
ALT（GPT）	JSCC（日本臨床化学会）準拠（自動分析法）：6～30IU/l
γ-GTP	＜47IU/l（γ-グルタミルニトロアニリド基質法）
CKとアイソザイム	47～195IU/l（UV法）
血清アミラーゼとアイソザイム	Caraway法：40～150U/dl, Blue-Starch法：100～400IU/l, BG 5 PNP法：44～127U/l, 唾液腺型/膵型：0.7～2.1
血清リパーゼ	比濁法：50～190IU/l 酵素法：10～50IU/l
免疫グロブリン（IgG, IgA, IgM, IgD）	IgG：800～1,800mg/dl, IgA：70～450mg/dl, IgM：50～350mg/dl, IgD：20以下 mg/dl
CRP	定量法：0.5mg/dl以下（免疫比濁法），200～400μg/dl以下（免疫比濁法LPIAシステム），200～700ng/ml以下（ラテックス凝集法），0.2μg/ml（TIA法, LN法） 定性法：（−）（毛細管沈降法，一元放射状免疫拡散法＝SRID）
赤血球沈降速度	50歳以下：成人男性で0～15mm/時，成人女性で0～20mm/時 50歳以上：男性で0～20mm/時，女性で0～30mm/時
血清ビタミンB₁₂	

表3-2 ●MCVに基づく貧血の鑑別

小球性貧血（MCV＜80fL, MCHC＜30%）	鉄欠乏
正球性貧血（MCV80～100fL, MCHC30～35%）	急性出血
大球性貧血（MCV＞100fL, MCHC30～35%）	ビタミンB₁₂欠乏症，胃摘出後，葉酸欠乏症，クローン病，吸収不良症候群

表3-3 ●消化・吸収機能障害の病態・原因と白血球分画の異常

細菌感染，急性出血，膵炎	好中球増加
化学療法，放射線療法	好中球減少
寄生虫疾患（回虫，十二指腸虫）	好酸球増多
急性感染症の回復期	リンパ球増加
急性感染症の初期	リンパ球減少
潰瘍性大腸炎	単球増加

消化・吸収機能障害による栄養状態の低下には，①たんぱく質の摂取不足，②たんぱく質の吸収障害，③炎症などに伴うたんぱく質の漏出　④手術治療などの身体侵襲に伴うたんぱく異化亢進などが考えられる．

4）アミラーゼ，リパーゼ

アミラーゼとは，主に膵臓と唾液腺に分布する酵素であり，これらの臓器実質の破壊と膜の透過性が亢進し，血中に漏出し，血清アミラーゼが増加する．また，膵臓や唾液腺の摘出後，慢性膵炎や膵臓癌などによる膵実質の荒廃により，血清アミラーゼは減少する．アミラーゼは簡便迅速に測定できる．

リパーゼは，アミラーゼと同様膵臓に分布する酵素であり，アミラーゼより膵特異性が高い．急性膵炎では数十倍から数百倍の高値を示し，臨床経過とも相関する．

アミラーゼとリパーゼは，急性膵炎発症後数時間で上昇し，臨床経過と相関するため，急性膵炎の指標として重要である．

5）カリウム，ナトリウム，クロール

ナトリウム（Na），カリウム（K），クロール（Cl，塩素）は，腸液の成分として含まれている．強度の下痢や嘔吐の症状に伴う脱水や電解質異常の査定に必要な検査項目である．

ナトリウムは，細胞外液の主要な陽イオンであり，1日の摂取分（食塩，NaClとして）と分泌分を合わせ計500〜600mEq/l が腸管に入り，99％が主に空腸や大腸で吸収されている．ナトリウムは水とのバランスにより体液の浸透圧を調整しているため，水平衡の状態を知るための重要な項目である．強度の下痢や嘔吐によるナトリウム喪失では低張性（ナトリウム欠乏性）脱水が生じるため，その査定に必要な検査項目である．

クロールは，細胞外液の主要な陰イオンであり，通常は食塩として摂取される．クロールはナトリウムと平衡して値が変動するが，ナトリウムと異なる変動の場合は HCO_3^- との関連で酸・塩基平衡（アシドーシス，アルカローシス）を示す重要な指標である．強い嘔吐の場合，胃酸（HCl，塩酸）の喪失により低クロール血症を生じるため，その査定に必要な検査項目である．

カリウムは，細胞内液の主な陽イオンであり，食物（野菜・果物など）から摂取され，空腸・大腸での吸収を経て，80〜90％は尿中から，残りは便や汗から排泄される．強い下痢によりカリウムが吸収されないまま排泄された場合，低カリウム血症を生じるため，その査定として重要な検査項目である．

7 尿検査

(1) 検査の目的

尿アミラーゼは，膵疾患のスクリーニングと治療の経過観察が簡便に行うことができる．血中のアミラーゼを反映することが多いが，膵アミラーゼは，尿中に排泄されやすいために，血中より尿中のほうが異常を示す率が高い．基準値は250U/時以下（Somogyi法）である．

(2) 異常を示す症状

急性膵炎では，血中アミラーゼの上昇に続き，尿アミラーゼも上昇し，炎症の改善に伴い血中アミラーゼは低下するが，尿アミラーゼはしばらく持続する．慢性膵炎では，血中アミラーゼは上昇しないが尿アミラーゼが高値を示すことがある．膵疾患末期で機能不全の状態では血中・尿中ともに低値を示す．

(3) 検査に伴う看護

患者には正しい採尿方法を説明する．尿検体は，放置すると細菌の繁殖などで成分が変化し，適正な検査を妨げるため，速やかに回収し，検査・測定できるよう留意する．

8 糞便検査

1) 便潜血検査

糞便中の赤血球やヘモグロビンを有色化する触媒を用いて，それらの有無を検出する検査法である．

炎症や感染性腸疾患でも陽性となるが，特に大腸癌のスクリーニングとして便潜血反応は重要である．

2) 便培養検査

糞便の培養は，下痢の原因検索に用いられ，食中毒や免疫不全，治療に伴う菌交代症などの菌叢動態の把握に有用である．

3) 虫卵・原虫検査

糞便中に虫卵・原虫が検出されるか否かを顕微鏡により観察・測定する検査である．

虫卵の検出は寄生虫の種類により異なり，蟯虫はセロファンテープによる肛囲検査法，虫卵が少ない肺吸虫などは集卵法，虫卵が多い裂頭条虫などは直接塗抹法が用いられる．虫卵・原虫は1つでも検出されれば，寄生虫による感染が疑われる．検出された虫卵の数は感染の重症度とは相関し

ないが，原虫の数は感染の重症度と相関する．

　寄生虫のなかにはエキノコックス，アニサキスなど，虫卵が排出されないものもある．原虫には，赤痢アメーバ，クリプトスポリジウム，ランブル鞭毛虫などがある．

9　腫瘍マーカー

　腫瘍マーカーは，癌細胞が産生され血中に分泌される物質であり，血清中に検出された場合は，腫瘍の存在を示す．健常者を対象とした健康診断における癌のスクリーニングに際して測定されることがしばしばみられるが，実際には早期癌の段階で発見することはほぼ不可能であり，早期診断のためのスクリーニングとしては有用性が低い．しかし，治療効果の判定や癌治療後の再発のモニタリングには有用である．消化器癌と各種腫瘍マーカーの陽性率を表3-4に示す．主要な腫瘍マーカーは以下のとおりである．

　なお，腫瘍マーカーは，癌細胞のほかにも炎症性疾患や良性細胞から産生されることもあるため，画像診断や細胞診などほかの検査との併用が必要であり，患者にも腫瘍マーカー陽性＝癌と確定するものではないことを事前に説明しておく．

1）CEA

　CEA（carcinoembryonic antigen，癌胎児性抗原）は，胎児組織に存在する糖たんぱくであるが，主として消化管の腺癌患者の血清中に異常発現する代表的な腫瘍マーカーである．臓器特異性は低いが，癌疾患の診断や治療のモニタリングに最も広く使われている．炎症性腸疾患でも高値を示すことがある．

表3-4 ●消化器癌と腫瘍マーカー陽性率

担癌臓器	AFP 10ng/ml	PIVKA-Ⅱ 40mAU/ml	CEA* 2.5ng/ml	CA19-9 37U/ml	KMO 1 530U/ml	SPan 1 30U/ml	DUPAN 2 150U/ml
胃			⇧	↑		↑	↑
大腸			⬆	↑			
肝	⬆	⇧	⇧	↑	⇧	⇧	⬆
胆			⇧	⬆	⬆	⬆	⬆
膵			⬆	⬆	⬆	⬆	⬆

数値はカットオフ値
平均陽性率：⬆ 70％以上，⇧ 50％前後，↑ 30％以下，ただし早期癌の陽性率はこれより低い．
*ラジオイムノアッセイ（radioimmunoassay；RIA）（ダイナボット）

出典／林紀夫，他編：標準消化器病学，医学書院，2003，p.145．

2）CA19-9，CA50

CA19-9，CA50（carbohydrate antigen 19-9, 50）は，膵管，胆嚢，胆管に多く発現し，これらの癌で高い陽性率を示すが，早期癌での陽性率は低い．

3）SCC

SCC（squamous cell carcinoma related antigen，扁平上皮癌抗原）は，扁平上皮癌で上昇する腫瘍マーカーで，食道癌で陽性を示す．

10 たんぱく漏出試験

たんぱく漏出試験とは，血漿から腸管への異常なたんぱく漏出を調べる検査である．消化吸収障害の原因となる病態の把握に用いられる．検査の概要は以下のとおりである．

現在では，たんぱく漏出試験としてα1-アンチトリプシン腸管クリアランスが行われている．糖たんぱくであるα1-アンチトリプシンは，一度腸管内に漏出すると腸内酵素では消化されず糞便中に排泄されるため，血清と糞便中の濃度から腸管クリアランスを計測することで，血漿たんぱくの腸管への過剰な漏出を診断することができる．基準値上限は13ml/日である．20ml/日以上は腸管への過剰なたんぱく漏出を示し，クローン病や潰瘍性大腸炎などが考えられる．

② 消化・吸収機能障害の治療に伴う看護

本項では，消化・吸収機能障害の治療として，薬物療法，手術療法，放射線療法，栄養療法について，治療の概要と治療に伴う看護について述べる．

1 薬物療法

薬物療法は，医師の処方に基づき適切な投与量，投与のタイミング，投与経路を順守することで，期待される効果が得られる．患者が薬物療法の目的や正しい投与方法を理解しているか把握し，十分に説明する．しかし，生活の状況や患者の自己判断によっては順守が難しい場合もある．個人のライフスタイルを考慮した投与方法を検討し，適切な治療を継続できるように，医師に適切な情報を提供するとともに，医師と患者とのコミュニケーションをサポートする．

また，薬物には期待される主作用のほかに必ず副作用があり，新たな障害を引き起こす可能性もある．そのために最良の治療効果が得られるように，副作用の予防と早期発見に努める必要がある．患者が主作用・副作用を正しく理解できているか確認し，副作用がある場合は適切に対処できるよう援助する．

なお，消化・吸収機能障害をもつ患者には，悪心や口内炎など摂取機能障害や嚥下機能障害により内服が難しい場合，痔核や腫瘍により坐薬が適さない場合が考えられ，投与経路によっては消化・吸収機能障害を増悪させることもありうる．患者の病態は様々であるため，薬物療法の目的と患者の状態に合わせ，薬理作用を理解したうえで薬剤の剤形や投与経路（内服，注射，坐薬など）など患者と共に検討し，患者が苦痛なく安全に薬物療法を受けられるよう援助することが重要である．

以下に消化・吸収機能障害に関する治療薬の特徴とケアのポイントを示す．

1）胃腸機能調整薬・制吐薬と看護

胃腸機能調整薬には，神経伝達物質の受容体に作用し，消化管運動を促進するアセチルコリン作動薬，抗ドパミン薬（ドパミン受容体拮抗薬），セロトニン受容体 ($5-HT_3$) 拮抗薬があり，悪心・嘔吐の改善に使われる．悪心・嘔吐は，延髄第4の脳室後野にある CTZ（chemoreceptor trigger zone）内の神経伝達物質受容体（ドパミン，セロトニン，ヒスタミンなど）が同じ延髄にある嘔吐中枢へ刺激を伝達することで生じる．

薬物療法では神経伝達物質の受容体に作用することで症状の改善に効果を発揮する．抗癌薬に伴う悪心・嘔吐はセロトニンの分泌促進によるものであるため，セロトニンの分泌に伴う悪心・嘔吐はセロトニン受容体拮抗薬が効果的である．

経口摂取は嘔吐を誘発するため，患者の状態に合わせて投与経路の検討が必要である．また，悪心・嘔吐が予測できる場合，症状発生のメカニズムを理解し，症状の発現を予防するための適切な生活指導および薬剤投与がなされるよう援助する．

悪心・嘔吐の回数や程度，発現時期について観察し，副作用の早期発見に努め，患者に合った効果的な薬物治療が受けられるように調整する．

2）消化性潰瘍治療薬と看護

胃潰瘍や十二指腸潰瘍などの消化性潰瘍は，H_2ブロッカーやプロトンポンプ阻害薬により手術をしないでも治癒可能な疾患となった．また，消化性潰瘍の原因としてヘリコバクター・ピロリ菌の感染が関与していること

が明らかとなり，胃潰瘍患者の70％程度，十二指腸潰瘍患者の90％程度がピロリ菌陽性といわれる．感染が確認されればピロリ菌除菌のための薬物治療が行われる．このほかにも粘膜の血流を促進するプロスタグランジン（PG）製剤などが用いられる．

H_2ブロッカー（ガスター®，ザンタック®，タガメット®など）とは，ヒスタミンH_2受容体拮抗薬であり，ヒスタミンの作用を抑制し，胃酸分泌を抑制する．副作用として眠気やめまいを起こすことがあるので，患者には車の運転などには注意するよう説明する．

プロトンポンプ阻害薬（オメプラール®，タケプロン®，パリエット®など）は，胃酸を分泌するプロトンポンプを特異的に阻害し，H_2ブロッカーより胃酸の分泌抑制作用が強い．副作用には頭痛，めまい，AST・ALTの上昇などがある．ヘリコバクター・ピロリ菌の除菌薬には，ランサップ®があり，副作用としては下痢と味覚異常の発現が多い．薬理作用を理解したうえで上記の副作用に注意する．

消化性潰瘍では，自覚症状が消失した時点で患者が服薬をやめてしまうことがある．再発予防のために決められた期間は服薬を継続し，自己判断で服薬を中断することがないように説明する．また，ヘリコバクター・ピロリ菌の感染に起因する消化性潰瘍であれば，除菌により再発率は大幅に軽減することを説明し，ヘリコバクター・ピロリ菌の感染診断検査を受けるように勧める．消化性潰瘍の薬物治療は，再発予防のためのセルフケア（禁煙，暴飲暴食や刺激物の摂取を避ける，過度のストレスを避けるなど）の援助とともに実施する．

3）止痢薬と看護

下痢に対して用いられる止痢薬には，腸管運動抑制薬，収斂薬（腸内のたんぱくと結合し粘膜を覆うことで粘膜への刺激を防ぐ），殺菌薬などがある（表3-5）．

下痢が持続すると，脱水，電解質異常，栄養障害を引き起こす．下痢は有害物質を体外に排除する身体防御的な反応の場合もあり，自己判断で腸管運動抑制薬などを服用するのは症状悪化につながるため危険である．下痢の原因に応じた適切な治療が受けられるように援助する．排便状況を把握し，治療により下痢から便秘に偏らないよう調整を図る．

4）下剤と看護

便秘に対して用いられる下剤には，腸内容物を軟化・膨張させ排泄を容易にする機械的下剤と腸蠕動を亢進させる刺激性下剤がある（表3-6）．

便秘の原因は様々であり，ほかの薬物療法が原因となる場合もある（表

表3-5 ● 主な止痢薬

分類	商品名	一般名	備考
腸管運動抑制薬	ロペミン	ロペラミド	作用は強い．イレウス，巨大結腸，ショック，アナフィラキシー様症状などの副作用を起こすことがある．偽膜性大腸炎患者，出血性大腸炎，6か月未満の乳児は禁忌．アルブミンタンニン酸塩と併用で作用減弱．
収斂薬	タンナルビン	アルブミンタンニン酸塩	鉄剤の内服を併用すると作用が減弱．出血性大腸炎，細菌性下痢，牛乳アレルギーは禁忌．
殺菌薬	フェロベリンA	ベルベリン ゲンノショウコエキス	出血性大腸炎は禁忌．
整腸薬	ラックビー ビオフェルミン	ビフィズス菌	牛乳アレルギーは禁忌．
	ラックビーR ビオフェルミンR	耐性乳酸菌	牛乳アレルギーは禁忌．アナフィラキシー様症状の副作用を起こすことがある．

表3-6 ● 主な下剤

分類		商品名	一般名	備考
機械的下剤	塩類下剤	酸化マグネシウム	酸化マグネシウム	大量投与または腎機能低下でMg中毒の副作用あり．
	糖類下剤	モニラック ラクツロース	ラクツロース	糖尿病治療薬α-グルコシダーゼ阻害剤（グルコバイ®，ベイスン®）と併用で下痢などの副作用が起こりやすい．
	膨張性下剤	バルコーゼ	カルメロースナトリウム	10〜24時間で作用．
刺激性下剤		プルゼニド	センノシド	8〜10時間で作用．尿色が赤色〜橙色になる．
		センナ アローゼン	センナ	
		ラキソベロン	ピコスルファートナトリウム	7〜12時間で作用．大腸検査前大量投与の場合，虚血性大腸炎等の副作用が起きやすい．
坐薬 （刺激性下剤）		新レシカルボン	炭酸水素ナトリウム・無水リン酸二水素ナトリウム配合	10〜30分で作用．直腸性便秘に効果．ショック，下腹部痛など，副作用を起こすことがある．
		テレミンソフト	ビサコジル	10〜30分で作用．ショック，腹痛などの副作用を起こすことがある．
浣腸剤		グリセリン	グリセリン	38〜41℃に温め使用．41℃以上で腸粘膜に過剰な刺激，直腸温以下で血圧上昇のため注意．直ちに作用．

表3-7 ●便秘の原因となる薬物

- 制酸薬，抗コリン薬
- 鎮痛薬，鎮咳薬，麻薬（コデイン，モルヒネ）
- 抗うつ薬，抗不安薬，向精神薬
- パーキンソン病治療薬
- 利尿薬，節遮断薬
- 気管支拡張薬（$β_2$刺激薬）
- 血圧降下薬（Ca拮抗薬）
- 筋弛緩薬

出典／水島裕編：今日の治療薬2007，南江堂，2007，p.749．

3-7）．また，下剤の使用により腸管内圧が高まり，病状の悪化も起こりうるので，併用薬にも注意を払い，便秘の原因に応じた適切な治療が受けられるよう援助する．

　機械的下剤のうち，塩類下剤は常習性が少ないといわれるが，刺激性下剤の長期連用は習慣性を生じる．日常生活における生活改善（適度の運動，水分・食物繊維を十分に摂取，排便リズムを整えるなど）を援助し，排便状況を把握し，薬物治療を調整できるようにする．

　近年では浣腸による腸管穿孔が問題視され，手術前や検査前の消化管処置としては用いないことが多くなってきたので，浣腸を施行する際は，腹痛や血圧変動に留意して慎重に行う．

5）膵疾患治療薬と看護

　膵炎は，たんぱく分解酵素の活性化による膵臓の自己消化であるため，薬物治療ではたんぱく分解酵素を阻害する薬剤が用いられる．また，たんぱく分解酵素阻害薬のFOY®はオッディ括約筋の弛緩作用があるため内視鏡的逆行性胆道膵管造影（ERCP）後の膵炎予防にも用いられる．

　FOY®やフサン®には血小板凝固抑制作用もあるため，出血傾向に注意する．

6）その他：抗コリン薬と看護

　抗コリン薬は，神経伝達物質のアセチルコリンエステラーゼを阻害または不活化することで副交感神経作用を妨げる．鎮痙・消化管運動抑制，胃液分泌抑制作用により，消化性潰瘍治療薬，止痢薬，消化管内視鏡検査や造影検査の前投薬として，消化・吸収機能障害の検査・治療では幅広く用いられる．

　副作用として，視力調整障害があるため患者には車の運転は危険なので避けるよう，運転する場合は，字が問題なく見えるようになったことを確認してからにするよう説明する．ほかの副作用に関しても症状が出た場合に動揺しないように，心悸亢進，口渇，排尿障害などがあるがしばらくす

ると落ち着いてくることを患者に説明しておく．また，緑内障の患者，前立腺肥大による排尿障害のある患者，重篤な心疾患をもつ患者への使用は病態悪化につながるため禁忌となるので，患者の既往歴を確認する必要がある．

7）抗癌薬（化学療法）と看護

　消化器癌における化学療法は，5-FU（フルオロウラシル）を主剤とする多剤併用療法が主流である．5-FU は持続投与により主作用を発揮する特徴があり，持続点滴か内服による投与が効果的である．主な副作用として骨髄抑制，悪心・嘔吐，下痢，口内炎などがあり，患者の苦痛や不安を伴う心身の負担が大きい治療である．そのほか，手足症候群，色素沈着，肝障害などがある．

　膵臓癌の第一選択薬としては塩酸ゲムシタビン（ジェムザール®）が使われており，5-FU では得られなかった腫瘍縮小効果，症状緩和効果が得られるようになった．

　近年，進行・再発大腸癌の化学療法では FOLFOX（5-FU/アイソボリン®＋オキサリプラチン）療法・FOLFIRI（5-FU/アイソボリン®＋塩酸イリノテカン）療法が皮下埋め込み式ポートを用いた在宅治療として行われるようになり，患者の QOL の向上に役立っている．

　消化器癌に用いる主な抗癌薬は表 3-8 に，皮下埋め込み式ポートは図 3-7 に示す．

(1) 骨髄抑制による感染，貧血，出血の予防と早期発見のための援助

　骨髄抑制は，化学療法による骨髄中の幹細胞による血球産生が障害され

図 3-7 ●皮下埋め込み式ポート

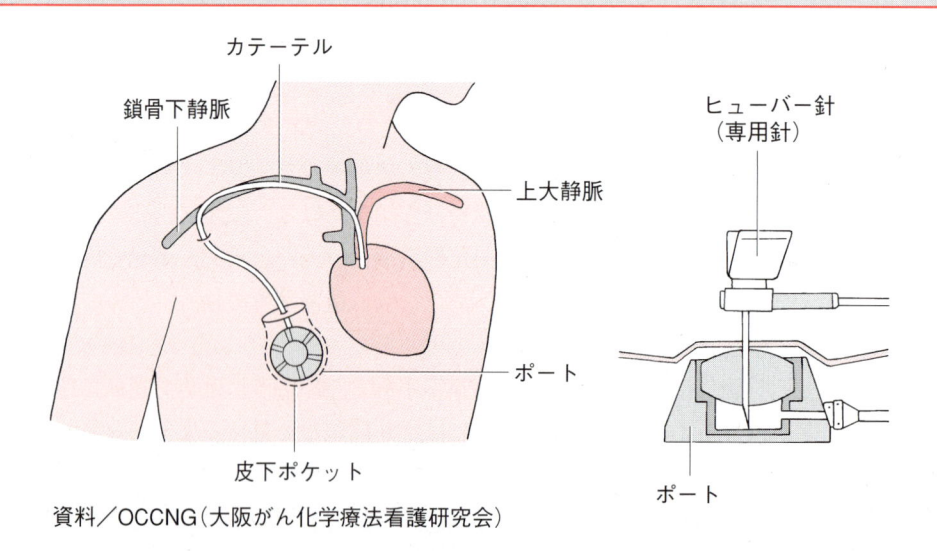

資料／OCCNG（大阪がん化学療法看護研究会）

表3-8 ● 消化器癌に用いられる主な抗癌薬

分類	商品名（一般名：略号）	投与経路	対象となる消化器癌	主な副作用	特徴・留意点
ピリミジン代謝拮抗薬	5-FU（フルオロウラシル：5-FU）	点滴静注・経口	胃癌, 結腸・直腸癌, 膵癌, 食道癌	骨髄抑制, 悪心・嘔吐, 下痢, 口内炎, 手足症候群（手掌・足底の皮膚炎）, 色素沈着, 肝障害	・ティーエスワン（5-FU成分を基本とした内服薬）投与中および投与中止後7日以内の投与は禁忌 ・下痢は投与回数重ねると出現しやすいので注意 ・口内炎の予防として氷片を口に含み，2次感染予防のための口腔ケアが大切 ・手足症候群は，保湿クリームやステロイドクリームなどで軽減することがある ・色素沈着は投与終了後には消失．日光で悪化するため避ける
	ユーエフティ（テガフール・ウラシル：UFT）	経口	胃癌, 結腸・直腸癌, 膵癌, 胆嚢・胆管癌	骨髄抑制, 食欲不振, 下痢, 口内炎, 手足症候群（手掌・足底の皮膚炎）, 色素沈着, 肝障害	・代謝されて5-FUとなるテガフールと5-FUの分解酵素の活性を阻害するウラシルからなる ・副作用は5-FUと同様（上記参照）．ただし，5-FUに比べ，骨髄抑制・下痢・口内炎の出現頻度は低い
	ティーエスワン（テガフール・ギメラシル・オテラシルカリウム配合剤：TS-1）	経口	胃癌, 結腸・直腸癌	骨髄抑制, 食欲不振, 下痢, 口内炎, 手足症候群（手掌・足底の皮膚炎）, 色素沈着, 肝障害	・代謝されて5-FUとなるテガフールと5-FUの効果を持続させるギメラシル，消化器毒性を防ぐオテラシルカリウムの配合剤 ・副作用は5-FUと同様．ただし，5-FUに比べ，骨髄抑制の出現頻度が高いため注意
代謝拮抗薬	ジェムザール（塩酸ゲムシタビン：GEM）	点滴静注	膵癌, 胆管癌	骨髄抑制, 間質性肺炎, 過敏症, 悪心・嘔吐	・投与時間は30分を厳守すること（1時間以上で副作用が増悪） ・副作用では特に骨髄抑制―血小板減少に注意
微小管害薬	タキソール（パクリタキセル：PTX）	点滴静注	胃癌	過敏症, 骨髄抑制, 末梢神経障害, 便秘, 関節痛, 筋肉痛, 悪心・嘔吐, 脱毛	・細胞の有糸分裂を妨げる作用．消化器毒性は軽度 ・重篤な過敏症が出現することがある．アナフィラキシーショックを考慮し投与後15分は要観察．抗ヒスタミン薬などの前投薬を使用する必要がある．治療後の車の運転には注意が必要 ・末梢神経障害は高頻度に出現．しびれ感・灼熱感を自覚する．外傷や転倒に注意 ・血管外漏出時は皮膚組織の壊死を起こすため，血管外漏出症状に注意
	タキソテール（ドセタキセル：DTX）	点滴静注	胃癌, 食道癌	骨髄抑制, 悪心・嘔吐, 過敏症, 末梢浮腫, 胸水貯留, 脱毛, 末梢神経障害, 間質性肺炎	・骨髄抑制が起きやすく好中球の減少が特徴 ・末梢浮腫，胸水貯留の副作用は，投与回数が多いほど発現頻度が高くなる
トポイソメラーゼ阻害薬	トポテシン, カンプト（塩酸イリノテカン：CPT-11）	点滴静注	胃癌, 結腸癌, 直腸癌	骨髄抑制, 下痢, 悪心・嘔吐, 食欲不振, 腹痛	・本剤は肝臓で分解され活性代謝物SN-38になり効果を発揮．しかしSN-38による腸管粘膜障害により，高度な下痢を引き起こすことがある ・骨髄抑制による好中球の減少に注意
プラチナ製剤	ランダ, ブリプラチン（シスプラチン：CDDP）	点滴静注・動注	胃癌, 食道癌	腎障害, 悪心・嘔吐, 聴力障害, 末梢神経障害, 骨髄抑制, 過敏症, 脱毛	・腎毒性があるため大量輸液を行う．大量輸液による循環機能への負荷に注意 ・強い悪心・嘔吐に対しては，制吐薬を併用 ・投与回数が多いほど神経障害が発現しやすい
	エルプラット（オキサリプラチン：L-OHP）	点滴静注	進行・再発の結腸・直腸癌	末梢神経障害, 骨髄抑制, 過敏症, 悪心・嘔吐	・本剤は単体で使用されることはなく，FOLFOX療法などに用いられる ・シスプラチンより腎毒性が少ない ・本剤投与したほぼ全例に口唇周囲のしびれなどの末梢神経障害が発現する．冷たいものへの接触や冷たいものの飲用で誘発されるため注意

て生じる．骨髄抑制によって白血球，赤血球，血小板の機能が低下し，合併症として感染，貧血，出血を引き起こす可能性がある．これらの合併症は，患者の生命予後や生活の質に大きく影響するため，合併症を予防する看護は重要である．

① 白血球

白血球は化学療法開始後の約7～10日後に最も減少する．好中球数1000/μl 以下では日和見感染（常在菌による感染）が起こりやすく，500/μl 以下では重症感染症のリスクが高くなるため特に注意が必要である．自覚症状がないため，血液データで好中球数の推移を確認し，易感染レベルに合わせた感染予防のためのセルフケアを援助する．

接触感染・空気感染を防ぐため，手洗いとうがいを基本とし，外出する際は人ごみを避けマスクを着用するように説明する．感染症状の有無・程度について確認し，早期発見に努め，適切な対処を行う．

② 赤血球

赤血球は，化学療法開始後の2～3週間以降に減少し，貧血症状が出現する．倦怠感や動悸，めまいなどの症状がある場合は，酸素供給不足があるため激しい運動は避け，十分な休息を取るよう促す．貧血の原因となる栄養素の欠乏を防ぐため，バランスの取れた食事摂取を促す．手足が冷えやすいので保温に努める．

③ 血小板

血小板は2週間前後以降に減少し，5万/μl 以下になると出血傾向がみられ，1万/μl 以下になると脳内出血といった重篤な臓器出血を起こす危険がある．通常2万/μl 以下で血小板輸血を行う．出血傾向のある場合，日常の生活行動により出血を誘発しないようにセルフケアの援助が必要である．血小板数の減少と生活行動の制限については表3-9に示す．

表3-9 ● 血小板数と生活行動の制限

血小板数（μl）	出血傾向の程度	生活行動の制限
5万以上	重篤な出血傾向はない	特に規制はない
3万～5万	軽い刺激でも出血が起こる	外出・外泊は禁止 皮膚の圧迫，摩擦を回避 歯ブラシはやわらかい毛のものを使用
3万以下	明らかな刺激がなくても出血しやすく，紫斑ができやすい	安静にして入浴は禁止 注射は避ける
2万		予防的に血小板輸血を行う
1万以下	刺激がなくても容易に出血する 皮下出血が頻発する	安静臥床 歯ブラシの使用は禁止する

(2) 消化器毒性に伴う症状の緩和と合併症予防のための援助

① 悪心・嘔吐

悪心・嘔吐は，化学療法開始当日から7日ほどの時期にほとんどの患者に生じる苦痛の大きな副作用である．特に抗癌薬のシスプラチン（ランダ®，ブリプラチン®）は消化器毒性が強く，制吐薬5-HT$_3$受容体拮抗薬とステロイドが必要である．嘔吐を誘発しないように，においや換気，衣服など患者周囲の環境を整備する．

栄養状態の低下を防ぐため，食事摂取の工夫についてセルフケアを援助する．また，嘔吐は著しい身体的・精神的疲労を招くため，十分に休息が取れるよう配慮するとともに，リラクセーションを図り，不安の軽減に努める．

② 口内炎

口内炎は，化学療法開始2～14日後に生じやすく，疼痛に伴う摂食障害，口内感染の合併症を起こしやすい．除痛方法・食事摂取の工夫について検討し，口内感染を防ぐための含嗽・ブラッシングについてはセルフケアができるように必要性と方法を説明する．歯科受診で感染源となる歯周病の治療や義歯の調整を行うよう促す．

③ 下 痢

下痢は，化学療法開始7～14日後に生じやすい．5-FUでは投与開封を重ねるほど起こりやすく，シスプラチンでも下痢症状は認められるが，特にFOLFIRI療法などで用いられる塩酸イリノテカンの投与では，重篤な下痢が生じるので注意する．胆汁中に排泄される活性代謝物質が腸管上皮で再吸収され粘膜障害を起こすためと考えられている．

脱水や電解質異常，栄養状態の低下を予防するため，水分摂取を促し，食事は腸に負担の少ない低残渣食で少しずつゆっくり摂取するよう説明する．また，肛門周囲の皮膚のびらんや感染を予防するため，肛門周囲は清潔にし感染を予防する．患者には温水洗浄便座の使用を勧める．下痢が頻回で肛門痛がある場合は，保清後に皮膜剤などを用い皮膚を保護する．

(3) 化学療法に対する不安を緩和するための援助

化学療法は身体的・精神的にも苦痛を伴う治療であり，使用する薬剤によっても様々な副作用を呈する．患者が受ける化学療法レジメンに合わせて，治療中の生活の仕方，化学療法のスケジュール，予測される副作用と発現時期および予防・対処などについて，化学療法開始前に十分にオリエンテーションを行い，化学療法を適切に受けながら生活調整していく様子をイメージできるよう援助することが重要である．これらの援助は準備性を高め，不安の緩和や治療への主体的参加を促すことにつながる．

皮下埋め込みポートを用いた在宅治療を受ける患者と家族には，安全に

安心して在宅で治療が受けられるように，実施・管理方法，予測されるトラブルと対処方法などについて具体的に説明しセルフケアを支援する．

2 手術療法

1）消化管手術を受ける患者の看護の概要

手術は外科的治療の一つとして行われる．その目的は，①現在あるいは将来の生命の危険の回避，②苦痛の除去や症状の改善，③機能や形態の修復・改善，④社会生活上の支障の改善の4つに分類できる．また，手術の種類としては，表3-10に示すようにいくつかある．

消化・吸収機能障害をもつ成人の多くの手術は，確定診断のための内視鏡的生検や早期癌に対して行われる内視鏡的粘膜下切除術，胃・食道・小腸・大腸を腫瘍とともに臓器を部分的，あるいは全摘出する手術である．また，手術後のQOLの向上を目的に，腹腔鏡下手術がある．それぞれの手術には，表3-11に示すように，メリットとデメリットがある．そのため看護師は患者とその家族が，医師からのインフォームドコンセントを受けたうえで，十分な状況で意思決定できるよう援助していく．

消化管手術の場合，消化管そのものが口から肛門まで一つの管になっているという特性から，手術によって腫瘍とともに臓器を部分的，あるいは全摘出した後，消化管を再建しなければ，人は食物を摂取することができないという大きな特徴がある．

それゆえ，治療という目的で消化管の部分的，あるいは全摘出術を施行した場合，手術後に食物の嚥下，通過・移送などにおいて，新たな消化・吸収機能障害が発生しやすい状況を念頭に置き，消化管手術を受ける患者を援助していく必要がある．

表3-10● 手術の種類

種類	例
診断のための手術	内視鏡的胃生検，肝生検，腎生検など
腫瘍とともに臓器を部分的，あるいは全摘出する手術	食道・胃・肝臓・肺，乳房・子宮・卵巣，四肢の切断・上顎・下顎の切除など
疾患を根治するための手術	虫垂切除術，胆嚢摘出術など
身体障害部を修復・形成・再建する手術	弁置換術，熱傷後の形成術，骨接合術など
症状軽減のための手術	椎間板ヘルニア，ストリッピングなど
先天性異常に対する手術	口唇裂，尿道下裂，食道閉鎖症など
臓器移植	腎移植，肝移植など
ホルモン過剰分泌に対する手術	バセドウ病，原発性上皮小体機能亢進など
美容上の手術	豊胸術，隆鼻術，二重まぶた，シミ除去など

表3-11●手術方法と特徴

手術方法	特徴（メリットとデメリット）
1．開腹手術	2, 3の適応外の進行癌の治療として行われる． 長所としては，十分な範囲の切除やリンパ節郭清が可能となる．直接操作であるから操作ミスが少ない． 短所としては，身体への侵襲が大きく，創痛も強く，患者の心身の苦痛が大きい．社会復帰も長びくことになる．
2．内視鏡的粘膜切除術	リンパ節転移のない早期胃癌，粘膜上層部に限局した食道癌，早期の結腸癌の治療に用いられる． 長所としては，身体への侵襲が少なく，早期に社会復帰できる．創痛が軽い．患者のQOLによい影響を与える．生命に対する危険度も開腹手術に比べて低く，回復が早い． 短所として，十分に切除しきれず，癌が残る可能性がある．しばしば癌病巣の分割切除，熱凝固変性のため採取標本の病理診断が不確実となる．合併症として穿孔を起こすことがある．
3．腹腔鏡下手術	リンパ節転移のないきわめて早期の胃癌に対して行う． 長所として，内視鏡的治療のもつ欠点を回避できる小さな術創で，十分な範囲の胃切除ができる．術創が小さいために術後の創痛が軽い．美容的にも優れ，社会復帰が早くできるのでQOLを損なわない． 欠点として，内視鏡的治療より侵襲が大きい．進行癌の治療には適さない．失敗した場合には開腹術が必要となる．

2）内視鏡的粘膜下切除術を受ける患者と家族への看護

(1) 内視鏡的粘膜下切除術（EMR）の概要

　最近では，検診システムの充実により，疾患の早期発見，癌に対する早期治療が取り組まれるようになっている．消化管における通常の癌検診では，バリウム検査が行われる．その結果により，精密検査が必要であれば，内視鏡検査を受け，内視鏡の組織検査で粘膜内にとどまる癌（粘膜癌）であれば，内視鏡的粘膜下切除術（endoscopic mucosal resection；EMR）の適応になる．癌細胞が粘膜内にとどまっているようなごく早期の胃癌や食道癌が，検診で発見され，患者は医療機関を訪れるようになってきている．

　癌細胞が粘膜内にとどまっているようなごく早期の胃癌や食道癌では，リンパ節転移がほとんどみられない．早期の癌は手術をしなくても内視鏡的粘膜下切除術によって多くの場合は，根治が可能である．

　内視鏡的粘膜下切除術とは，粘膜内の癌を内視鏡で確認しながら，癌とその周囲の正常粘膜にループ状のワイヤーをひっかけて電気で焼き切る治療法である（図3-8）．

　ほかにも，内視鏡的治療の種類と方法は，いくつかある（表3-12）ので示しておく．

　内視鏡的粘膜下切除術は，全身麻酔をかけることなく，手術時間も1時間程度で終了する．特に問題がなければ，翌日から消化・吸収のよい食事

図3-8 ●内視鏡的粘膜下切除術

① 生理食塩水を粘膜下層に注入する
② スネアを反転してからかける
③ 通電する
④ 切除された組織を回収する

表3-12 ●内視鏡的治療の種類と方法

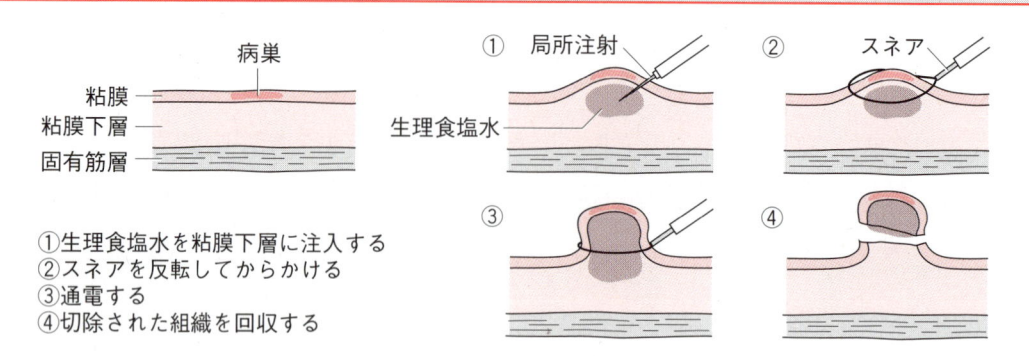

	種類	特徴
粘膜固有層までの腫瘍	2チャンネル法	把持鉗子で病巣部を把持し，切除範囲を固定後，病変部にスネアをかけ，高周波電流を用いて切除する． 設定した範囲が正確に切除できる．
	EEMR-tube法	内視鏡の吸収操作によりチューブ内に陰圧をかけて病巣部を吸い込み，あらかじめサイドチャンネルを挿入し広げておいたスネアで病変を絞扼し，切除する． 切除操作が簡単で広い範囲の切除が可能である．
	EMR-Cap法	内視鏡の先端に装着したキャップを病変部に接着し，吸引操作によりキャップ内に病変を吸収し，生検鉗子孔から出して広げておいたスネアで絞扼し，切除する． 屈曲部に病変が存在しても，容易に粘膜切除ができる．
粘膜下腫瘍	(1) 高周波による一期的切除法	固有筋層と癒着のない内腔型の粘膜下腫瘍で，大きさが最大径2mm以下のものに対して高周波を用いて，一期的に切除する方法である．
	(2) 高周波部分切除と純エタノール局注法	高周波を用いた部分切除に加え，残存腫瘍に対して，純エタノール局注法を併用し，残存腫瘍を完全に消失させる方法である．
	(3) エタノール局注法	高周波切除法の最大の弱点である大出血の危険性と穿孔の危険性を避け，大きさの制約なしに安全，確実に腫瘍を処置する．
	(4) 純エタノールの腫瘍内注入法	囊胞性病変に対して，囊胞内に純エタノールを局注し，囊胞内容液分泌胞を固定し，消失させる予防方法である．

の経口摂取が可能である．開腹手術とは異なり外科的侵襲も比較的小さく安全な治療法であるが，主な合併症として出血，消化管に穴が開く穿孔，狭窄がごくまれにある．

　内視鏡的粘膜下切除術では，胃や食道に潰瘍をあえてつくる結果になるため，食事を摂取するときに痛みが出現する場合もあるが，通常は1～2週間で改善される．また，一般的に入院を必要とするが，入院期間は約1週間と短期間である．胃や食道の臓器そのものが元の状態で残ることから，消化・吸収機能が温存される．そのため，退院後も食事量が減少することがなく，治療前と同様にその人のQOL（生活の質）を維持できる．

(2) **内視鏡的粘膜下切除術と看護**

　先述したように，内視鏡的粘膜下切除術について，手術を受ける患者とその家族がわかるような説明が医師から行われるが，看護師は，患者や家

族が手術についてどのように受け入れ，受け止めているかを把握し，状況によっては，医師からの説明内容を補足し，治療を進めていくうえで患者の協力が得られるように援助する．

基本的には，内視鏡検査を受ける患者の看護に準じる．手術の当日までは，消化管に内視鏡を入れて消化管の中を検査するために，食物の残渣がない状態にする必要性や重要性を説明する．切除術を開始する際は，血管確保の目的で点滴をしながら治療を進める．

手術そのものは，意識下で行われるが，内視鏡挿入中は口頭でのやりとりが物理的に不可能なため，痛みや気分不快など，何か訴えがある場合は，右手を上げるとか左手をあげるとか，患者とのサインを事前に打ち合わせておく．

患者の緊張感や不安感が強い場合は，医師の指示により点滴の中に鎮静薬が注入され，精神的安定を図ることも必要となる．

手術は1時間程度であるが，手術の進捗状況をみて，患者の状況によりその状況を伝え，安心感を得られるようにする．

内視鏡的粘膜下切除術は，外科的侵襲は小さい安全な手術であるが，ごくまれに合併症として消化管からの出血を生じる危険性がある．そのため手術操作時は，バイタルサインの観察は入念に行い，緊急時に即応できるように救急カートや蘇生の準備も整えておく．

手術終了後は，口腔内に貯留した唾液を出してもらう．手術当日は，ベッド上安静とし，禁飲食となる．術後1日目は，切除部位の創部を観察するために，内視鏡検査が行われるが，特に問題がなければ，流動食から開始となる．

3）開腹手術を受ける患者とその家族への看護

(1) 術前期の看護

手術前の看護の目標は，患者とその家族が心身ともに最善の状態で手術に臨めるように援助していくことである．

① 意思決定

医師から確定診断の説明を受け，患者や家族は，様々な不安があるなかで意思決定を求められる．たとえば，診断結果はどうか，どのような治療（手術，補助療法も含め）を受けるのか，どの医療機関で治療を受けるのかなど，時間的制約があるなかで，一度に複数の意思決定を求められる．

患者や家族は，自己の決定範囲がよくわからず，また，看護師に相談や助言を求めていいのかどうかわからない場合もある．そのため，看護師は看護の存在を明確にし，患者と家族が最善の状況でその人なりの意思決定ができるよう支援していく．

決定後も，患者は手術に対し，期待や不安をもち，気持ちがぐらついたり，不安定になったりする場合もある．手術に対する期待や不安の内容や程度は，一人ずつ違うため，手術に対する不安や心配ごとを最小限に留められるよう患者の気持ちの変化に伴った援助が必要となる．そのためにも心身ともに最善の状態で手術に臨めるよう援助していくことが大切である．

治療方針（手術）が決定したら患者には診療過程全体のチャートであるクリニカルパス（図3-9）が渡される．患者や家族はこれにより，今後の進行を理解することができる．

② 心身の準備と術前オリエンテーション

手術が成功するためには心身の状態を整えることが最大のポイントとなる．そのためには，その患者を深く広く理解することが重要である．対象理解を深めるためには，患者との対話を介して，病気，手術の受け止め，今の思い，不安の程度，これまでの生活，術後の見通しなどについて把握する．これらの内容は，看護師―患者関係を成立・発展させながら，フィジカルアセスメントや日常生活援助を介して必要な情報を収集する．

手術を実施する場合，患者の手術による身体のリスク（危険度）を綿密に査定する．全身麻酔による手術の場合は，機能障害の程度の把握のための様々な検査が実施される．特に術後の呼吸器系や循環器系の合併症を引き起こしやすいため，呼吸機能，循環機能の査定については留意が必要である．

身体的準備の一つとして，術前オリエンテーションがある．これは，器具を用いた呼吸訓練や器具を用いない深呼吸による呼吸訓練（別巻『呼吸機能障害』参照），早期離床の方法など術後の状況や状態を想定して，身体準備を進めていく．手術に必要な物品の準備や説明についてパンフレットなどを用いて，患者の反応を見ながら進めていく．

従来は，創感染予防の目的でカミソリによる除毛がなされていた．しかし最近では，カミソリによる除毛は小さな傷を皮膚につけてしまうため，逆に創感染を起しやすいというエビデンスが報告された．そのため，剛毛については，手術直前に最小限の除毛クリームか電気シェーバー，あるいは除毛剤を使用して対応するのが一般的である．

消化器系手術の場合は，臍周辺を皮膚切開する場合があるため，オリーブオイルを使用して前日に臍処置を行う．臍処置後は，可能な限り入浴をして全身を清潔にする．

また，全身麻酔の場合は，消化管に内容物が残っていると術野を汚染し術後感染につながるため，一般的に手術前日の21時から絶飲絶食となる．胃，食道，小腸，大腸の手術の場合は，当日も浣腸・下剤を用いて，消化

図3-9①●幽門側胃切除術のクリニカルパス

幽門側胃切除術のご案内　1　　　　　　様　　　　　　主治医：　　　　　　受持看護師：

	手術前日（月　日）	手術当日（前）（月　日）	手術当日（後）	手術1日目（月　日）	手術2日目（月　日）	手術3～4日目（月　日）
食事・栄養	・昼食が出ます。夕食は禁食になります。夜9時まで水分は、とれます。	・水や食事をとることはできません。手術室入室前は9時まで水分はとれます。	・手術中に鼻から管が入ります。	・禁飲食です。水も飲めません。		・鼻から入っている管が抜けます。
安静度	・病院内自由	・手術室入室前にストレッチャーに移っていただきます。	・ベッド上安静です。寝返りやひじをたてることはできます。	・歩行可 ・病棟内自由	・病棟内自由 歩けるようになったら、診察室で消毒を行います。	
排泄		・朝6時に浣腸をします。ストレッチャーに移る前に排尿をすませておいてください。	・手術中に尿を出すための管が入ります。	・朝、尿の管を抜きます。		
清潔	・おなかの毛を剃ります。その後入浴してください。手と足の爪を切っておいてください。	・歯磨き、ひげ剃りなどをすませておいてください。化粧品はつけないでください。		・身体を拭いて、手術着からパジャマに着替えます。	・身体を拭いて着替えるお手伝いをします。	
薬（痛み止め）	・抗生物質のアレルギーテストをします。 ・午後2時に150ml ・午後9時に2錠の下剤を飲みます。	・9時からの手術以外の方は朝から点滴をします。	・手術中に背中から痛み止めを入れるチューブが入ります。 ・痛みが強いときは、痛み止めを使います。 ・持続で点滴を行います。		・背中から入っている痛み止めの管を抜きます。	
検査・治療			・心電図モニター・酸素マスクをつけます。 ・ガーゼ交換をします。 ・採血があります。	・心電図モニター・酸素マスクがはずれます。 ・採血・レントゲンがあります。		・採血とレントゲンがあります。
説明・指導	・看護師が必要物品および手術前後の経過について説明します。 ・主治医および麻酔科医が手術や麻酔について説明します。 ・手術室の看護師の訪問があります。		・家族の方に、手術結果を説明します。 ・肺炎や血栓予防に深呼吸や寝返り・足の屈伸運動をしましょう。			
その他	・入院までの経過や今までの生活についてお話を伺います。 ・若飲みになっている薬があれば、看護師にお知らせください。 ・禁煙にお知らせください。 ・眠れないときは、お知らせください。睡眠薬を処方します。	・手術着に着替えるときに弾性ストッキングを着用してください。 ・ネームバンドをつけます。 ・手術中、ご家族の方は2階手術患者家族待合室でお待ちください。		・朝6時から痰をやわらかくするネブライザー（霧が出る）トリフローを行い痰出しをします。6時、10時、14時、17時頃に行います。	・歩行して問題のなかった方は朝、弾性ストッキングを脱ぎます。	・ネブライザーは、10時、14時の2回になります。

＊これは、標準的なものです。年齢・合併症により多少のずれを生じることがあります。

自治医科大学消化器・一般外科

2　消化・吸収機能障害の治療に伴う看護　　119

図3-9② ● 幽門側胃切除術のクリニカルパス

幽門側胃切除術のご案内　2　　　　　　　様　　　主治医　　　　　　　　　受持看護師：

	月　日～　日　5～6日目	月　日　7日目	月　日～　日　8～9日目	月　日～　日　10～12日目	月　日　退院前日	月　日　退院当日
食事・栄養	・朝から水分を取ることができます。最初の日は、200mlまでにしてください。	・食事が始まります。流動食から始まります。流動食は、2回に分けて食べてください。	・3分菜から6回に分けて食事ができます。			・朝食まで出ます。
安静度	・歩行可です。・病院内自由					
排泄						
清潔			・下半身シャワー浴ができます。	・シールを貼って、全身シャワー浴ができます。		
薬（痛み止め）	・点滴があります。		・水分や食事が順調にとれれば点滴が終了になります。			
検査・治療	・診察室でガーゼ交換をします。・採血とレントゲンがあります。	・傷に問題がなければ抜糸が始まります。	・おなかの管を少しずつ抜いていきます。			
説明・指導					・看護師より次の説明します。デイルームでお待ちください。薬について説明します。その他、わからないことがあれば、看護師にご相談ください。	・退院当日は、10時までにお部屋の荷物は整理してデイルームでお待ちください。・請求書がお済みになりましたら、5階1階で会計が出来次第お渡しします。・1階で会計が出来次第お渡しします。病棟に戻り受付に声をかけてください。・次回の外来予約表とお薬のある方には、お薬をお渡しします。
その他						

＊これは、標準的なものです。年齢・合併症により多少のずれを生じることがあります。

自治医科大学消化器・一般外科

管の浄化を図る．患者にとっては，前日からの絶飲食に加えての処置であるため，体力を消耗しやすい．

最近では，手術部位や方法に適した浄化法であるか否かの議論もなされ，当日の浣腸を中止している施設もある．同様にして，鎮静や分泌物抑制の目的で，当日朝に前投薬（プレメディケーション）が行われているが，これについてもその効果に関する議論がなされており，中止している施設もある．

当日は，病棟からストレッチャーで手術室まで移送されるが，手術室入室前に身につけている貴金属品，義歯，かつら，補聴器，眼鏡などは，全身麻酔時のトラブルや電気メスによる熱傷の原因になるため，その理由を説明し，はずす時期を考慮しながら身体から除いていく．

術前のオリエンテーションや身体準備が真に目指すものは，手術に対するイメージづくりと，これから手術に立ち向かい，手術を乗り越えるというコントロール感覚を獲得・維持するための心理的準備に相当する．多くの患者や家族にとって，手術は未知の体験である．手術を安全・安楽に乗り切るために学習や準備に患者が取り組み，自己効力感を高めるための援助が必要となる．

具体的な看護の視点は，以下の内容が重要となる．
・疾病や病態についての患者の理解の程度を知り，手術への意思決定の支援や適切な情報提供を行う．
・術前のアセスメントを行い，可能な限り身体機能の改善を図る．
・手術操作が円滑に行われるための身体準備を支障なく行う．
・手術に向けた心理的準備を行う．
・術前教育，練習によって，術後合併症の危険性を軽減する．
・手術によって生じる心身の変化を予測し，術後の回復や適応を促すために必要な術前準備を行う．

(2) 術直後・術後回復の看護（異常の早期発見，早期離床，食事の開始）

手術終了後の看護の目標は，①全身状態の綿密な観察により異常の早期発見に努める，②苦痛の緩和（術後疼痛緩和，ほかの苦痛に対する安楽ケア）に努める，③術後合併症を予防するために早期離床を促進する，④身体機能の変化と日常生活への適応を促す（日常性の回復）である．

① 術直後の看護

術直後は，手術室退室の条件を満たせば，病室もしくはICUへ移動する．手術室看護師から病棟看護師へ，必要事項の申し送りを受ける．ストレッチャーでの移動中も循環動態の変動に注意することが大切である．開腹手術の場合は，痛みにより呼吸しづらい場合もあるが，ガス交換機能促進のため，「○○さん，大きな呼吸を繰り返し行ってください」と深呼吸

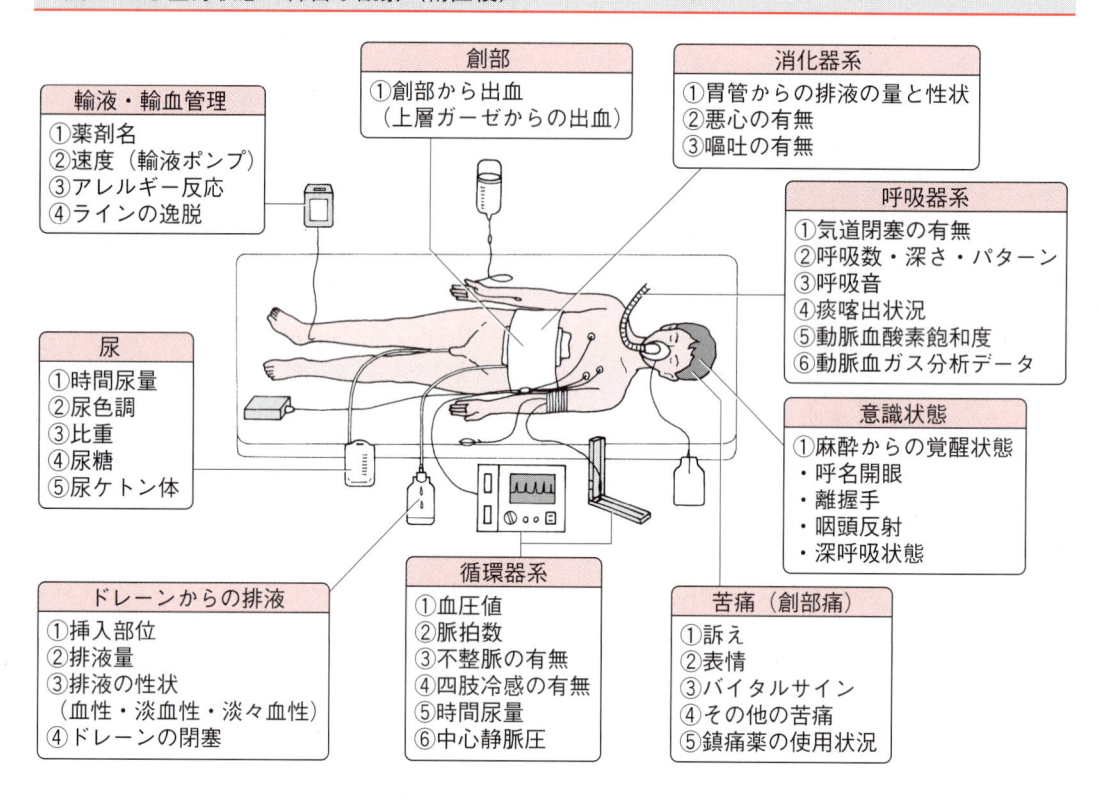

図3-10 ● 全身状態の綿密な観察（術直後）

輸液・輸血管理
①薬剤名
②速度（輸液ポンプ）
③アレルギー反応
④ラインの逸脱

創部
①創部から出血
（上層ガーゼからの出血）

消化器系
①胃管からの排液の量と性状
②悪心の有無
③嘔吐の有無

呼吸器系
①気道閉塞の有無
②呼吸数・深さ・パターン
③呼吸音
④痰喀出状況
⑤動脈血酸素飽和度
⑥動脈血ガス分析データ

尿
①時間尿量
②尿色調
③比重
④尿糖
⑤尿ケトン体

意識状態
①麻酔からの覚醒状態
・呼名開眼
・離握手
・咽頭反射
・深呼吸状態

ドレーンからの排液
①挿入部位
②排液量
③排液の性状
（血性・淡血性・淡々血性）
④ドレーンの閉塞

循環器系
①血圧値
②脈拍数
③不整脈の有無
④四肢冷感の有無
⑤時間尿量
⑥中心静脈圧

苦痛（創部痛）
①訴え
②表情
③バイタルサイン
④その他の苦痛
⑤鎮痛薬の使用状況

を促進する．

　呼吸循環動態，切開創，ドレーンの挿入部位など，術式に関連する事項を術直後から，綿密に観察する（図3-10）．特に術直後は，全身状態が急変しやすいため，術後1時間は15分ごと，その後2～3時間は30分ごと，術後24時間は1時間ごとに観察する．「おやっ，ちょっと変？」と異常を感じるような所見があれば，オンタイムで観察し，必要に応じて医師に報告する．

　消化器系の開腹手術の場合は，ドレーンの先端はどこに挿入され，ドレーンからの排液がある場合はその性状をアセスメントする（図3-11）．最近ではその施設ごとに検討されたクリニカルパスに則り，術後の処置が進められる（図3-9参照）．患者の身体回復だけに気を取られず，心理面をも汲み取り，術後の心身の回復過程を支える姿勢や援助が必要となる．

ⓐ 早期離床

　全身状態が安定していれば，術後1日目から早期離床を開始する．早期離床とは，手術後の患者の呼吸・循環機能を促進し，体力の回復を速やかにするために，手術直後から少しずつ体位変換，深呼吸，手足の自動運動，他動運動を行い，できるだけ早く患者が単独で起床や歩行などの日常行動

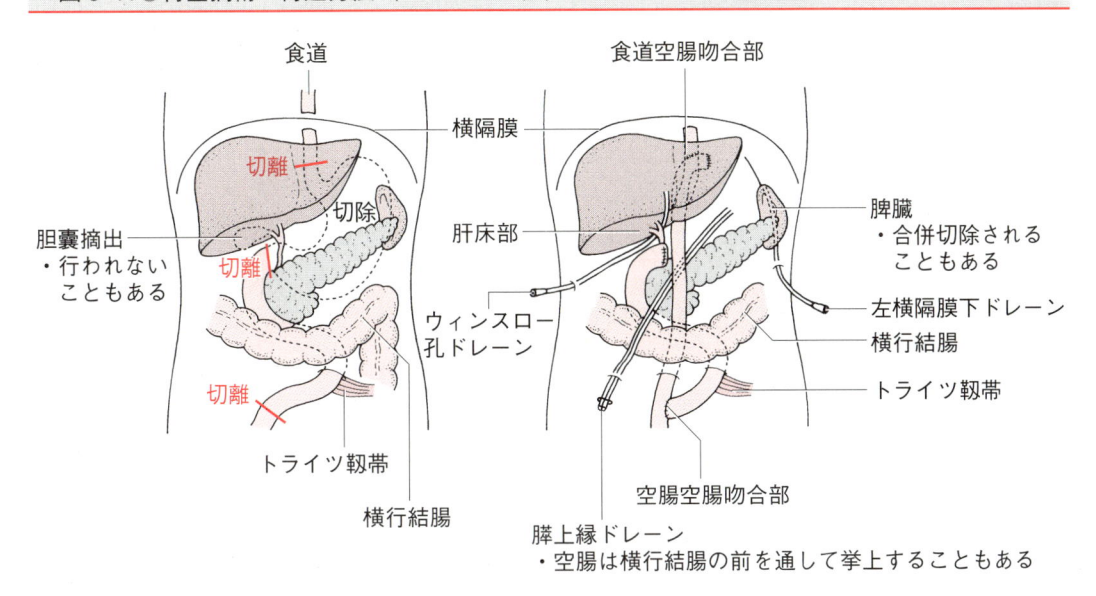

図3-11 ● 胃全摘術 再建方法（Roux-en Y法）とドレーンの留置位置

食道／横隔膜／食道空腸吻合部／胆嚢摘出・行われないこともある／切離／切除／切離／肝床部／ウィンスロー孔ドレーン／トライツ靱帯／横行結腸／脾臓・合併切除されることもある／左横隔膜下ドレーン／横行結腸／トライツ靱帯／空腸空腸吻合部／膵上縁ドレーン・空腸は横行結腸の前を通して挙上することもある

表3-13 ● 早期離床の目的と具体的内容

目的	具体的内容
術後呼吸器合併症の予防	・横隔膜を下げ，ガス交換面積を拡大する ・酸素消費量の増加に伴って，呼吸運動を促進し，痰の排出を促す
循環の促進	・静脈のうっ滞を防ぎ，静脈血栓や下肢深部静脈炎を予防する ・全身の循環を促進させ，全身の機能回復を促す ・心拍出量を増大させ，毛細血管の血流促進によって創傷の治癒を促す ・局所の圧迫を防ぎ，皮膚異常や褥瘡などの皮膚障害を防ぐ ・血圧の変動を抑え，起立性低血圧を防ぐ
消化管運動の促進	・腸蠕動を促し，排ガスを誘発し，イレウスや癒着を予防する ・胃管を抜去して，経口からの食事摂取を促す
排尿障害の予防	・腹圧がかかり，自然排尿を促す ・膀胱内留置カテーテルを早期に抜去できる
骨や筋肉の衰退防止	・筋力低下，腱の萎縮，関節の拘縮を予防する ・廃用性症候群を予防する
精神活動の活発化	・回復への動機づけとなる ・実際に離床ができると回復を実感でき，さらに回復意欲が増す

ができるようにすることである（表3-13）．

　早期離床は，患者の状況に応じて，患者と相談しながら段階的に進めていく．施行した術式によって，早期離床の進め方は変わってくる．大切なのは，離床の必要性・目的の説明を十分に患者に説明し，患者の受け止めを確認することである．一般的な開腹手術の場合は，順調な回復であれば，術後1日目には端座位をとってみる．その後，起立性低血圧に留意しながら，病室内の歩行，トイレ，洗面台への歩行と日常生活行動に取り入れて段階的に進めていく．

病棟内の廊下を100m，200m，あるいは何往復，ラウンジや病院内の売店と身体状況を十分に把握し，患者と相談しながら，到達目標を共有しつつ進めていく．この時点では，ドレーン・チューブ類や点滴ラインは挿入されているため，歩行時は障害物に十分に気をつける．離床が進むことにより，患者は回復への実感を体験できる．

ⓑ 引き起こしやすい術後合併症

全身麻酔下で開腹手術ならびに腹腔鏡下手術を施行した場合，麻酔侵襲・手術侵襲により引き起こしやすい合併症を機能別にあげると，以下のとおりである．

呼吸機能にかかわる合併症：術後呼吸器合併症(無気肺，肺炎)，低酸素血症，肺塞栓

循環機能にかかわる合併症：後出血，血圧変動(上昇・下降)，不整脈，ショック，乏尿・欠尿

身体防御機能にかかわる合併症：感染（創感染，ドレーン類挿入部の感染，尿路感染，医療生体材料による感染），縫合不全（吻合部，創部），創哆開（創離開），全身性炎症性反応（systemic inflammatory response syndrome；SIRS），敗血症，多臓器不全

消化・吸収機能にかかわる合併症：腸管麻痺，麻痺性イレウス，栄養状態の低下傾向

内部環境調節機能にかかわる症状・徴候：吸収熱として体温上昇，外科的糖尿病，たんぱく異化亢進

脳・神経機能，精神機能にかかわる合併症：術後せん妄，神経麻痺

運動機能にかかわる合併症：廃用症候群（disuse syndrome）

このような合併症を併発しないように，看護としては，術前からの身体リスクの査定や術後の早期離床を促進し予防に努める．早期離床を阻害する要因の一つに，術後疼痛がある．

ⓒ 術後疼痛の緩和

一般に創部痛は，術直後から9～13時間でピークになり，術後48時間までの創部痛が最も多い．創部痛のみではなく，特に消化器系の臓器切除そのものの内臓痛，内部組織の剝離，手術操作に伴う牽引痛，ドレーン挿入部の表在痛，腰背部痛，手術体位に伴う疼痛などがある．術後疼痛に対する反応は，十人十色で個人差が大きい．創部痛は，体動時や咳嗽時，それ以外に不穏時に増強する．

患者の反応としては，「痛い」と発言がある場合は，痛みの程度につい

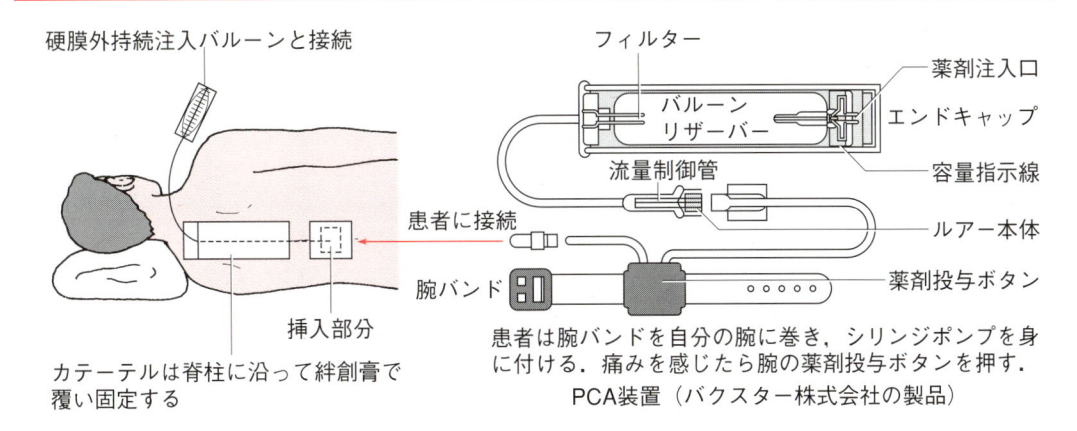

図3-12● 硬膜外カテーテルとPCA装置

硬膜外持続注入バルーンと接続
挿入部分
カテーテルは脊柱に沿って絆創膏で覆い固定する

フィルター
バルーンリザーバー
流量制御管
患者に接続
腕バンド
薬剤注入口
エンドキャップ
容量指示線
ルアー本体
薬剤投与ボタン

患者は腕バンドを自分の腕に巻き，シリンジポンプを身に付ける．痛みを感じたら腕の薬剤投与ボタンを押す．
PCA装置（バクスター株式会社の製品）

てアセスメントできる．発現がない場合でも「うー，うー」としかめ面をしたり，眉間にしわを寄せていたりすることもある．さらに，脈拍数が増加し，血圧も上昇し，呼吸も浅く，筋の緊張がみられたり，身体を動かそうとする場合は留意する．

　術後の疼痛が強い場合は，積極的に徐痛を図る．我慢をする必要はない旨を教育的に説明し，医師と連携して必要時鎮痛薬を用いて，疼痛のコントロールならびに緩和に努める．最近では，1〜2日目は強力な鎮痛薬，非麻薬系の鎮痛薬や坐薬で対応することが多い．

　疼痛コントロールの目的で，患者管理鎮痛（無痛）法（patient-controlled analgesia；PCA）が使用される（図3-12）．術後の患者の苦痛は，一人ひとりの手術後の状況によって，個別性がある．そのため，痛みは　創部痛とそのほかの苦痛を見分けて対処する．

　徐痛は，不安を排除し，早期離床を促進し，術後合併症の予防につながる．また，痰喀出，十分な呼吸運動が可能になり肺合併症（無気肺，肺炎）の予防ができ，呼吸機能の回復により，低酸素血症の防止に伴い全身に酸素がいきわたり，創傷治癒過程も促進する．

d　食事に関する援助

　全身麻酔によって，中枢神経機能が抑制されるため，手術中は自律神経反射の消失や筋弛緩の状態となる．消化管の動きもこれらの働きによって抑制され，生理的な腸蠕動運動が停止されている．術後は排ガスを認め，消化管の蠕動運動を確認でき，吻合不全がなければ，手術後5〜6日目頃から水分開始となる．水分摂取後，特に問題がなければ，術後7日目頃から流動食，三分菜食，五分菜食，七分菜食，普通食と2日ごとに食事が普通食に近づく（図3-13）．一般的に術後48時間以上経過しても排ガスがみられない場合は麻痺性イレウスの危険性があるので，腸蠕動運動を入念に

2　消化・吸収機能障害の治療に伴う看護　125

図3-13 ● 上部消化管切除術の術後食の種類

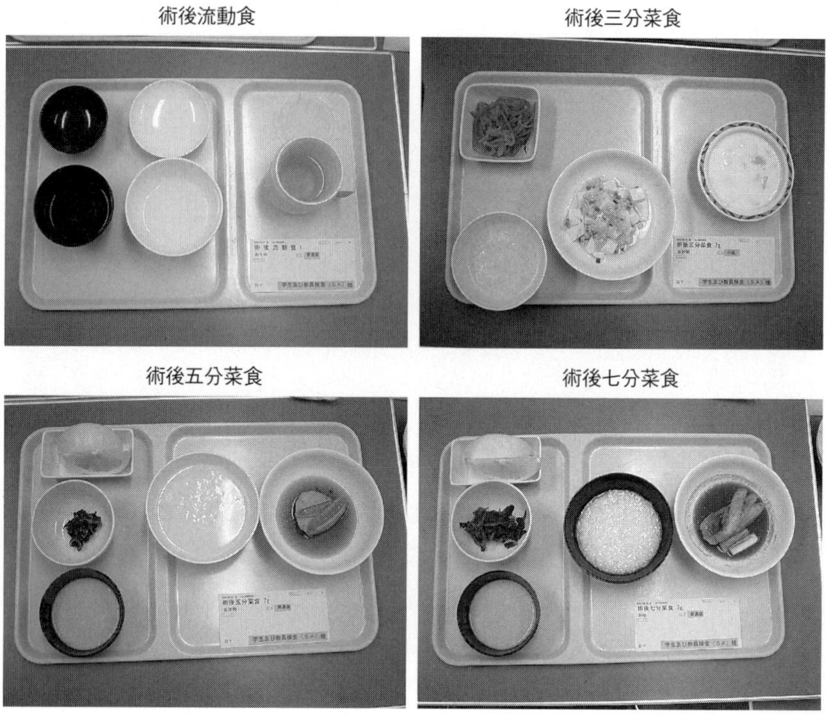

術後流動食　　　　　　　　　　　　術後三分菜食

術後五分菜食　　　　　　　　　　　術後七分菜食

観察する．

② 術後遠隔期の看護

　術後遠隔期にある患者の手術に伴う術後の機能障害の程度と内容は様々であるが，そのことが患者や家族の生活に及ぼす影響も様々である．消化・吸収機能障害の場合についていえば，一時的な消化器症状と長期間に続く消化器症状とがある．

　したがって看護師は，術後に生じた消化・吸収機能障害を患者自身がどのように受け止め，生活行動に対するセルフケア能力がどの程度であるのかを把握することが大切である．さらに，支援する必要性はあるのか，どの部分を代わりに行えばいいのかについてアセスメントする．快適な日常生活を過ごせるよう，その時々に相応しい方法を患者と共に考える．

　その結果，手術によって生じた変化への適応に向けた看護が必要となる．具体的には，自分の消化・吸収機能がどのように変化したかを知り，受け止められるような援助，その変化により，自分の今までの食生活がどのように影響を受けるかがわかるような援助，消化・吸収機能の変化に合わせて，どのように生活行動すればよいかがわかるような援助，消化・吸収機能の変化に対応できない場合や増悪因子がわかるような援助，本人がもち合わせている「何とかする力」を十分に発揮できるよう援助していくこと

が必要となる．

4）腹腔鏡下手術を受ける患者と家族への看護

(1) 腹腔鏡下手術の概要

腹腔鏡下手術（Laparoscopic Surgery）は，近年になって登場してきた新しい治療法で，胸部や腹部の壁に小さな穴を4，5つ開けて，腹腔内に炭酸ガスを送気し小さなテレビカメラを胸腔や腹腔に挿入し，術野を観察しながら，操作錐子（細長い手術器具）でテレビモニターを見ながら手術を行う方法である．消化器系疾患において，現在行われている腹腔鏡下手術は表3-14に示すとおりである．

開腹手術と比較して，腹腔鏡下手術は切開創が小さく，手術中も人的操作による消化管臓器が空気中にさらされることも少ないため，術後の麻痺性イレウスを引き起こす頻度も低い．また，手術を行う医師たちの熟達度によるが，開腹手術より手術時間は平均的に短い．そのため，麻酔時間も短縮され，麻酔侵襲・手術侵襲が少なく，術後の回復過程も患者の負担が少なく順調に進み，早い（表3-15）．

(2) 腹腔鏡下手術と看護

看護は「3）開腹手術を受ける患者とその家族への看護」に準じる．

手術開始時に，炭酸ガスを腹腔内に注入し，気腹する．これは術野を拡大し，挿入した細長い手術器具で手術操作をスムーズに行うためである（図

表3-14 ● 現在行われている腹腔鏡下手術

食道	食道抜去術	胆道	胆嚢摘出術
胃	全層胃部分切除術		総胆管切開，ドレナージ術
	胃内粘膜切除術	膵臓	膵頭十二指腸切除術
	胃瘻造設術	脾臓	摘出術
	バイパス術	その他	ヘルニア根治術
	幽門側胃切除術		虫垂切除術
小腸	部分切除術		大網充填術
大腸	部分切除術		癒着剝離術
	癌に対する根治術		泌尿器科疾患
肝臓	囊胞開窓術		婦人科疾患
	系統的切除術		

出典／後藤由夫，浅木茂編：内視鏡治療手技の実際改訂版，医薬ジャーナル社，1999，p.289.

表3-15 ● 腹腔鏡下手術のメリット・デメリット

メリット	デメリット
・切開創が小さい（5〜10mm） ・術後疼痛が少ない ・入院期間短縮 ・早期の社会復帰可能	・気腹を必要とする ・特異の合併症がある（$PaCO_2$の上昇，血圧の上昇・下降，不整脈） ・特殊機器・器具を使用 ・手術時間が延長する傾向がある

図3-14●腹腔鏡下手術

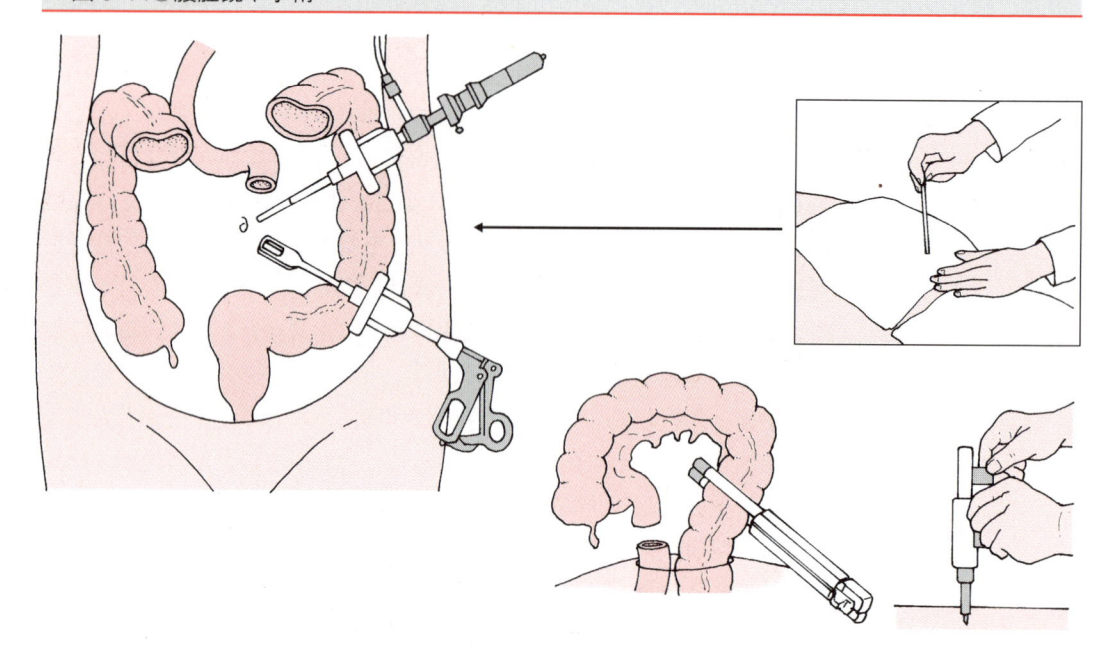

図3-15●腹腔鏡下手術の切開創

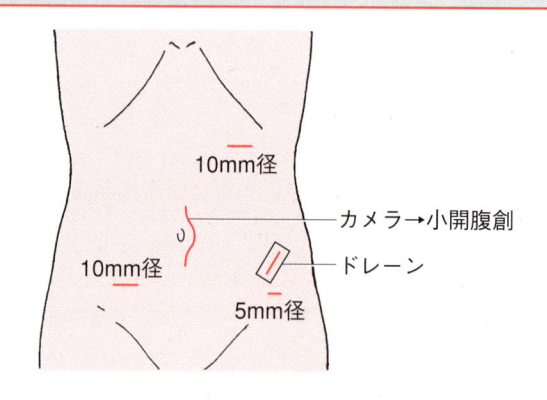

10mm径
カメラ→小開腹創
10mm径
ドレーン
5mm径

3-14).腹腔鏡下手術の切開創は図3-15のとおりである.

　気腹により留意を要する点は,注入した炭酸ガスが組織内に侵入し,呼吸機能や循環機能に影響を与え,術後の循環動態を不安定にしたり,術後皮下気腫を引き起こしたりする.術後の皮下気腫は,経皮的に触診すると,泡をつぶすような感触であるが,患者は皮下に炭酸ガスが侵入しているために,痛みを感じる.皮下気腫は時間の経過とともに自然と組織内に吸収される.

　術後の食事開始は,開腹手術より早く,一般的に排ガスを認めたら,術後3日目頃より,流動食から開始となる.術後の合併症を引き起こさなければ,7日目に抜糸し,今後の生活指導を受け,退院となる.社会復帰も

開腹手術より早く，医師との相談により決まるが，約1か月前後で可能である．

3 放射線療法

放射線療法は，臓器の機能・形態を温存でき，身体侵襲が小さく，高齢者や合併症のある患者でも適応できる特徴がある．放射線療法のみの治療より，手術療法や化学療法と併せた集学的治療として行うことが多い．

消化器では特に食道癌に対する放射線治療の有効性が認められている．わが国では食道癌の90%が扁平上皮癌であり，放射線感受性が高い組織型であり，また，食道は体外から照射する外照射と腫瘍に直接照射できる腔内照射を組み合わせて施行することができ，さらに化学療法との併用で良好な治療成績が報告されている．そのほかにも胆管癌や直腸癌に対しても放射線治療が行われている．

現在の放射線治療は，リニアック（linear accelerator；LINAC，直線加速器）を用いた外照射（図3-16）が主流である．照射時間は5〜15分程度と短時間で，照射線量は病態や治療目的によって様々である．

1）放射線宿酔の症状を緩和するための援助

放射線宿酔は，放射線治療開始当初に発症することが多いが，数回の照射で消失・軽減する一過性の全身的反応である．めまいや悪心，倦怠感，頭痛など船酔いのような症状であり，放射線に対する不安など心理的要因

図3-16 ● リニアック（直線型加速器）を用いた外照射

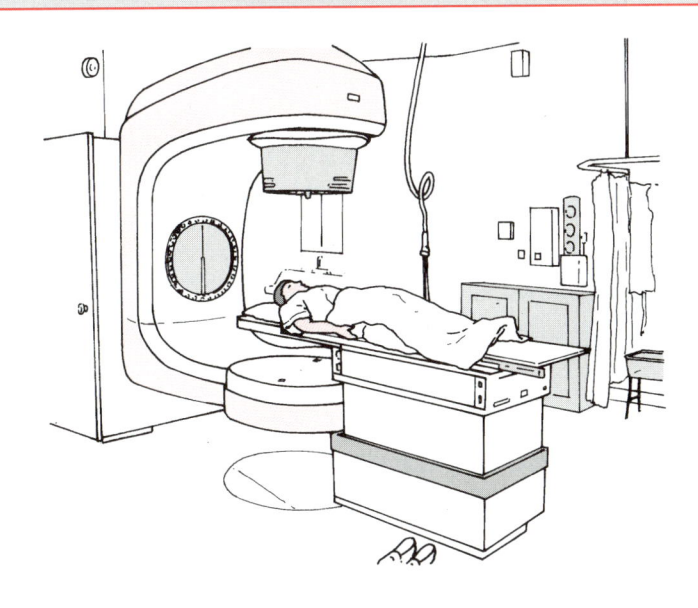

が関与するともいわれている．食事は悪心を誘発する刺激物は避け，数回に分けて少しずつゆっくり摂取するよう説明し，水分摂取を促す．治療後は十分な休息を取れるよう配慮し，リラクセーションを実施し，不安の軽減を図る．

2）骨髄抑制時の感染を予防するための援助

放射線治療の場合，照射部位に骨髄が広範に含まれる場合を除いては，臨床上問題となるような骨髄抑制は起こらない．しかし，化学療法との併用で増強しやすいため，定期的に血液検査を行いモニタリングする必要がある．感染予防（手洗い，うがい，マスクなど）のためのセルフケアを行えるよう支援する．

3）粘膜障害に伴う栄養状態低下を予防するための援助

粘膜上皮の幹細胞は放射線感受性が高く，食道・腸などの消化管粘膜は障害を受けやすく，浮腫，びらん，疼痛，出血などの症状がみられ，腸の放射線治療では下痢が起こることもある．食事や水分の摂取が困難になり，栄養状態の低下や脱水を起こす場合もある．

症状に対しては，粘膜保護剤や抗潰瘍薬などの薬物治療に加え，症状に合わせやわらかい食事に変更する，よく咀嚼し少しずつ水分とともに摂取する，刺激物や消化の悪いものは避ける，など食事内容や摂取方法について検討し，栄養状態を維持するための援助を行う．

4）皮膚障害の予防と対処についての援助

皮膚の基底細胞は放射線感受性が高く，障害を受けやすい．そのため脱毛・乾燥による軽い紅斑で始まり，瘙痒感が強くなる．発赤・腫脹が生じ，水疱・びらんに移行し，潰瘍や壊死に至ることもある．照射部位の皮膚の観察を注意深く行い，症状を把握し早期発見に努めるとともに，照射部位の保護（傷をつくらない，血行障害を防ぐ，皮膚への刺激を避ける，清潔にする）について，具体的に説明し，皮膚障害の予防のためのセルフケアを援助する．湿布剤や軟膏の使用については，放射線の散乱線皮膚障害を起こしやすくするものもあるため，医師に相談して使用する．また，症状が出現した場合は，冷罨法を行い，医師の指示に従い，軟膏を塗布する．

5）病状および放射線治療に伴う不安を緩和するための援助

放射線治療を受ける患者のなかには，ほかに有効な治療法がなく，放射線治療に望みを託す者や，先入観から放射線に否定的なイメージをもち，不安を抱く者もいる．家族もまた同様である．患者と家族の苦悩に寄り添

い，不安の一つひとつを解消していけるよう心理的サポートが重要である．

4 栄養療法

栄養療法は，経口で食物の摂取が難しい患者に対し，栄養補給目的で行われる治療法である．主に，経腸栄養と中心静脈栄養がある．

1) 経腸栄養

経腸栄養とは，腸管を介した生理的な栄養法であり，中心静脈栄養と比較すると取り扱いが簡便で安価である．基本的に腸管に通過障害がなく，栄養素を消化・吸収する機能がある程度保たれている場合に用いられる．経腸栄養の適応と禁忌については，表3-16を参照されたい．

経腸栄養の投与方法には，①経鼻栄養（鼻からチューブを挿入し，その先端を食道や胃，腸管に留置し，経腸栄養剤を注入する），②経瘻孔栄養（腹壁に瘻孔を造設し，瘻孔からチューブを挿入して胃や空腸に経腸栄養

表3-16●経腸栄養の適応と禁忌

適応	禁忌
腸管機能に問題はないが，以下の経口摂取の問題がある人 ①食事摂取のための咀嚼・嚥下など構造的・機械的な問題がある ②咀嚼に機能的な問題がある ③嚥下に機能的な問題がある ④食品を限定し少量の食事なら摂取可能だが十分でない ⑤病状から経口摂取が勧められない	経腸栄養自体が病状を悪化させるおそれがある場合 ①腸管が完全に閉塞している ②強い吸収障害がある ③消化管瘻（激しい場合）および消化管出血がある ④重症膵炎の急性期 ⑤激しい下痢 ⑥消化管の安静が必要 ⑦ショック状態など全身状態が安定していない

出典／飯島正平編著：NST必須手技マニュアル，メディカ出版，2007，p.41.

図3-17●経瘻孔栄養

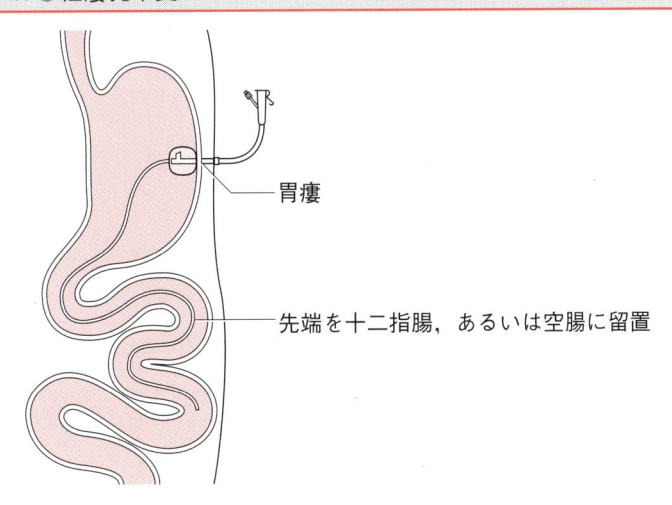

胃瘻

先端を十二指腸，あるいは空腸に留置

表3-17●経管栄養剤の種類と特徴

		自然食品流動食	半消化態栄養剤	成分栄養剤（ED）
組成		天然の食品を混合したもの 窒素源はたんぱく 糖質はデンプン 脂肪は多い	自然食品を人工的に処理して消化態にした粉末 窒素源はたんぱく 糖質はデキストリン 脂肪はやや少ない	化学的に組成の明らかなもので構成 窒素源はアミノ酸ペプチド 糖質はデキストリン 脂肪はきわめて少ない
投与方法	経路	経鼻，経瘻孔，経口	経鼻，経瘻孔，経口	経鼻，経瘻孔，経口
	チューブ	内径4mm以上	内径2〜3mm	内径1mmで注入可能
	速度	速度調整が困難，分割投与が普通	100mL/時間前後	100mL/時間以下が望ましい
消化と吸収		消化必要，吸収普通	一部消化必要，吸収良	消化不要，吸収容易
残渣		多い	少ない	きわめて少ない
維持投与量		2000kcal以下	2000kcal前後	2000kcal以上可能
副作用		下痢	悪心，下痢	下痢，高血糖，ときにAST（GOT），ALT（GPT）上昇
味・香り		良好	比較的良好	不良

剤を注入する（図3-17）．③経口栄養（経口的に経腸栄養剤を摂取する）の3つの経路がある．

また，経腸栄養剤は組成の分子量によって，成分栄養剤（elemental diet；ED），半消化態栄養剤，自然食品流動食の3つに分類でき，患者の消化・吸収能力に合わせて選択される．成分栄養剤は，消化をほぼ必要とせず残渣も生じず脂肪含有量も必要最低限に抑えていることから，未消化態たんぱくを含む経腸栄養剤による栄養管理が困難な術後栄養管理（上部消化管術後など）やクローン病などの炎症性腸疾患，膵疾患の栄養管理などに適用される（表3-17）．

経腸栄養を受ける患者の看護について，以下に述べる．

(1) **感染予防を考慮した実施と管理をするための援助**

経腸栄養剤は，高栄養で細菌が繁殖しやすく感染源となりうるため，経腸栄養剤の調製方法および必要物品の取り扱い方法に留意する必要がある．

注入ボトルラインは1日1回交換・洗浄し，ミルトン®など0.01%次亜塩素酸ナトリウムを用いて消毒するとよい．チューブ交換は経鼻の場合，2週間に1回，経瘻孔の場合，4〜6週間に1回で行う．

調製後の栄養剤は気密容器に保存し，8時間以内に使いきることを厳守する．

(2) **下痢，嘔吐，腹痛などの合併症の予防と対処についての援助**

経腸栄養では，下痢，嘔吐，腹痛，腹部膨満感といった消化器症状が生じることがあり，特に下痢が起こりやすい．その原因として，栄養剤の副作用のほかにも不適切な調製・注入方法も考えられる．まず，栄養剤の温

図3-18●チューブの固定

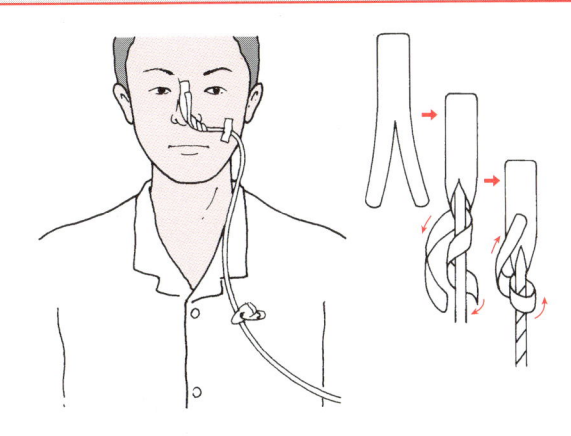

度は常温に戻しているか，適正な濃度に調製したか，細菌汚染はないか，注入速度は適切か（速すぎないか）を確認し，患者に合った注入速度に調整していく必要がある．

　胃瘻からの経腸栄養では，注入速度が速すぎる場合など，嘔吐による誤嚥の危険がある．また，空腸瘻からの経腸栄養では，嘔吐の危険性は少ないが，濃度が濃すぎる，速度が速すぎると，ダンピング症候群様の低血糖を起こす重篤な副作用がまれに起こるため注意が必要である．低濃度，低速度で段階的に進めていくことが望ましい．

　栄養剤の胃食道への逆流を防ぐために，注入後30分から1時間ほどは上体を挙上（30～90度）した姿勢で過ごす．

　また，経腸栄養剤は残渣が少ないため便秘に偏る場合がある．便秘はこれらの消化器症状を助長するため，排便コントロールのための援助を行う．

(3) **チューブの閉塞・抜去を予防するための援助**

　チューブ内に栄養剤が付着することによる閉塞を防ぐため，栄養剤注入前後に微温湯30mlを注入し，持続注入の場合は7～8時間ごとに微温湯を注入する．

　経鼻の場合は，チューブが抜去しないように，また，起こりやすい鼻粘膜の損傷を避けるために工夫して，鼻翼と頬にテープで固定する（図3-18）．胃瘻・空腸瘻のチューブが抜去した場合，瘻孔は自然閉鎖するため，速やかにチューブを再挿入する．胃瘻・空腸瘻でもまれにチューブの逸脱が生じることがあるため，注入前はチューブ先端が適切な位置まで挿入されているか，チューブにシリンジで少量の空気を入れ，聴診器で気泡音を聴取し確認する．

(4) **チューブ挿入部および瘻孔部周囲の皮膚トラブルを予防するための援助**

胃瘻・空腸瘻では，体外固定具（チューブストッパー）による皮膚圧迫や瘻孔周囲漏れなどにより，皮膚のびらん・潰瘍・感染を起こすことがある．体外固定具は適度に緩めて皮膚圧迫を避け，瘻孔周囲漏れを予防するために栄養剤注入の20〜30分前にチューブのふたを開放し，消化管内の減圧を図る．また，瘻孔周囲漏れが生じた場合は，微温湯で洗浄し保清を図る．入浴は瘻孔造設後2週間で可能となり，消毒や密閉保護の必要はない．

(5) 治療を継続でき，その人らしく生活できるための援助

　成分栄養や半消化態栄養は，味覚の点では自然食品流動食には劣る．クローン病などのように根治が難しく，経口摂取による経腸栄養を長期にわたり継続していく必要がある場合，味覚の改善は治療継続のための重要なケアといえる．

　栄養剤には嗜好性の高いバナナやストロベリー，コーヒー，抹茶味などに味つけされた製品もあれば，組成の特性から味の改良が難しいものには専用のフレーバーが用意されているものもある．味覚の嗜好性は個人差があるため，試飲などを行い患者の好みに合った味を選べるよう援助する．

2）中心静脈栄養

　中心静脈栄養(total parenteral nutrition；TPN)とは，中心静脈(central venous；CV)を介して高エネルギー輸液を行う栄養療法であり，1日2000 kcal以上の投与が可能である．中心静脈は血流が多いため高濃度の輸液でもすぐに希釈され，静脈炎を起こす可能性が低く，長期の栄養管理に適している．

　中心静脈栄養には，体外式カテーテル法と埋め込みポート式カテーテル法がある．体外式カテーテル法とは，鎖骨下静脈，外頸静脈，内頸静脈，大腿静脈など（図3-19）を穿刺し，カテーテル先端を上大静脈に留置する方法で，従来から一般的に行われている．

　皮下埋め込みポート式カテーテル法（図3-7参照）とは，鎖骨下静脈からカテーテルを挿入し先端を上大静脈に留置した後，カテーテルと接続したポートを皮下に埋め込み，ポートに専用針（ヒューバー針）を刺入して輸液を行う方法である．輸液の実施や管理が簡便であるため，在宅で行う中心静脈栄養（home parenteral nutrition；HPN）や，近年では大腸癌に対する化学療法（FOLFOX療法，FOLFIRI療法）でも広く用いられている．

　中心静脈栄養を受ける患者の看護について，以下に述べる．

(1) カテーテル挿入時合併症を早期発見するための援助

　カテーテル挿入時に起こりうる合併症では，特に気胸に注意が必要であり，呼吸困難，咳嗽，胸痛などの症状の有無を確認し早期発見に努める．

図3-19●中心静脈栄養穿刺部

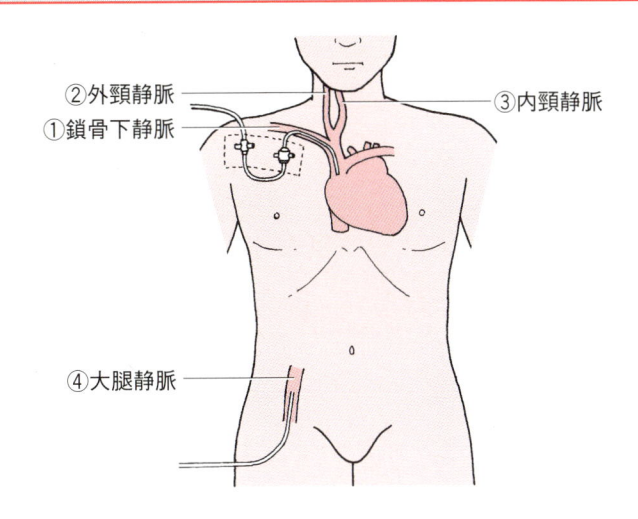

②外頸静脈
①鎖骨下静脈
③内頸静脈
④大腿静脈

通常，挿入時は胸部X線検査にて適正な位置へ挿入されているか確認される．

(2) **カテーテルからの感染防止と早期発見をするための援助**

中心静脈カテーテルからの感染は，細菌が血流にのり，全身に運ばれて敗血症を引き起こす可能性がある．生命の危機状態に陥る重大な合併症であるため，感染予防を徹底する必要性がある．主な感染経路はカテーテル刺入部と三方活栓やY字管などの側管口からの感染である．

体外式の場合，カテーテル刺入部は，消毒と透明性フィルムドレッシング剤による保護を定期的（週1回，ICUでは週2回）に行い，汚染があれば，その都度，実施する．鎖骨下穿刺部での固定例を図3-20に示す．

埋め込みポート式の場合は，ポートが完全に皮下に埋め込まれているため，カテーテル感染や敗血症が起きるリスクは低いが，長期連用によりヒューバー針刺入部の皮膚が薄く脆弱化し，刺入部感染を起こすことがある．また，ポートから鎖骨下静脈までの皮下トンネルやポートが埋め込まれている皮下ポケットの感染も起きる可能性がある．皮膚の脆弱化を最小限に抑えるために刺入部を少しずつずらし施行する必要がある．また，観察は刺入部だけでなく皮下トンネル，皮下ポケットといったポート部を意識して行う必要がある．

中心静脈カテーテルの入れ替えについては，従来は感染予防効果を期待し定期的（4週間に1回）に行うほうがよいといわれていたが，入れ替えの有無と感染率に明らかな関連が認められないという研究報告があり，近年ではカテーテル感染や血栓による閉塞が明らかでないときはカテーテルの入れ替えを行う必要はないとされている．

図3-20●鎖骨下穿刺部の固定例

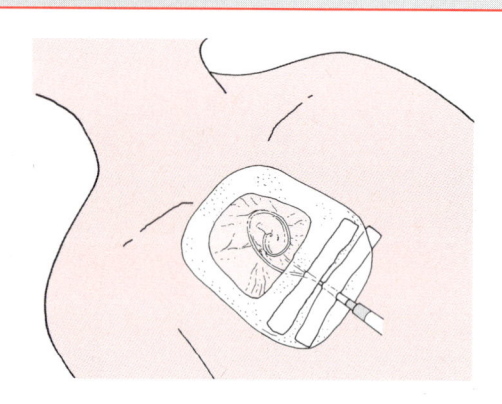

　従来の輸液ラインでは多くが三方活栓を利用しており，短時間ではあるが活栓を開放し薬剤投与などを行っていたが，近年では，感染予防対策として閉鎖式輸液システムが普及しつつある．従来の開放式輸液システムを用いている場合は，三方活栓を極力使用しないこと，使用する場合は無菌操作を厳密に行い，薬液注入部を70～80％アルコールで消毒し，保護キャップは使い捨てにし，再利用しないように注意する．
　38℃以上の発熱や，刺入部およびポート部の，発赤，腫脹，疼痛，滲出液（膿様）の有無を観察し，感染の早期発見・早期対処に努める．

(3) **カテーテルの閉塞，逸脱，離断を早期発見するための援助**

　カテーテルの長期留置により，カテーテル周囲にフィブリンが付着して血栓が形成され，カテーテルの閉塞や血栓性静脈炎を生じる可能性もある．また，輸液バッグが空になり，血液が逆流や凝固するといった輸液管理上の問題から起こることもある．また，まれではあるがカテーテルが血管外に逸脱・離断し，輸液製剤が鎖骨周囲に漏れることもある．
　適切な輸液管理のもとで，発熱，局所の腫脹・疼痛の有無，輸液の滴下状況を確認し，これらの合併症の早期発見に努める．閉塞があった場合，血栓塞栓症を起こすリスクのあるフラッシュは行わずゆっくりと吸引し，血栓などが除去されなければ医師に報告する．血管外漏出が考えられる場合は，輸液を止めて医師に報告する．

(4) **代謝性合併症を早期発見するための援助**

　中心静脈栄養で用いられる輸液製剤は，高張糖質液であるため高血糖をきたすことがある．糖尿病患者や高齢者，手術や感染など侵襲時などでは，耐糖能が低下するため注意が必要である．また，高エネルギー輸液を中断した際は，反応性の低血糖発作が起きることがある．そのほかにも，高エネルギー輸液の大量投与によるリンやカリウムなどの電解質異常や食品中には含まれ，身体機能の維持に必要な微量元素の欠乏など，代謝性合併症

を起こす可能性がある．

　現在ではこのような代謝性合併症を予防するための高エネルギー輸液製剤があり，適正な投与量や投与組成であれば，患者が重篤な状態に陥ることはまれである．患者に用いられている投与中の輸液製剤（組成）と投与量を把握し，適正な輸液管理を行うとともに，代謝性合併症の症状の有無を確認し，早期発見に努める．主な代謝性合併症に伴う症状は表3-18に示す．

(5) **カテーテルの誤抜去などの事故を防止するための援助**

　体外式の場合，中心静脈カテーテルは皮膚に縫合固定される場合が多いが，輸液ラインが人の手や物に引っかかり誤抜去が起こることがある．カテーテルの誤抜去を防ぐため，ループを作り，ドレッシング剤と絆創膏で皮膚に固定し，さらに輸液ラインを寝衣に図3-21のように固定する．

　また，患者は輸液を意識せず行動したり，点滴台がスムーズに動かず転倒することもある．点滴台および環境の整備を行うとともに，患者が自らカテーテルを意識し事故のないよう気をつけながら生活できるように援助する．

表3-18●中心静脈栄養に伴う主な代謝性合併症

合併症	症状
高血糖	口渇，多尿，悪心・嘔吐，血圧低下など
低血糖	四肢冷感，顔面蒼白，頻脈，傾眠など
亜鉛欠乏	皮膚炎，脱毛，下痢，味覚異常など
必須脂肪酸欠乏	皮膚の乾燥・落屑，知覚鈍麻，倦怠感，歩行困難など
ビタミンB_1欠乏	悪心・嘔吐，腹痛など
電解質異常（リン，カリウム）	多量の発汗，嘔吐，知覚異常，痙攣，不整脈など

図3-21●輸液ライン固定の工夫

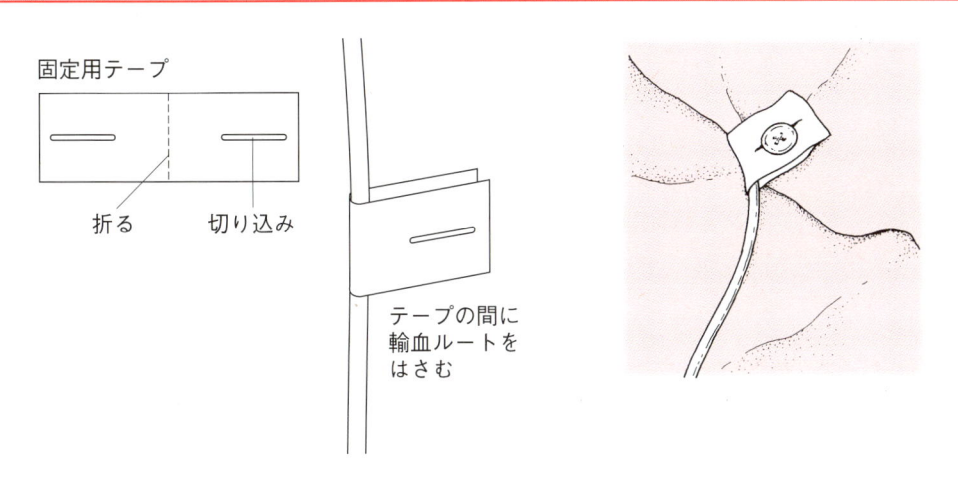

(6) **絶食や持続輸液による体動制限・拘束感に伴うストレスを緩和するための援助**

消化・吸収機能障害をもつ患者は，治療上の目的で絶食を行うことも少なくない．食事は，人間の生理的欲求であるが，家族や友人・知人など人々との交流の機会でもあり，ストレス解消手段としても用いられ，人間が生活するうえでは重要な意味をもつ．

したがって，絶食は患者にとって非常にストレスフルな治療となる．また，持続輸液による体動制限は生活範囲を狭めることにもなり，拘束感を抱きやすく，心理的負担は大きい．患者のこのような心理を理解し，ストレスの緩和のための援助を行うことが重要である．

(7) **在宅において，患者・家族がその人らしく生活できるような援助**

在宅において中心静脈栄養の継続が必要な場合，患者や家族が安全に，また，安心して実施・管理できるよう，必要な知識と情報を提供し，確実に手技を習得するための援助が必要である．

また，長期的な治療継続を考慮して，できる限り生活が制限されないように，埋め込みポートによる輸液方法や夜間就寝中などを利用した間欠的輸液法の選択，輸液をしながら活動可能な輸液ジャケットの利用など，有用な情報を提供し，ライフスタイルに合った輸液方法を検討できるよう援助する．また，社会資源の活用，地域医療・保健との連携，など地域生活におけるサポートシステムの確立も援助する．

第4章 消化・吸収機能障害をもつ患者の看護

A 化学療法・放射線療法に伴い摂取機能障害を生じた患者の看護

　化学療法・放射線療法は，悪性腫瘍に対する主な治療法として，手術療法と並び幅広く適応されてきている．化学療法は，静脈内注射や内服によって薬剤を投与する全身療法の一つであり，放射線療法は手術療法と同じく局所療法である．腫瘍が原発巣のみにとどまっている場合には局所療法が行われるが，原発巣を超えて腫瘍が広がった場合やそのおそれが大きい場合には，化学療法が行われる．また，手術前の補助療法や根治療法，手術後補助療法としても用いられ，2つ以上の治療法を組み合わせる集学的治療が行われることも多くなってきている．

　集学的治療の狙いは，それぞれの治療の長所を生かし，互いの短所を補い合うようにして治療効果を高めることにある．しかし，それぞれの短所が複合して重篤な有害反応が生じる危険性もあり，治療効果が高い反面，患者のQOLが大きく低下することがある．

　抗癌薬による化学療法の主な副作用には，以下のようなものがあげられる（表4-1）．副作用のなかでも消化器症状は，すべての抗癌薬に生じやすく，かつ苦痛が大きい．そのため消化器癌患者では，腫瘍そのものによる消化器症状との鑑別も重要である．それらの症状の出現時期や状況などからアセスメントし，消化器症状に伴う摂取機能障害から生じる心身の消耗を最小限にとどめられるよう援助する必要がある．

表4-1 ● 抗癌薬の副作用

器官	主な有害事象
骨髄	白血球減少，血小板減少，貧血
消化器系	悪心・嘔吐，食欲不振，AST上昇，ALT上昇，胆道系酵素の上昇，下痢，便秘
皮膚・粘膜系	色素沈着，脱毛，手足症候群，爪甲異常，口内炎，静脈炎，血管外漏出性皮膚炎
腎臓系	尿細管障害，糸球体濾過機能低下（血清クレアチニン上昇，CCr低下）
循環器系	心筋障害
呼吸器系	間質性肺炎，肺線維症
神経系	末梢神経障害，自律神経障害，難聴，味覚異常など
膀胱	出血性膀胱炎
生殖器系	無月経，卵巣機能不全，勃起不全，射精障害，精子数減少，性欲低下
精神	不安，抑うつ
その他	過敏症（インフュージョンリアクションを含む），二次的発癌

出典／福島雅典監：がん化学療法と患者ケア（クリニカル・ナースBOOKシリーズ）改訂版，医学芸術社，2005，p.52．一部改変．

表4-2 ●放射線療法の副作用

早期反応 (治療開始から3か月まで)	全身反応	放射線宿酔
		骨髄機能抑制
	局所反応	放射線皮膚炎
		放射線粘膜炎
		急性浮腫
		放射線肺臓炎
晩期反応 (治療開始から3か月以降)	難治性潰瘍 イレウス 穿孔 二次的発癌	

出典／辻井博彦監：がん放射線治療とケア・マニュアル（クリニカル・ナースBOOKシリーズ），改訂版，医学芸術社，2005, p.30.

放射線療法では，治療部位により一定量の放射線治療で生じてくる副作用に差があり，個体差も大きい（表4-2）．また，化学療法と同様に治療効果を感じにくく，期間も長期に及ぶことから精神的負担も大きく，それに起因する症状などもあいまって摂取機能障害を生じやすい．

看護にあたっては，化学療法と放射線療法それぞれの副作用とその対処法に関する正しい知識をもち，苦痛を取り除き，心身ともに治療に臨めるよう援助していく必要がある．

本項では，食道癌の術前補助療法として化学療法・放射線療法を併用したことにより，摂取機能障害を生じた患者の看護に焦点を絞り，必要な看護について述べる．

1) アセスメントの視点と情報収集

(1) 摂取機能障害の原因と程度を把握するための情報収集

患者の食欲，空腹感・満腹感，味覚障害，悪心・嘔吐の有無を観察する．また，それらの症状の出現時期を把握し，使用している抗癌薬の種類と投与量，投与期間と経過，放射線照射部位と放射線量などとの関連をアセスメントする．

食道癌患者では，腫瘍そのものによるつかえ感や嚥下困難が食事摂取を妨げている危険性もあるため，腫瘍の部位や大きさ，嚥下障害の有無や程度，患者が感じているつかえ感なども把握する．放射線治療の初期には，腫瘍の縮小よりも食道粘膜の浮腫が強くなり，つかえ感や嚥下困難感が増すことがある．

その他，食事に対する不快感や嘔吐してしまうのではないかという恐れ，心理的な影響が食事摂取に影響していないかについて情報収集する．

食道癌に対する放射線療法の後期には，食道潰瘍や穿孔，および瘻孔形成，食道狭窄，放射線性胸膜炎など重篤な副作用の観察も行う必要がある．

放射線照射後の食道狭窄の残存や嚥下障害の有無や程度も把握する．

(2) 摂取機能障害への援助の必要性を明らかにするためのアセスメント

患者の食事摂取の状況を把握し，栄養摂取量の不足はないか，栄養素のバランスは偏っていないかを把握する．

体重の増減，血清総たんぱく，血清アルブミンなどの検査データ，貧血の有無などから身体の栄養状態を把握する．患者の活動状況などから全身への影響（衰弱状況）についてアセスメントする．嘔吐を伴っている場合には，脱水や電解質異常などについてもアセスメントが必要となる．

(3) 摂取機能障害に起因した精神面への影響についての情報収集とアセスメント

化学療法や放射線療法の副作用として摂取機能に障害を生じ，「食べられない」ことに関して，患者がどのように受け止めているかを把握する．治療前の説明内容やその受け止め方についても把握が必要である．予想していた摂取機能障害が実際に生じたときの受け止め方には個人差があるため，じっくり話を聴いて情報収集する必要がある．また，食べられないことが，患者の精神面に及ぼしている影響についてもアセスメントする．

2）生じやすい看護上の問題

①悪心・嘔吐，食欲不振に関連した食事摂取量の減少と栄養状態の低下がある．
②思うように食べられないことに関連した焦燥感や不満感がある．
③食事摂取量の減少に起因する治療継続への不安がある．

3）目標と看護

(1) 食事摂取量の低下の誘因を取り除くための援助

食事摂取量の低下を引き起こしている原因を把握し，その原因をできる限り取り除く必要がある．抗癌薬投与に伴う悪心・嘔吐には，通常，制吐薬が使用されるが，悪心・嘔吐の出現時期には個人差がある．また，悪心・嘔吐は時に精神的影響を受けやすい．したがって，患者の訴えに耳を傾けると同時に，患者個人の症状出現に合わせた薬剤投与が重要である．

味覚異常や嗅覚異常によって食事摂取量の低下が生じている場合には，実際に患者がどのようなにおいや味を不快に感じるかを把握し，それらの食品を含まない食事が選択できるよう援助する．また，食事環境を整えることによって，不快感が軽減される場合もあるので，患者の意向を尊重しながら援助を行っていく必要がある．

(2) 食事摂取量の確保と栄養状態の悪化予防への援助

食事の時間と抗癌薬投与に伴う悪心・嘔吐の出現時間を考慮し，投薬時

間を医師と相談する．また，制吐薬の使用方法について検討し，患者にとってより効果の高い投与方法を選択する．

悪心・嘔吐を誘発したり増強しやすい食品は何かを把握し，それに代わる食品を準備する．熱い飲食物，酸味，香辛料，塩分などの刺激の強い飲食物，硬い食べ物，冷たいものなどは刺激となって悪心・嘔吐を増強する危険性があるので注意する．胃に停滞しやすい食物（高脂肪食や固形食品）は避けるよう指導する．病院食にこだわらず，患者が食べられる食物を選択して摂取できるよう援助する．また，無理に食事摂取しなくてもよいことを伝え，「食べられない」不安の軽減を図る．

栄養状態をアセスメントしたうえで，栄養を補給できる食品を提供する．また，不必要なエネルギー消費がないよう生活援助を行い，栄養状態の維持に努める．栄養摂取低下に伴う感染症や合併症（痩せ・脱水など）を予防し，できるだけ体力の消耗を防ぐ．

(3) 摂食機能障害が及ぼす精神面への影響に対する援助

「食べられない」ことを患者自身がどのように受け止めているか，生活意欲や闘病意欲に影響を及ぼしていないかを把握する．話をゆっくり聞くこと自体が精神的安定につながる場合がある．しかし，看護師からの話が食事に関するものばかりになることで，患者は食べなくてはという思いや焦りを抱きやすいため注意が必要である．

患者は「食べられない」ことや体力の消耗から，治療を継続していけるか，手術を無事に迎えられるかなどの不安を抱きやすい．化学療法や放射線療法に伴う悪心・嘔吐や食欲不振は，治療後必ず軽快することをよく説明し，治療に臨めるよう援助する．

盛りつけの量をあらかじめ少なくするなど，少しでも「食べられた」という満足感がもてるようなかかわりも有効である．

B 食道癌の手術により嚥下機能障害，移送機能障害を生じた患者の看護

食道は消化・吸収機能のうち，嚥下機能，移送機能を担う臓器である．

咀嚼によって噛み砕かれ，唾液と混ぜ合わされ粥状となった食塊は，咽頭に送られ嚥下されて食道に入る．食塊が食道入口部に到達すると，輪状喉頭筋が反射的に弛緩することで，食道の蠕動運動が始まる．食道下端部には下部食道括約筋があり，食塊が食道中部に達すると，下部食道括約筋が弛緩し，食道下部の蠕動運動も高まって，胃内に食塊が送り込まれる．この一連の動きが食道の嚥下機能，移送機能である．

食道癌は，食道下1/3に多発する．癌は食道の内面を覆っている粘膜

表4-3 ● 食道癌の進行度分類

壁深達度 \ リンパ節転移	N0 リンパ節転移を認めない	N1 第1群のリンパ節転移を認める	N2 第2群のリンパ節転移を認める	N3 第3群のリンパ節転移を認める	N4 第4群のリンパ節転移を認める	M1 他臓器(肺,肝,骨,皮膚,脳その他)に転移を認める
Tis 癌腫が粘膜上皮にとどまっている	0	—	—	—	—	—
T1a 癌腫が粘膜固有層にあり,粘膜筋板を越えない	0	I	II	III	IVa	IVb
T1b 癌腫が粘膜下層にとどまっている	I	II	II	III	IVa	IVb
T2 癌腫が粘膜固有層にとどまっている	II	II	II	III	IVa	IVb
T3 癌腫が食道外膜に浸潤している	III	III	III	III	IVa	IVb
T4 癌腫が食道周囲臓器に浸潤している	III	IVa	IVa	IVa	IVa	IVb

0 : Stage 0　I : Stage I　II : Stage II　III : Stage III　IVa : Stage IVa　IVb : Stage IVb

出典／日本食道疾患研究会編：臨床・病理食道癌取り扱い規約,第9版,金原出版,1999, p.5. 10. 21.

上皮(扁平上皮)から発生する．深達度分類では，表在癌，早期食道癌，進行食道癌に分類される．壁深達度とリンパ節転移から進行度が判断され(表4-3)，治療方針が決定されることが多い．

早期癌では無症状のことが多く，次第に食物を飲み込んだとき胸の奥がチクチク痛んだり，熱いものを飲み込んだとき滲みるような感じがするようになる．癌がさらに大きくなると食道内部が狭くなり，食物がつかえるようになって初めて気づく．この時期になると食事摂取量が減り，低栄養状態となり，体重減少が生じている場合が多い．

さらに進行すると，食道は閉鎖され，水も唾液も飲み込めず吐くようになる．この頃には癌はリンパ節や肺に転移し，咳や血痰が出るようになり，背骨や大動脈を圧迫し，背骨に痛みを感じるようになる．また，癌が食道壁外へ及ぶと周辺組織を圧迫し，反回神経麻痺症状である嗄声や迷走神経圧迫症状として徐脈をきたしたり，気管支に浸潤することで瘻孔を形成し，気管支炎や嚥下性肺炎を合併することもある．

食道癌の誘因はたばこ，大量の飲酒，熱いものを好むことなどであるといわれている．加齢とともに増加し，ピークは60歳代で，5〜6：1の割合で男性に多い．食道壁やその周辺には血管やリンパ管が豊富なため，一般に早期から高率にリンパ節転移や血行性に肝臓，肺，骨などの臓器に転移しやすい．

治療法には食道切除術・再建術，放射線療法，化学療法，内視鏡的粘膜

切除術があり，それらを併用することも多い．食道癌の手術後は，切除部位や範囲により，また，再建術に伴って嚥下機能障害，移送機能障害を生じやすい．

本項では，食道癌の切除術，再建術に伴って生じる嚥下機能障害，移送機能障害に着目し，必要な看護援助について述べる．

1 手術を受けるまでの看護

1）アセスメントの視点と情報収集

(1) 嚥下機能障害，移送機能障害の程度を把握するための観察

患者の食事摂取状況を観察するとともに，嚥下時の痛みやつかえ感，飲み込みづらさなどを，患者の訴えから情報収集する．また，食事摂取量や食事摂取にかかる時間なども把握し，どのような食物なら摂取可能であるかを把握しておく．

癌の進行度によっては，水や唾液も嚥下できないことがある．また，反回神経に障害が及ぶと誤嚥をきたし，唾液でもむせることがある．気管支に癌が浸潤すると，瘻孔を形成し，唾液や食物が気管支内に入り込むことで咳嗽を生じることもある．

内視鏡検査や胸部X線検査の結果から，腫瘍の部位や食道の狭窄の程度も把握する．

(2) 嚥下機能障害や移送機能障害による全身へ影響を把握するための情報収集

つかえ感や飲み込みづらさから食事摂取量が減少し，栄養状態が低下しやすくなる．栄養状態の悪化は，術後の回復に大きく影響を与えるため，食事摂取量から摂取エネルギー量や栄養素の過不足を算出し，体重減少の程度や血清総たんぱく，アルブミン値，コレステロール値，ヘモグロビン値，リンパ球の値について客観的な栄養状態を示す情報を得て，全身の栄養状態をアセスメントする．また，必要なエネルギー量が不足することで，全身倦怠感や日常生活動作について制限が生じていないか把握する．

(3) 嚥下機能障害や移送機能障害が及ぼす精神面への影響のアセスメント

思うように食べられないことややせてしまった自分に対して，焦燥感や失望感を抱いていないか把握する．また，手術を乗り越えられるだろうかと不安を抱きやすいため，心身ともに治療に臨める状態であるか否かをアセスメントする．

2）生じやすい看護上の問題

①つかえ感や飲み込みづらさによる食事摂取量の減少に伴う栄養状態の悪化が起こる．
②食事摂取量の減少や体重減少に関連した活動意欲・闘病意欲の低下がある．

3）目標と看護

(1) 手術へ向けた低栄養状態解消のための援助

種々の方法を用いて，可能な限り低栄養状態を解消しておく．食道癌患者では経口摂取に障害があるので，経口摂取以外の方法を用いて低栄養状態の解消を図る必要がある．そのための援助と必要性について患者への説明が重要である．

実際の摂取エネルギーを把握するために食事量を観察し，記録をとる．嚥下しやすい食品，易消化性の食品を選び，食べやすく調理する．摂取エネルギー不足時には，IVH（中心静脈栄養）による高エネルギー輸液，経腸成分栄養法により栄養補給を行う．経腸による成分栄養法は，下痢や腹部症状の発症予防を視野に入れ，吸収が十分に行われるように濃度，注入速度に注意して実施する．

(2) 心身ともに手術に臨むための援助

患者は思うように食べられないことややせてしまった自分に対し，焦燥感や不安を抱いている場合が多い．また，食事摂取量の減少に伴い全身倦怠感や活動意欲の低下が生じ，手術が乗り越えられられるのだろうかという不安を抱くこともある．看護師はこのような患者の思いを傾聴し十分把握したうえで，術前準備を進める必要がある．

食事摂取が思うように進まないことで，おいしく食事を味わうという欲求が満たされず，不安や苛立ちが助長される場合もある．それらが闘病意欲の低下につながる危険性もあるため，少しでも食べられたという感覚を得られるような援助も必要である．

経口摂取以外の方法で栄養摂取する場合，患者は「生かされている自分」に失望感を抱くこともある．栄養状態改善のために必要であることを十分説明したうえで，患者が納得して治療を受けられるようなかかわりをもつことが重要である．

2 手術直後から食事摂取開始までの看護

食道癌の切除術・再建術では，開腹術・開胸術が施行されるが，手術侵襲が大きく手術時間も長時間に及ぶため，生体にとっては強いストレスと

なる．したがって，循環動態や水・電解質バランスが不安定になりやすい．また，様々な術後合併症（術後出血，縫合不全，無気肺・肺炎，感染，イレウスなど）が予測される．

　食道癌術後の看護では，異常の早期発見，合併症予防，生体の回復を支えるための援助が重要となる．そのうち，嚥下機能，移送機能に焦点を絞って必要な看護について述べる．

1）アセスメントの視点と情報収集

(1) 嚥下機能障害，移送機能障害の程度を把握するための観察

　食道癌の切除術・再建術では，その部位や範囲，再建方法によって嚥下機能や移送機能に及ぼす影響が異なる．移送機能では特に，再建した食道にどの臓器が用いられたかによって障害の程度が異なるため，切除部位や範囲，再建方法を正確に把握する必要がある（表4-4，図4-1）．

　術後は，開胸術に伴い陽圧換気が必要となるため，気管内挿管にて人工呼吸器管理下で呼吸管理がなされる．気管内チューブ抜去直後では，嚥下機能障害の要因が気管内チューブ留置に伴うものか，食道再建によるものかの鑑別が難しい．そのため気管内チューブ留置に伴う喉頭浮腫が治まる時期に嚥下機能の評価を行う．また，気管内チューブ抜去後は，唾液の誤嚥がないか観察を行う．

(2) 術後合併症を早期発見するための情報収集

　術後合併症のうち，食道切除部と代用食道の吻合部からの出血や縫合不全，吻合部の感染は，その後の嚥下機能や移送機能に影響を及ぼす．これらの異常を示す徴候や症状はないか，常に注意深く観察する必要がある．早期発見できるか否かは，術後の回復を大きく左右する．

2）生じやすい看護上の問題

①術前の低栄養状態に起因する吻合部や手術創の縫合不全の危険性がある．
②唾液の誤嚥による肺炎の危険性がある．

表4-4 ●術後患者に必要な手術に関する情報

項　目	必要とする情報内容
①術式	代用食道（再建した食道）には何を利用したのか，胃，小腸，回腸，皮膚か，再建食道はどこをとおしているのか，リンパ節郭清の範囲，皮膚創部の位置
②そのほかの手術に関する内容	手術時間，麻酔時間，麻酔の種類，出血量，輸血量，輸液量，排泄量，手術中に使用した薬剤（昇圧薬や強心薬などは重要である）とバイタルサインの変動，ドレーン挿入の位置と種類
③バイタルサイン	血圧，脈拍，呼吸（抜管時間とその後の呼吸状態の変化）

図 4-1 ● 食道癌の手術

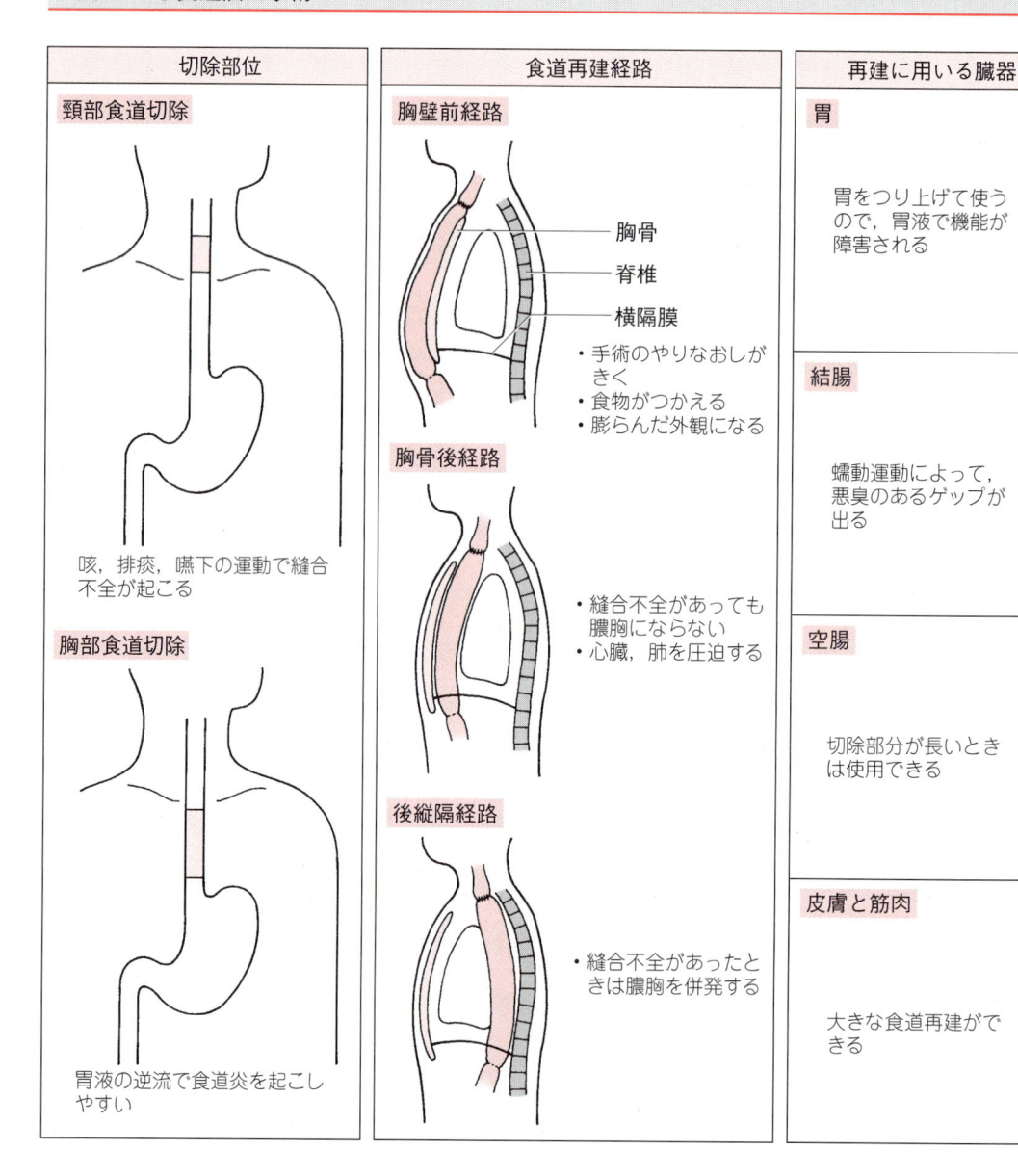

切除部位	食道再建経路	再建に用いる臓器
頸部食道切除 咳，排痰，嚥下の運動で縫合不全が起こる 胸部食道切除 胃液の逆流で食道炎を起こしやすい	胸壁前経路（胸骨／脊椎／横隔膜） ・手術のやりなおしがきく ・食物がつかえる ・膨らんだ外観になる 胸骨後経路 ・縫合不全があっても膿胸にならない ・心臓，肺を圧迫する 後縦隔経路 ・縫合不全があったときは膿胸を併発する	胃 胃をつり上げて使うので，胃液で機能が障害される 結腸 蠕動運動によって，悪臭のあるゲップが出る 空腸 切除部分が長いときは使用できる 皮膚と筋肉 大きな食道再建ができる

3）目標と看護

（1）吻合部や手術創の縫合不全を予防する援助

　食道癌では，術前の嚥下機能障害や移送機能障害から低栄養状態である場合が多く，術後侵襲による異化作用も加わり縫合不全を引き起こす可能性が高い．術前の栄養状態改善に向けた援助に加え，術後も栄養状態を示すデータの把握をする．低栄養が進んでいる場合は，医師の判断によりアルブミンが使用される．

術後は絶食が続くため栄養状態の維持を目的に，中心静脈から高エネルギー輸液が投与される．栄養状態の評価と血糖のモニタリング，輸液管理を徹底して行う．

　また，ドレーンや点滴などによって拘束感を抱きやすく，離床開始時は，行動制限に伴うストレスも増大しやすいので，患者には十分な説明を行い，誤抜去を予防し，患者の苦痛を最小限にできるよう援助する．

(2) 嚥下障害による術後合併症を予防するための援助

　気管挿管中は，自ら唾液や気道分泌物を排出することができず，気管内チューブ抜去後も気管挿管に伴う喉頭浮腫，食道再建や術操作（リンパ節郭清）に伴う反回神経障害による嚥下機能障害が生じ，誤嚥を起こしやすい．誤嚥による肺合併症（肺炎）は，手術侵襲を受けた生体に大きな負荷をかけ，酸素の取り込みを障害し，術後の回復を遅延させる要因となる．したがって，誤嚥を予防するための援助が重要となる．

　気管挿管中は，適切な気管内チューブの管理や口腔の清潔保持に努める．気管内チューブ抜去後しばらくは，誤嚥しやすいため唾液は飲み込まないように説明し，口腔内の清潔保持を支援する．

3 食事開始から退院までの看護

　食道癌の切除術・再建術後は，唾液の誤嚥がないことや吻合部の縫合不全がないことを確認したうえで，飲水から経口摂取が開始される．

1）アセスメントの視点と情報収集

　食事開始にあたり，手術創部の状態，縫合不全・吻合不全の有無，嚥下障害の有無，移送障害の有無，悪心・嘔吐などの消化器症状，脱水症状などを観察する．また，食事摂取に向けた不安はないか把握する．

　術後1〜2週間に，手術操作により吻合部に浮腫を生じ，嚥下困難，頸部のつかえ感，固形物の嘔吐が現れることがあるので，時期との関係を考えて原因について判断することが重要である．

2）生じやすい看護上の問題

　①再建された食道の機能変化によるつかえ感がある．
　②吻合部狭窄による食事摂取時の嚥下困難がある．
　③思うように食べられないことに起因する不満感や焦燥感がある．
　④逆流性食道炎と摂取時の飲み込みにくさによる食事摂取量の減少がある．
　⑤食事が食べられないことや体重減少に伴う将来への不安がある．

3）目標と看護

(1) 再建された食道の機能変化によるつかえ感への援助

新しく再建された食道が活動し，食事開始後も縫合不全の心配がなくなるまでは1日の食事回数を増やし，少量をゆっくりと嚥下するように支援する．

再建代用食道に胃を使った場合は，再建した食道が胸郭内で膨張し心臓や肺を圧迫することで，苦しくなる．また，急いで食べると食物がすぐに小腸に流れ込み，腹痛や下痢を起こすので，ゆっくり時間をかけ，よくかんで摂取すること，無理をして食べないことを説明する．最初は流動食から開始し，摂取する際の具体的な感触がつかめるように援助する．約1週間以上かけてゆっくりと全粥食にしていく．

再建代用食道を胸壁前のルートをとおした場合は，ゲップが出ず，また，食物が詰まった，あるいはつかえた感じが生じやすいことを説明し，少量ずつゆっくり食べること，食べた後に胸部の代用食道部をゆっくりさするように指導する．

(2) 吻合部狭窄の早期発見とその対処

吻合部狭窄により食事摂取困難が生じる危険性があるので，観察を怠らない．もし食事摂取困難が生じたら直ちに食事を中止し，医師に報告して対処する．水溶性造影剤（ガストログラフィンなど）を用いた上部消化管造影検査などが行われ，吻合部狭窄の有無が確認される．患者は食事ができなくなることに対して不安を抱くので，その原因，食事開始の見通しを説明する必要がある．

食事摂取困難が続く場合には，食事に代わるIVH（中心静脈栄養）または経腸栄養法が開始される．

(3) 思うように食べられないことに起因する不満感や焦燥感への対処

絶食期間を経て，いざ食事摂取が始まっても，思うように食べられないことで食に対する満足感が得られなかったり，焦りが生じてくる危険性がある．したがって，少しずつ嚥下のコツをつかんでいけばよいこと，必ず食べられるようになることを説明し，経口摂取していけるよう支援する．食事の進み方に合わせて，食事形態を変更できるよう援助する．

(4) 逆流性食道炎と飲み込みにくさによる食事摂取量の減少

食道を摘出し，胃管を再建に用いた場合，胃の噴門機能や貯留機能は失われ，摂取した食物の逆流による食道炎を生じることがある．したがって，食事は起座位で摂り，食後も30分〜1時間程度上半身を起して安静に過ごすよう指導する．

食物の嚥下や移送が円滑にいかず，食事摂取量が減少する場合は，代替

食品（流動食）を用いることも可能であることを説明し，必要時医師へ処方を依頼する．

(5) 食事が食べられないことや体重減少に伴う将来への不安

術後思うように食べられないことや，術前・術後の絶食，食事摂取量の減少による体重減少に対して，回復が実感できず，今後も思うように食べられなかったら退院や社会復帰もできないのではないかという不安が生じやすい．看護師はこのような患者の思いに耳を傾け，対策について共に話し合い，不安の軽減を図る必要がある．

C 胃切除術により，消化・吸収機能障害，移送機能障害，摂取機能障害を生じた患者の看護

胃は，消化・吸収機能のなかでも重要な機能（消化・吸収機能，貯留機能，移送機能）を担う消化管である．

口腔から入った食塊は，食道下端に達すると下部食道括約筋が弛緩し，噴門を通過して胃に入る．嚥下された食物が胃内に入ると，胃液と混ぜ合わされ，たんぱく質が消化される．胃は1lの食物を貯留することができるが，幽門括約筋が収縮している間は，収縮運動と蠕動運動が繰り返される．これらの運動によって攪拌された食物は，胃液と混和され粥状となり貯留されるが，やがて幽門括約筋の弛緩により十二指腸へ移送される．

胃癌の原因は，かつては胃潰瘍やポリープと考えられていたが，これらが癌化する確率は5％以下である．現在のところ食生活をはじめ，生活環境に関連した要因が考えられるが，決定的な因果関係はまだ不明である．胃癌患者は，今日でも肺癌と並んで最も頻度の高い癌であることに変わりはない．

胃癌取扱い規約により，胃癌の肉眼型は深達度に関係なく0～5型に分類される（図4-2）．0型は表在型で，早期胃癌肉眼分類が準用されⅠ～Ⅳ型に亜分類される．1～4型はボールマン分類を踏襲し，5型は分類不能をいう．胃癌の深達度分類はT分類で記載され，T_1までを早期胃癌という（図4-3）．

進行度は，ⅠA，ⅠB，Ⅱ，ⅢA，ⅢB，Ⅳの6分類であり，これらは胃癌の深達度（T），リンパ節転移度（N），腹膜転移（P），肝転移（H），遠隔転移（M），腹膜細胞診（CY）の6つの因子で決定する．進行度に合わせて治療法が決定される（図4-4）．

早期胃癌の5年生存率は90％を超えるのに対し，進行癌の5年生存率は低く，進行癌そのものの治癒率はあまり向上していない．好発部位は胃角部，前庭部小彎で，病理組織型はほとんどが固有腺管上皮から発生する

図 4-2 ● 胃癌の肉眼分類

O型の亜分類

Ⅰ型
Ⅱa型
Ⅱb型
Ⅱc型
Ⅲc型

（胃癌取扱い規約による）

1型
2型
3型
4型

粘膜層
粘膜筋板
粘膜下層
固有筋層
漿膜

（ボールマン分類による）

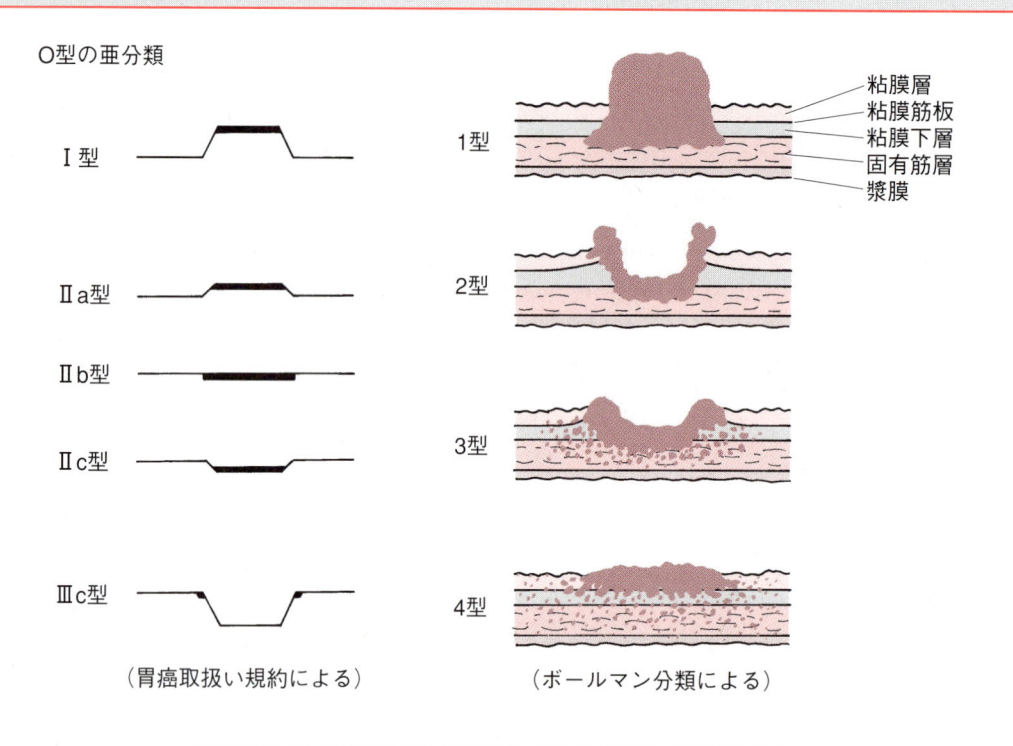

図 4-3 ● 胃癌の胃壁深達度

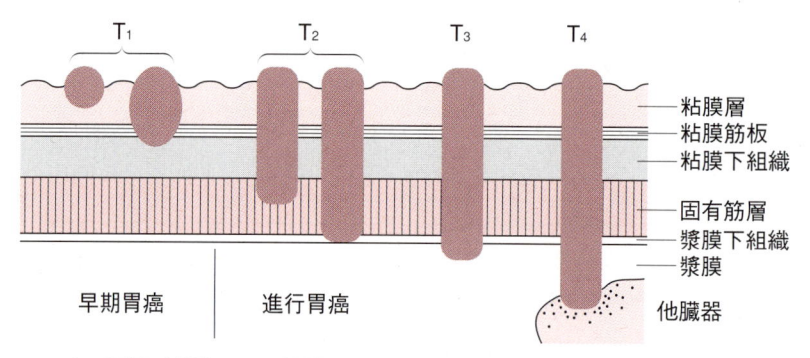

T₁　T₂　T₃　T₄

粘膜層
粘膜筋板
粘膜下組織
固有筋層
漿膜下組織
漿膜
他臓器

早期胃癌　進行胃癌

T_1：癌の浸潤が粘膜または粘膜下層にとどまるもの．
T_2：癌の浸潤が粘膜下組織を越えているが，固有筋層または漿膜下層にとどまるもの．
T_3：癌の浸潤が漿膜下組織を越えて漿膜に接しているが，またはこれを破って遊離腹腔に露出しているもの．
T_4：癌の浸潤が直接他臓器に及ぶもの．

出典／小柳仁，他編：標準外科学，第9版，医学書院，2001，p.509．一部改変．

図4-4 ●日常診療におけるステージ分類別の治療法の適応

	N0	N1	N2	N3
T1（M）	ⅠA EMR（一括切除） （分化型，2.0cm以下，陥凹型ではUL（-） 縮小手術A[1] （上記以外）	ⅠB 縮小手術B[1] （2.0cm以下） 定型手術 （2.1cm以上）	Ⅱ 定型手術	Ⅳ 拡大手術 緩和手術（姑息手術） 化学療法 放射線治療 緩和医療
T1（SM）	ⅠA 縮小手術A （分化型，1.5cm以下） 縮小手術B （上記以外）			
T2	ⅠB 定型手術[2]	Ⅱ 定型手術	ⅢA 定型手術	
T3	Ⅱ 定型手術	ⅢA 定型手術	ⅢB 定型手術	
T4	ⅢA 拡大手術（合切）[3]	ⅢB 拡大手術（合切）		
H1,P1,CY1,M1,再発				

1) 縮小手術A，B：定型的切除を胃の2/3以上切除とすると，それ未満の切除を縮小切除とする．optionとして大網温存，網嚢切除の省略，幽門保存胃切除（PPG），迷走神経温存術などを併施する．またリンパ節郭清の程度により縮小手術A（D1＋α）と縮小手術B（D1＋β）にわけた．
   αの郭清部位：部位にかかわらずNo.7，また病変が下部にある場合はさらにNo.8aを追加する．
   βの郭清部位：No.7，8a，9を郭清する．
2) 定型手術：胃の2/3以上切除とD2郭清
3) 拡大手術（合切）：定型手術＋他臓器合併切除
4) ステージ別の手術法は術中の肉眼によるステージに基づいたものであり，縮小手術の適応において疑問の余地がある場合は定型手術が勧められる．

出典／日本胃癌学会編：胃癌治療ガイドライン（医師用），改訂第2版，金原出版，2004，p.6．

腺癌である．

　胃癌が発見されると表4-5のような根治手術禁忌がない限り，手術療法を選択するのが主流である．早期胃癌で深達度の浅いものは内視鏡的治療，進行し根治術が不可能なものは化学療法などの治療が選択されることが多い．

　胃癌に対する手術療法は，癌の病変部位や進行度などにより，表4-6のように術式が選択される．

　胃癌の切除術に伴って生じる消化・吸収機能障害には，胃液分泌能の低下，胃における消化・吸収能の低下，胃の貯留機能の低下，食物通過経路の短縮などがある．患者はこれらの機能変化に応じた生活に適応していく必要があり，食事指導など看護師の果たす役割は大きい．患者が心身ともに最善の状態で手術に臨み，合併症を起こさず，回復していけるよう援助していく必要がある．

表4-5 ● 根治的手術禁忌

遠隔転移のあるもの	肝・肺・脳・骨・卵巣・皮膚転移など血行転移が術前より証明されているもの
漿膜・腹膜転移のあるもの	癌性腹膜炎（癌性腹水），癌性胸膜炎（癌性胸水），ダグラス窩転移のあるもの
全身状態が手術に耐えられないもの	心・肺・肝・腎・脳など重要臓器の重篤な併存疾患のあるもの

出典／櫻井健司，他：消化器外科エキスパートナーシング，改訂第2版，南江堂，2004，p.87．

表4-6 ● 胃切除術の種類

内視鏡的粘膜切除術	リンパ節転移のない深達度T₁の癌で胃内視鏡下で完全に切除できる場合
縮小手術	T₁，N₁までの症例で癌が2cm以下の場合
幽門側胃切除術	胃中部から下部にかけての病変で，幽門側2/3を切除する術式 ビルロートⅠ法またはビルロートⅡ法，ルー（Roux-en)-Y法で再建する
噴門側胃切除術	病変が噴門に近く，比較的小さな早期癌の場合 食道胃吻合法または空腸間置法によって再建する
胃全摘術	病変が胃全体に及ぶもの，または噴門近くまで浸潤している場合 ルー（Roux-en)-Y法やダブルクラフト法などで再建する
幽門保存胃切除術	胃中部から下部にかけての早期癌で幽門からの距離が離れている場合

出典／小西敏郎編：疾患別＆症状別消化器外科術後ケアガイド，消化器外科ナーシング2005 秋季増刊，2005，p.24．を一部変更．

本項では，胃癌に対する胃切除術によって生じる消化・吸収機能障害，移送機能障害，摂取機能障害に着目し，必要な看護について述べる．

1）アセスメントの視点と情報収集

(1) 貯留機能障害や移送機能障害の程度を把握するための情報収集

胃切除の部位や範囲により，貯留機能や移送機能の障害の程度が異なる．たとえば，幽門輪保存術では，十二指腸への食物の移送が比較的緩やかなのに対し，幽門輪が切除されると十二指腸への食物の移送が急速に生じる．また，再建方法によって出現する障害も異なるため，正確な切除範囲と再建法の把握が重要である（図4-5）．

胃の貯留能低下による食事摂取量の変化や，移送機能（運動機能）の障害による逆流性食道炎の症状の有無，ダンピング症候群の症状の有無など把握する．

(2) 消化・吸収機能の変化に伴う全身への影響の把握とアセスメント

① ダンピング症候群の把握（表4-7）

胃切除による貯留能の低下や幽門の切除により，胃から十二指腸・空腸への通過が急速に生じることで，上部空腸が拡張し，蠕動運動が亢進する．

図 4-5 ● 胃疾患の術式（切除範囲）と再建法

幽門側胃切除術

食道／胃全摘／胃亜全摘／2/3胃切除／幽門／十二指腸

胃の切断端の小彎側は縫合閉鎖／大彎側は十二指腸断端と端々吻合

ビルロートⅠ法

十二指腸断端は縫合閉鎖／胃と空腸を吻合

ビルロートⅡ法（結腸後）

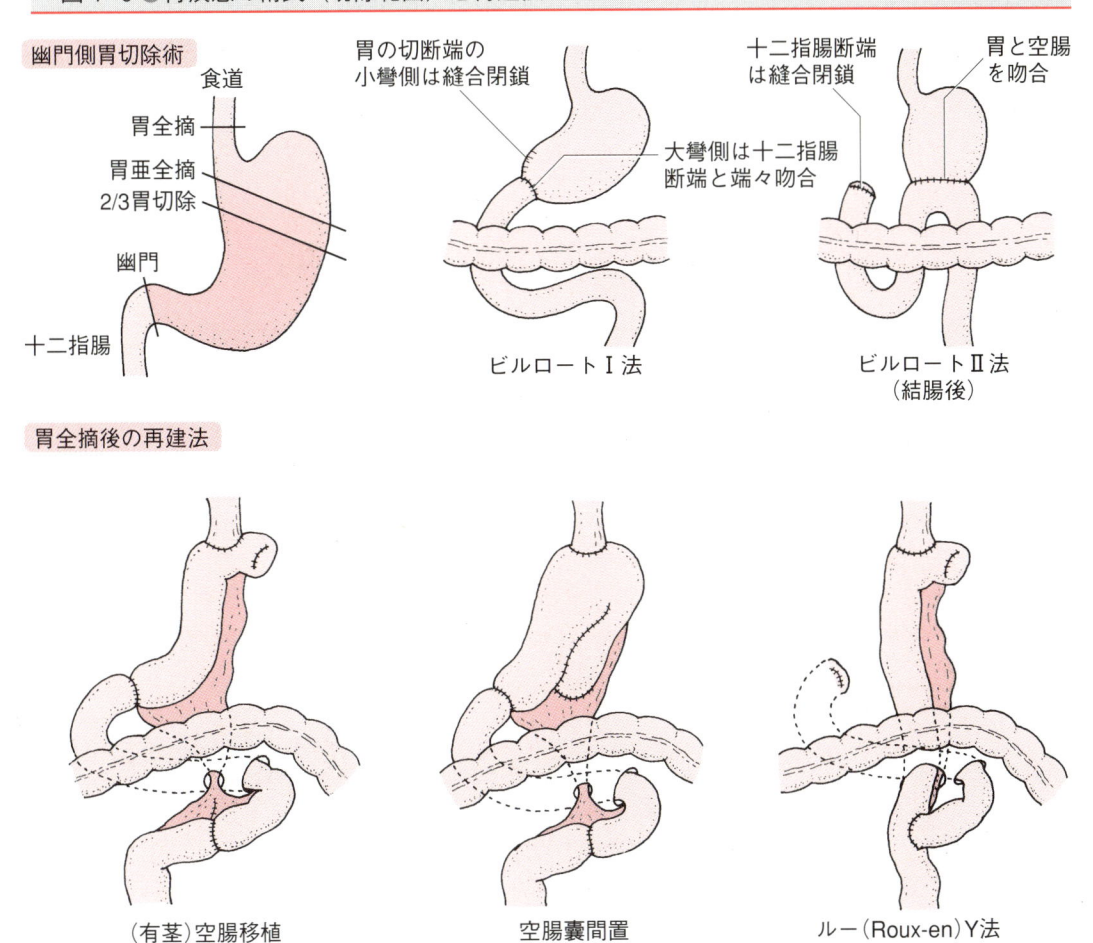

胃全摘後の再建法

(有茎)空腸移植　　空腸嚢間置　　ルー(Roux-en)Y法

表 4-7 ● ダンピング症候群の症状

早期ダンピング症候群	腹痛，腹部不快感，悪心・嘔吐，冷汗，動悸，頻脈，顔面紅潮，頭痛，頭重感，眠気，脱力感など
後期ダンピング症候群	低血糖症状

　また，高張な内容物が急速に十二指腸や空腸に流れるために，体液が腸管内へ移動し，循環血漿量が減少する．急速な腸管の拡張・伸展により種々の血管作動性物質が分泌される（図 4-6）．

　これらの原因によって腹痛，発汗，顔面紅潮，動悸などの症状が生じる（早期ダンピング症候群）．患者によって出現する症状が単一であったり，重複して症状が出現する可能性があるため，留意して観察する．

　小腸への食物の急速な流入によって生じた一過性の高血糖に対して，インスリンの分泌過剰が起こる．インスリン分泌はすぐには低下せず，食後

155

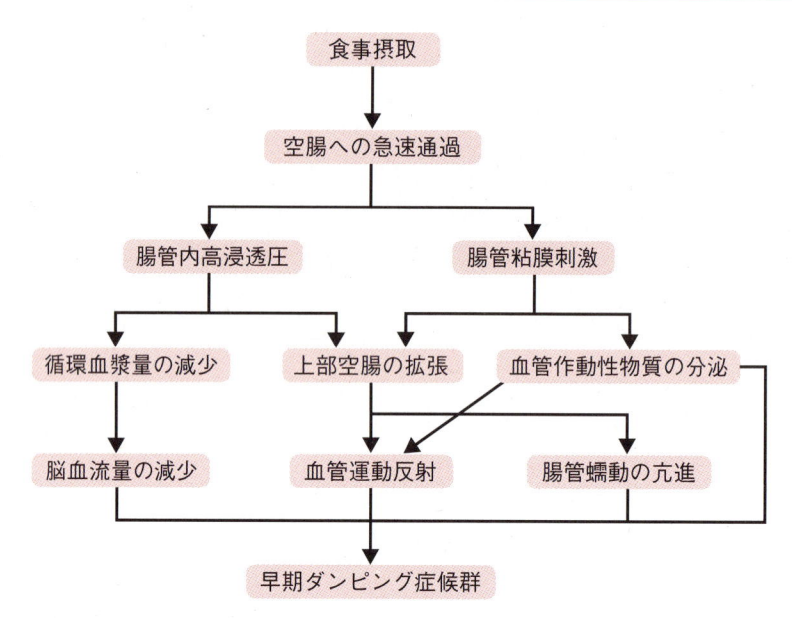

図4-6 ● 早期ダンピング症候群の発生機序

```
食事摂取
  ↓
空腸への急速通過
  ↓           ↓
腸管内高浸透圧   腸管粘膜刺激
  ↓    ↓       ↓
循環血漿量の減少  上部空腸の拡張  血管作動性物質の分泌
  ↓         ↓         ↓
脳血流量の減少  血管運動反射  腸管蠕動の亢進
        ↓
  早期ダンピング症候群
```

出典／落合正宏, 他：術後の合併症とその対策, ダンピング・輸入脚症候群, 外科治療, 80：1062, 1999. を一部改変.

2～3時間後に低血糖が生じる（後期ダンピング症候群）．低血糖症状の出現はないか，患者の訴えや観察によって把握する．

② **消化・吸収機能障害の程度の把握**

胃そのものの切除に伴い，胃における消化・吸収能が低下し，胃液との混和不足や胃液の分泌低下，栄養・ビタミンの吸収不足などが生じる．その結果生じる消化不良やそれに伴う下痢や嘔吐，低栄養，体重減少が生じていないかを把握する．

また，胃液分泌不足による吸収障害として生じる貧血（鉄欠乏性貧血，ビタミンB_{12}欠乏性貧血）や骨障害（ビタミンD，カルシウムの吸収障害による）はないか把握する．これらの障害から全身への影響（めまい，ふらつき，全身倦怠感や易疲労感，活動の低下など）は生じていないかアセスメントする．

(3) **消化・吸収機能の変化に伴う精神面への影響の把握とアセスメント**

回復を期待して手術に臨んだにもかかわらず，手術後，思うように食べられなかったり，ダンピング症候群を生じ苦痛を体験することで，食事に対する不満や不安を生じていないか把握する．1回の食事にかける時間が長くなり，さらに分食することで一日中食事にかかわることになり，患者にとっては食事自体が苦痛になることがあるため，食事に対する思いを把握する．

また，"回復のためには食べなくては"という思いから，食事に関して負担感を抱いていないか，患者の食事に対する思いや食事摂取時の様子などからアセスメントする．

2）生じやすい看護上の問題

①ダンピング症状による不快感と食事摂取量減少がある．
②体重減少に伴う活動意欲の低下と社会復帰への不安がある．
③胃液分泌低下と吸収能低下によって生じる貧血と全身倦怠感がある．
④思うように食べられないことと，無理に食べようとする気持ちに起因した食事への負担感がある．

3）目標と看護

(1) 胃切除に伴う消化・吸収機能の変化を理解し，適切に食事摂取するための援助

胃の全摘出や部分切除により，従来の消化・吸収機能や貯留機能，移送機能が少なからず変化している．そのため残胃の機能に合わせた食事摂取方法がとれるような援助が必要である．このとき，胃の切除範囲と再建法の把握が非常に重要である．患者自身もそれらがイメージできていると協力を得やすい．食事摂取に伴って生じやすい問題を予測し，患者の理解を確認しながら食事摂取方法を指導していく（表4-8）．

食事開始後は，残胃吻合部に負担をかけないために1回の食事量を減らし，1日6回程度に分割して摂取する．また，胃切除により貯留機能が低下もしくは喪失するため最初は流動食から開始し，約1週間かけて全粥食とする．時間をじっくりかけ，よくかんで摂取すること，無理をして食べないことを説明する．

早期ダンピング症状や後期ダンピング症状は，患者にとって不快な症状であり，一度体験すると食事摂取に対する恐怖心や不安を生じさせやすい．これらの症状は時間の経過とともに出現しなくなることを説明し，安心して食事摂取ができるよう援助する．

食事開始後4，5日頃から嘔吐，腹部膨満が現れることがある．これは吻合部の一時的な浮腫によって通過障害が起こるものなので，一時的に食事の増量を中止し，症状が消失すれば食事を開始する．

噴門の括約筋の機能が失われ，胆汁や膵液が逆流しやすく，逆流性食道炎を起こしやすいため，食後は座位かファーラー位を保つ．

胃内で膨張するような食物は避け，水分を十分に含んだ消化のよい食物，低刺激で胃内停滞時間の短い食品が好ましい．食事を開始しても，排ガスについては注意して観察する．

表4-8 ● 胃切除後に起こりやすい問題と食事指導

問題	メカニズム	症状	食事指導のポイント
小胃症状	胃の容積が物理的に減少するために起こる.	食後の膨満感,腹痛,嘔吐など	胃切除後の基本的な食事摂取方法
早期ダンピング症候群	高張な食物が急速に小腸に移動すると小腸内が高浸透圧になり,細胞外液が血管内から腸管内に移行するために腸管は拡張し,循環血液量が減少する.また,高張な食物は小腸粘膜を刺激し,消化管ホルモンも放出される.症状は,食事20～30分後に発現する.手術1～2週間後のある程度の食事が摂取できるようになったころに発症することが多い.	腸管の蠕動運動亢進による腹痛,嘔吐など 循環血液量減少による発汗,頻脈など 消化管ホルモン放出による顔面紅潮など	食事の最初にジュースや糖質の多い流動物をとらない. 粥食よりもご飯のほうが小腸への流出が遅い. 食後30分程度横臥すると,食物の流出も緩徐となる.
後期ダンピング症候群	摂取された糖分が急速に小腸に達し,吸収されると,一過性に高血糖となり,インスリンの過剰分泌が起こる.それが続くと反応性の低血糖となる. 食後2時間程度経過後に起こり,糖分を摂取すると,症状が改善する	倦怠感,冷汗,手指振戦,めまいなど	高たんぱく,高脂肪,低糖質食とする. 常に飴などを携帯し,低血糖症状に備える.
逆流性食道炎	胃酸や十二指腸からの消化液の逆流による化学的刺激によって起こる. 就寝時に起こることが多い.	胸やけ,胃内容の逆流感,嚥下痛,胸痛など	就寝前の飲食を禁止する.
鉄欠乏性貧血	胃酸分泌能低下に伴う消化率の低下,鉄の吸収部位である十二指腸と小腸上部の通過時間が短縮することによって,鉄分の吸収が低下する.	酸素欠乏に基づく倦怠感,易疲労感,めまい,頭痛など	鉄分の多いレバー,小魚,卵黄などを摂取する. ビタミンB_{12}を多く含む魚介類やレバー,チーズを摂取する.
巨赤芽球性貧血	胃を2/3以上切除すると壁細胞がほとんどなくなり,ここから分泌される内因子が不足し,ビタミンB_{12}の吸収が悪くなる.ビタミンB_{12}は肝臓に蓄えられているが,術後3～5年経過するとそれがなくなり,貧血を起こす.	代償的機序に基づく動悸・頻脈,息切れなど 皮膚粘膜の蒼白,心雑音,浮腫など	葉酸を多く含む菜の花,ブロッコリー,ほうれん草などを摂取する.
イレウス	食事摂取量の低下に伴う水分摂取量低下と開腹術後の腸管運動の低下により生じる.	腹部膨満感,嘔吐,便秘など	食物繊維を多く含む食品(ハス・ゴボウ・タケノコ・キノコ類など)は調理法を工夫して摂取するか避ける.
下痢	胃切除と同時に胆嚢も摘出した場合,胆汁がそのまま十二指腸へ多量に排出されるため,余分な胆汁酸が腸粘膜を刺激することで生じる.	下痢,脱水,電解質異常	下痢のときは脱水に留意し,水分摂取を心がける. たんぱく質や脂質・脂溶性のビタミンA・D・Eなどの吸収障害による症状(体重減少,皮膚・粘膜の乾燥など)が現れた場合には,不足する栄養素を経口摂取以外の方法で補給する必要がある.
骨粗鬆症	胃の切除により脂肪の消化吸収障害が起こると,脂溶性ビタミンDの吸収が悪くなる.そのためカルシウムの吸収も悪くなり,骨密度が低下する.	骨折	カルシウムを多く含む牛乳・乳製品,小魚,干しエビ,ひじき,昆布,大豆製品,モロヘイヤなどを摂取する.

出典／明石恵子:栄養代謝機能障害(ナーシンググラフィカ11;健康の回復と看護),メディカ出版.2005,p.74.一部改変.

経口摂取に伴い発熱や腹痛が出現した場合は，直ちに経口摂取を中止して安静を促し，速やかに医師に報告する．

(2) **食事に対する負担感を軽減し，退院後の生活や治療継続に対する不安を軽減するための援助**

　一度，ダンピング症候群や逆流性食道炎を体験した患者は，食事に対する恐怖感や不安を抱きやすい．そうした心理的要因が，さらに食事への負担感を助長する可能性がある．食事に対する負担感を抱く患者にとって，食べられないことややせていくことは，その後の生活や治療を継続していくことへの不安を助長させる因子となる．そのため，ダンピング症候群や逆流性食道炎といった2次的障害を生じさせない食事摂取ができるよう援助を行うとともに，精神的負担を軽減させる援助が重要となる．

　食事に対する思いの表出を促し，受容的・共感的にかかわることが大切である．食事は自分の体調に応じて少しずつ食べられればよいことを説明し，負担感の軽減を図る．少しでも食べられたという感覚をもつことが有効な場合もあるため，小さい器に盛りつけるなどの工夫をする．

　退院後の療養生活をどのようにイメージしているかを把握し，患者の生活に即した具体的な指導を行っていく必要がある．

D 消化性潰瘍により，消化・吸収機能障害を生じた患者の看護

　消化性潰瘍とは，「消化性」という名のとおり，塩酸やペプチンを含む消化液により，上部消化管の管壁（粘膜）が自己消化され潰瘍をきたす疾患である．病理組織学的には，粘膜筋板に及ぶ組織欠損である（粘膜筋板に及ばないものをびらんという，図4-7）．胃・十二指腸潰瘍を総称して消化性潰瘍という．

図4-7 ●組織欠損の分類

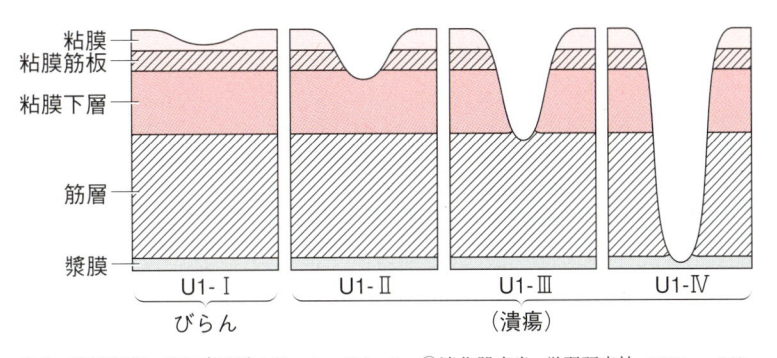

出典／飯野四郎，陣田泰子監：Nursing Selection②消化器疾患，学習研究社，2003，p.153．

消化性潰瘍は，消化管粘膜に対する攻撃因子（塩酸，ペプシン）と防御因子（粘液，血流，重炭酸イオン，プロスタグランジンなど）とのバランスがくずれたときに生じるとされている．そのほか，ヘリコバクター・ピロリ菌による粘膜傷害や非ステロイド性抗炎症薬（NSAIDs）の服用による内因性プロスタグランジンの合成低下などが要因と考えられている．

　また，攻撃因子を増強させたり防御因子を減弱させたりする要因として，ストレス，遺伝的素因，栄養障害，生活環境，喫煙，性格的因子などがあげられる．一度治癒しても再発・再燃を繰り返すことが多い疾患のため，患者とその家族を含めた日常生活の指導を行い，再発を予防できるよう援助する．

　好発年齢は，胃潰瘍では40～50歳代，十二指腸潰瘍では30～40歳代である．

　本項では，消化性潰瘍による消化・吸収機能障害に着目し，必要な看護援助について述べる．

1）アセスメントの視点と情報収集

(1) 胃・十二指腸の粘膜と胃液分泌の状態の把握

　粘膜欠損の程度と潰瘍の部位を，胃・十二指腸造影X線検査や内視鏡検査の結果から把握する．X線検査では，組織欠損部にバリウムがたまった像（ニッシェ）が抽出される．内視鏡検査では，潰瘍の病期が判定される（図4-8）．これらの検査には患者の協力が必須である．患者が検査の必要性や内容を理解でき，検査に協力できるか確認する．

　消化性潰瘍を繰り返す患者には，胃液の分泌状態を把握するために胃液検査を行うことがある．胃液の成績判定から酸分泌量を把握する．また，

図4-8 ●胃潰瘍の時相分類（崎田・三輪分類）

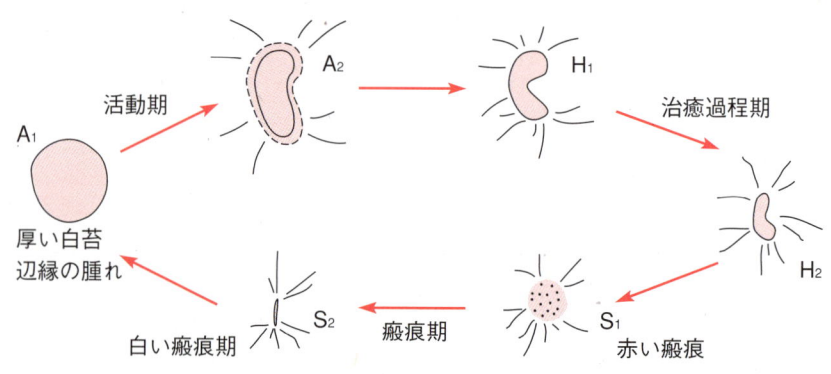

出典／崎田隆夫，三輪剛：悪性腫瘍の内視鏡診断—早期発見のために，日本消化器病学会誌，67（11）：984-988，1970．

pHモニタリングにより，胃酸分泌動態の日内変動を経時的にとらえる検査法もある．

潰瘍の合併症である吐血・下血が生じていないかを把握する．胃潰瘍からの出血では，少量であればコーヒー残渣様の吐物，出血が多ければ新鮮血の吐血となる．十二指腸潰瘍からの出血では，黒色のタール便となる．

穿孔とは，潰瘍の進行とともに消化管壁の全層が欠損し，穴が開いた状態をいう．穿孔を生じると激痛が生じる．疼痛の有無と合わせて，腹膜刺激症状や腸蠕動運動の減弱がないか，また，腹部X線写真に腹腔内遊離ガス像を生じていないか把握する．

再発を繰り返す十二指腸潰瘍や幽門部付近の胃潰瘍では狭窄を生じる．軽度の狭窄では食後のもたれ感や上腹部痛が生じるが，狭窄が高度になると頻回な嘔吐などを呈するので，これらの症状の有無を確認する．

(2) **食事制限に伴って生じる問題の把握**

消化性潰瘍の急性期（活動期）には，胃液の分泌を抑えるために絶食とする．その際，絶食期間に応じて，栄養状態や水分・電解質バランスを把握する．また，絶食に伴う患者の苦痛の訴えに耳を傾ける．食事摂取が可能な場合でも制限があるため，食事制限の必要性が理解できているか確認する．

栄養状態に偏りが生じていないか確認し，胃液分泌を促進する食品や胃の粘膜を刺激する食品を摂取したり，それらにより疼痛が悪化していないかを観察する．

(3) **再発を予防し，自己管理を促すための情報収集とアセスメント**

消化性潰瘍の要因・誘因となりやすい環境や生活習慣などはないか情報収集する．消化性潰瘍に対する患者の理解や受け止めを把握し，自己管理を妨げる要因を明らかにしておく．

2）生じやすい看護上の問題

①食事摂取に伴う疼痛により，苦痛がある．
②食後のもたれ感や胃部不快感よる食事摂取量の減少がある．
③消化性潰瘍の要因・誘因となる生活習慣を改善することが困難である．

3）目標と看護

(1) **疼痛を軽減し，食事摂取に伴う苦痛を軽減するための援助**

胃・十二指腸潰瘍では，胃酸が潰瘍に作用して疼痛が生じる．心窩部痛や背部痛を訴えることも多く，患者によって疼痛の感じ方は様々である．胃潰瘍では食事摂取後に疼痛が出現しやすく，一方，十二指腸潰瘍では空

腹時に疼痛が生じやすい．しかし，両者とも食事摂取により軽快する場合も多い．

　酸を中和し，粘膜への攻撃を予防して疼痛を軽減するための酸分泌抑制薬（制酸薬）や粘膜保護薬の内服を援助する．内服により疼痛は軽減されるが，食べるとまた痛くなるのではないかという食事摂取に伴う不安を感じる場合も多い．したがって，患者の訴えに耳を傾け，消化しやすい食品を摂取できるよう指導する．

(2) 食後のもたれ感や胃部不快感といった不快症状を軽減し，食事摂取量を確保するための援助

　消化性潰瘍の急性期（活動期）を除いては，胃粘膜への負担が少ない食事を摂取することが可能である．具体的な食事内容や摂取方法の指導（表4-9）を行い，潰瘍の治癒のためにも食事摂取量減少による栄養状態の悪化を予防する．

(3) 治療を継続するための援助

　ピロリ菌陽性の消化性潰瘍では，すべてが除菌の適応となる．ピロリ菌の除菌治療は，プロトンポンプ阻害薬（PPI）のランソプラゾール，抗生物質のアモキシシリンとクラリスロマイシンという組み合わせで1週間，全部で50錠ほどを服用し治療する．中途半端な治療は，耐性菌をつくり危険であるため，始めた治療は途中で自己中断しないよう説明する必要がある．

　ピロリ菌除菌のための治療を受けた場合は，長期に抗潰瘍薬を服用する必要はなくなるが，薬剤性の潰瘍は治癒しても数か月は抗潰瘍薬の内服継続の必要がある．そのために自己判断で薬剤の量の変更や中止を行わないように指導する．

　また，ほかの薬剤を併用する場合は，必ず現在服用している薬について知らせるように説明し，重複服用による副作用を避ける．

(4) 消化性潰瘍の原因・誘因を理解し，生活習慣を改善するための援助

　日常生活を患者と共に振り返り，消化性潰瘍の誘因となる生活習慣を見直し，実現可能な改善方法を考える．そのためには患者の生活に即した指導が重要である．また，非ステロイド性抗炎症薬や副腎皮質ステロイド薬服用中の場合には，注意点が理解できるよう説明し，誘因と予防について

表4-9 ● 消化性潰瘍をもつ患者の食事指導のポイント

(1) 胃粘膜に負担をかける食品の摂取は避ける．
　・香辛料，アルコール，熱すぎるもの，冷たすぎるもの
(2) 暴飲暴食をしない．
(3) よくかんで，早食いは避ける．
(4) 食事時間は十分に取り，食後は休憩時間を設ける．
(5) 可能な限り1日3回規則正しく食事し，空腹のまま長時間過ごさない．

の知識をもって再発予防ができるよう援助する．

具体的な指導内容として，①暴飲暴食をしない，②胃粘膜を刺激するコーヒー・アルコールは避ける，③よくかんで食べる習慣を身につける，④食事時間を十分に取り，時間をかけて食事する，④食事を抜いたり食事と食事の時間を空けすぎることがないよう3食をできるだけ規則的に摂る，などがある．

ストレスの緩和方法については，患者の生活を十分把握したうえで，患者と共に実現可能な方法を考える．避けることのできない人間関係に起因するストレスについては，積極的に問題解決が図れるように周囲の資源を活用する．必要時にはカウンセリングを利用する．

E 急性膵炎・慢性膵炎により，消化・吸収機能障害を生じた患者の看護

膵臓は，消化液のなかで最も重要な膵液を分泌する臓器である．

膵液に含まれる消化酵素には，たんぱく質分解酵素であるトリプシン，キモトリプシン，カルボキシペプチターゼや，糖質分解酵素である膵アミラーゼ，脂肪分解酵素である膵リパーゼなどがあり，3大栄養素を分解するすべての消化酵素が含まれている．

小腸での消化に関与する消化酵素は，弱アルカリ性の環境でよく働くが，胃から送られてきた内容物は強い酸性を呈している．そこで膵液に含まれる電解質が，胃に送られてきた内容物を中和し消化を助けている．

膵炎は，様々な原因により膵酵素が膵内で活性化し，膵臓や周辺組織を自己消化する病態である．膵酵素のなかでもトリプシンの活性化を引き金に，膵の浮腫，出血，壊死が生じる．経過によって急性，慢性に分けられる．

膵炎の原因として過半数を占めるのは，アルコールの多飲と胆管結石である．15～20年以上にわたって多量の飲酒をしている人に発症することが多い．また，胆管結石がファーター乳頭に嵌頓すると，膵液の流出が妨げられ，膵管内圧の上昇を招き発症に至る．そのほかに，表4-10のような原因が考えられているが，原因不明の場合もある．

表4-10●膵炎の原因

急性膵炎	アルコール，胆管結石，特発性（原因不明），腹部外傷，手術，内視鏡検査（内視鏡的逆行性胆管膵管造影や内視鏡的乳頭切開術後など），膵癌，膵胆管合流異常，高脂血症，薬剤性，感染症（流行性耳下腺炎，肝炎など）など
慢性膵炎	アルコール，胆管結石，特発性（原因不明），膵胆管合流異常，甲状腺機能亢進症，高脂血症など

本項では，膵炎による消化・吸収機能障害に着目し，急性膵炎と慢性膵炎に分けて，必要な看護援助について述べる．

1 急性膵炎患者の看護

急性膵炎は，急激な上腹部痛に始まり，心窩部や季肋部に持続的な激痛が生じる．その痛みは背部に放散し，前かがみの姿勢をとると痛みが軽減することが多いが，病変が広がると腹部全体の痛みとなる．経過するなかで，麻痺性イレウスのために腹部膨満感や悪心・嘔吐が出現する．

炎症が膵臓局所にとどまるものは軽症とされるが，炎症が全身に波及しSIRS（全身性炎症反応症候群）を引き起こし，膵臓以外の臓器に影響が及んだものは重症とされている（表4-11）．

治療は絶食を基本とし，補液を中心にトリプシン阻害薬と抗生物質が投与される．重症例では全身管理が中心となる．症状の重症度により必要な

表4-11 ● 急性膵炎重症度判断基準

〈重症度判断基準の予後因子〉

A. 臨床徴候	B. 血液検査成績	C. 画像所見
①ショック ①呼吸困難 ①神経症状 ①重症感染症 ①出血傾向	①BE≦－3mq/l　②Ca≦7.5mg/dl ①Ht≦30%（輸液後）②FBS≧200mg/dl ①BUN≦40mg または ②Pao₂≦60mmHg 　Cr≧2.0mg/dl　　　（ルームエアー） 　　　　　　　　　②LDH≧700IU/l 　　　　　　　　　②TP≦6.0g/dl 　　　　　　　　　②PT≧15秒 　　　　　　　　　②Plt≦10万/μl	②グレードⅣ，Ⅴ （表4-12参照）

重症	臨床徴候および血液検査成績からは予後因子①が1項目でも陽性であれば重症と判定し，血液検査成績および画像所見からは予後因子②が2項目以上陽性のものを重症と判定する． 〈臨床徴候の診断〉 ショック：収縮期血圧が80mmHg以下および80mmHg以上でもショック症状を認めるもの 呼吸困難：人工呼吸器を必要とするもの 神経症状：中枢神経症状で，意識障害を伴うもの 重症感染症：白血球数増加を伴う38.0℃以上の発熱に血液培養陽性やエンドトキシンの証明，あるいは腹腔内膿瘍を認めるもの 出血傾向：消化管出血，腹腔内出血（カレン徴候，グレイ-ターナー徴候を含む），あるいはDICを認めるもの
中等症	全身状態は比較的良好で，明らかな循環不全や重要臓器機能不全の徴候はみられない．臨床徴候の予後因子①の検査値は異常値を示すも陽性とはならず，あるいは血液検査成績および画像所見からは予後因子②が1項目のみ陽性のものを中等症と判定する．
軽症	全身状態は良好で，予後因子①および②をいずれも認めず，血液検査成績も正常に近いものを軽症と判定する．

＊重症度判定は原則として入院48時間以内に行い，以後，経時的に検索して重症度を判定する．
資料／厚生省特定疾患難治性膵疾患調査研究班，1990．一部改変．

表4-12 ● CTグレード分類

グレード	膵腫大*	膵実質内部不均一**	膵周辺への炎症の波及または液貯留
Ⅰ	−	−	−
Ⅱ	限局性	−	−
Ⅲ	膵全体	限局性あるいは膵周辺のみ	
Ⅳ	程度は様々	膵全体あるいは膵周辺を越える	
Ⅴ	程度は様々	膵全体かつ膵周辺や膵周辺を越える	

* なお，膵腫大の定義は「膵頭部で1椎体以上，膵体尾部で2/3椎体以上を膵腫大」とした Haagaらの基準〔Haaga, J.A., Alfidi, R.J., Zelch, M.G., et al:Computed tomography of the pancreas, Radiology, 120：589-595, 1976〕を用いる.
**enhanced CT で判定するのが望ましい.
　グレードⅠ：膵に腫大や実質内部不均一を認めない.
　グレードⅡ：膵は限局性の腫大を認めるが，実質内部は均一であり，膵周辺への炎症の波及を認めない.
　グレードⅢ：膵は全体に腫大し，限局性の膵実質内部不均一を認めるか，あるいは膵周辺（腹腔内，前腎傍腔）にのみ炎症の波及や液貯留を認める.
　グレードⅣ：膵の腫大の程度は様々で，膵全体に実質内部不均一を認めるか，あるいは膵周辺を越えて（胸腔，または左側の後腎傍腔）炎症の波及や液貯留を認める.
　グレードⅤ：膵の腫大の程度は様々で，膵全体に実質内部不均一を認め，かつ膵周辺や膵周辺を越えて炎症の波及や液貯留を認める.
CT の施行時期：原則として入院48時間以内に CT をとって重症度を判定し，以後7日，14日などと臨床経過に合わせ経時的に施行するのが望ましい.

資料／厚生省特定疾患難治性膵疾患調査研究班，1990. を一部改変.

看護援助は異なるが，ここでは，急性膵炎による消化・吸収機能障害とそれに伴って生じる問題に対する看護援助を述べる.

1）アセスメントの視点と情報収集

(1) 炎症の程度と重症度を把握し，全身への影響を把握するための情報収集

急性膵炎が重症化すると生命の危機状態となるため，重症化する傾向を早期発見する必要がある．腹痛の経時的変化や腹部膨満感，悪心・嘔吐といった症状の有無と程度を把握するため，消化器症状のアセスメントを行う．

血液検査では，血中膵酵素の値を把握し，白血球数や CRP の値から炎症の程度をアセスメントする．そのほか，重症度判定基準にある血液検査成績の項目から，該当する値はないか把握する．

臨床徴候（表4-11）はみられていないか，ショック徴候の有無，呼吸状態（呼吸困難感，呼吸数，呼吸パターンなど），意識状態，発熱の有無，出血傾向の有無を観察する．

画像検査では，腹部単純X線検査により麻痺性イレウスの徴候はないか確認する．また，全身性炎症反応症候群（SIRS）を合併していないか，胸部単純X線検査から心不全や胸水の徴候を症状と合わせて観察する．

(2) **急性膵炎による苦痛の程度を把握するための情報収集**

　膵炎による腹痛の変化を経時的にとらえていく．痛みの感じ方は患者によって異なるため，訴えに耳を傾ける必要がある．持続する腹痛や発熱によって心身ともに消耗しやすいため，患者にとって何が安楽となるのか情報収集する．疼痛によって妨げられている日常生活行動を把握し，必要な援助は何かをアセスメントする．

　治療上，絶飲食と安静を強いられる場合があるが，これらは患者にとって大きな苦痛となりうる．そのため患者が治療の必要性を理解して受けられるよう，理解度や受け止めを訴えから把握する．

(3) **消化・吸収機能障害や絶食による影響の把握とアセスメント**

　炎症が腹膜に及ぶと腹膜刺激症状が出現し，腸管麻痺を生じると鼓腸，腹部膨満，悪心・嘔吐が生じてくる．これらの症状を把握するとともに，麻痺性イレウスによる糞便形成・排出機能の変化や摂取機能障害の程度を確認する．

　絶飲食に加え発熱による消耗によって，血清たんぱく質の減少が生じるため，栄養状態が悪化しやすい．また，全身性反応症候群に続発する DIC（播種性血管内凝固）症候群によって，膠質浸透圧の低下も生じる可能性がある．膠質浸透圧の低下は，血管内脱水を招き，浮腫を悪化させたり，膵炎の治癒を遅らせる可能性がある．観察や血液検査の結果から，栄養状態をアセスメントする．

(4) **再発を予防する生活習慣を獲得するための情報収集とアセスメント**

　生活習慣に膵炎の原因となるアルコールの多飲や脂肪分の過剰摂取がないか，情報収集するとともに，患者が生活習慣を改善する必要性について理解できているかを確認する．生活習慣を改善するにあたり，それを妨げる要因がないか把握し，患者の生活に即した指導ができるよう情報収集する．

2）生じやすい看護上の問題

①重症化により生命の危機状態に陥る可能性がある．
②腹痛や消化器症状による苦痛や治療に伴う苦痛がある．
③絶飲食や血清たんぱく質の喪失による栄養状態の悪化が起こる．
④生活習慣の改善が困難で，再発する可能性がある．

3）目標と看護

(1) **重症化の徴候を早期発見し，生命の危機を回避するための援助**

　重症度判定基準（表4-12）にある予後因子から，重症化を示す徴候がないか観察する．具体的には，ショックの徴候の有無（血圧低下，頻脈，

冷汗，尿量減少，末梢血管拡張による四肢の紅潮など）や呼吸状態の変化（呼吸困難感，呼吸数，呼吸パターンなど），感染の徴候の有無（発熱，白血球数増加，CRP増加，腹膜炎による腹膜刺激症状の有無），意識状態の変化（意識レベル低下），出血傾向の有無を観察する．

急性膵炎に伴って生じる呼吸困難は，全身性炎症症候群による肺水腫や胸水，心不全が原因であるため，上体を高くした体位をとり，安楽な呼吸を援助する．また，肺水腫や胸水・心不全を悪化させないために水分バランス（輸液量と尿量のバランス）を把握する．

出血傾向に関しては，出血の部位が皮下か口腔内か，あるいは吐血か下血かなどを把握する．出血を予防するための援助を実施したり，患者自身が注意できるよう支援する．

重症化した例では，全身状態のモニタリングが重要で，異常に対して速やかな対応が必要である．

(2) **心身の消耗を最小限にし，苦痛を緩和するための援助**

疼痛の程度や変化を把握し，少しでも安楽な体位で安静が保てるよう援助する．持続する疼痛は心身の消耗を助長するので，患者が疼痛の訴えを表現できるよう共感的・受容的態度で接し，傾聴する．鎮痛薬の指示があれば投与し，その効果を判定する．疼痛が持続することによって生じる不安に対し，緩和できるようかかわる．

発熱も心身の消耗を助長する因子となるため，解熱のための援助を行う．

疼痛が軽減してくると，患者は絶飲食や安静が苦痛になってくる．そのため，治療の必要性を理解したうえで療養できるよう十分な説明を行うとともに，患者の訴えに耳を傾け，共感的・受容的態度で接する．

(3) **絶飲食と血清たんぱく質の喪失による栄養状態の悪化を防ぐための援助**

治療による絶飲食と血清たんぱく質の喪失や消化・吸収機能障害による栄養状態の悪化がないか把握する．絶飲食の期間は高エネルギー輸液が実施されるため，確実な輸液管理と栄養状態のアセスメントを継続して行う．重症化し膠質浸透圧が低下すると，新鮮凍結血漿（FFP）やアルブミン製剤の投与が行われる．その際は確実な投与と投与後の全身状態の観察が重要となる．

(4) **膵炎の発症要因となる生活習慣を改善し，再発を予防する動機づけのための援助**

アルコールの多飲や高脂肪食の摂取が原因と考えられる膵炎患者には，再発・再燃予防のために日常生活の見直しを促す．日常生活のなかで何が原因・誘因となりうるのか，患者の理解度を確認しながら情報提供し，患者が自分自身の問題として再発予防に取り組めるよう援助する．また，家

族の協力も不可欠なため，家族を含めた指導が重要となる．

具体的には，禁酒や低脂肪食とする食生活の改善が主となる．患者と共に日常生活の振り返りを行い，実現可能な予防策を取れるような援助を行う．そのためには患者の生活に即した具体策を提示していく必要がある．また，退院後も再発予防を継続できるようパンフレットなどを作成することも効果的である．

2 慢性膵炎患者の看護

慢性膵炎は，膵臓の持続的な炎症により，膵組織の不規則な線維化や膵実質の脱落など，慢性・進行性の変化をきたす疾患である．再発性・持続性の腹痛などの臨床症状を伴い，次第に膵臓の内分泌・外分泌機能が低下していく．多くの場合不可逆性であり，進行すると，糖尿病や消化・吸収機能障害をきたす．

慢性膵炎の成因としては，多数の因子が考えられている．最も大きな割合を占めるのはアルコールであり，特発性，胆石性を含めると9割以上を占める．そのほかの成因としては，遺伝性，家族性，甲状腺機能亢進症，自己免疫性，急性膵炎後，膵損傷後などがある．

臨床経過により，代償期，移行期，非代償期に分けられる（図4-9）．

代償期は，腹痛や背部痛が著明であり，血中膵酵素値の上昇を認める．膵外分泌機能の低下は認められるが，明らかな消化・吸収機能障害はない．糖質代謝機能も維持されていることが多い．

非代償期に入ると膵実質の脱落や線維化が進行し，次第に腹痛が治まり，血中膵酵素値は下降してくる．しかし，膵臓の内分泌・外分泌機能は低下し，消化・吸収機能障害をきたす．具体的には，膵内分泌機能が障害され糖質代謝障害による糖尿病を発症する．また，膵外分泌機能の障害により消化吸収不良を生じ，下痢や脂肪便を伴う．

そのほか，膵石形成や膵管狭窄による膵管内圧上昇に伴う腹痛，膵管拡張，膵仮性嚢胞，膵性胸水・腹水，膵臓周囲の炎症性線維化に伴う十二指腸狭窄，胆管狭窄，門脈圧亢進などの合併症を生じる可能性もある．

慢性膵炎の治療は，病期により内容が異なる．代償期では腹痛が主症状となるため腹痛に対する対症療法と，急性膵炎に準じた厳密な全身管理が行われる．非代償期には膵内分泌・外分泌機能の低下に伴う（膵性）糖尿病と消化・吸収機能障害に対する治療が行われる．

ここでは，これらの機能障害によって生じる看護問題に着目し，必要な看護援助を述べる．

図4-9 ●慢性膵炎の臨床像

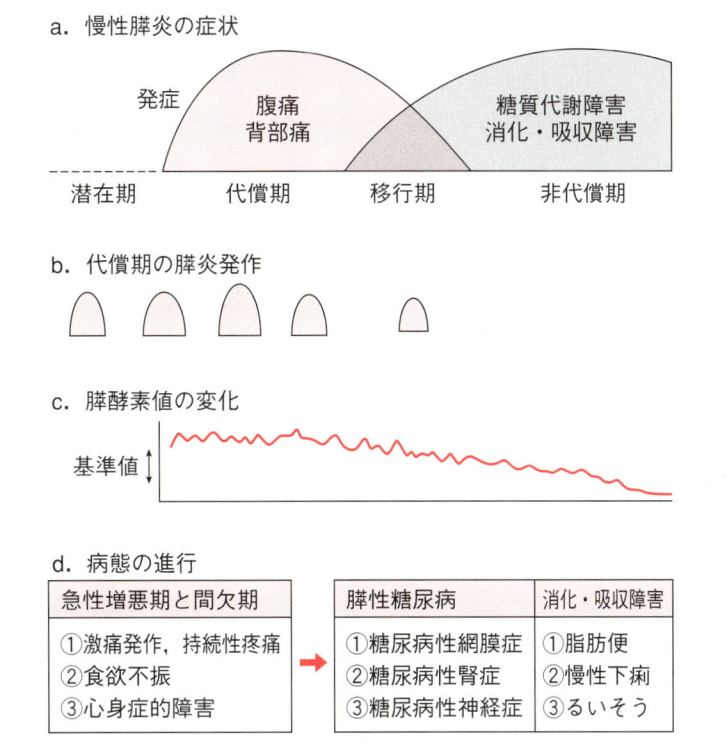

a. 慢性膵炎の症状

発症　腹痛　糖質代謝障害
　　　背部痛　消化・吸収障害

潜在期　代償期　移行期　非代償期

b. 代償期の膵炎発作

c. 膵酵素値の変化

基準値

d. 病態の進行

急性増悪期と間欠期	膵性糖尿病	消化・吸収障害
①激痛発作,持続性疼痛 ②食欲不振 ③心身症的障害	①糖尿病性網膜症 ②糖尿病性腎症 ③糖尿病性神経症	①脂肪便 ②慢性下痢 ③るいそう

出典／富松昌彦編：消化器疾患ナーシング（NURSING MOOK 2），学習研究社，2000，p.174.

1）アセスメントの視点と情報収集

(1) 慢性膵炎による消化・吸収機能障害の程度と日常生活への影響を把握するための情報収集とアセスメント

　腹痛が強いときには，急性膵炎と同様に絶食と補液が治療の基本となるが，腹痛の間欠期には脂肪制限食の摂取が可能となる．膵外分泌機能の低下に伴う下痢や脂肪便が生じていないか，食事摂取量と合わせて情報収集する．食事摂取に伴い，悪心・嘔吐や腹部膨満感が生じていないか確認する．体重の減少はきたしていないか，栄養状態の悪化により体力を消耗し，日常生活行動に影響を及ぼしていないか把握する．また，腹痛や悪心・嘔吐，下痢といった症状そのものが日常生活に及ぼす影響についてもアセスメントする．

　患者は食欲不振となっている場合も多く，さらに脂肪制限食によっておいしく食べられないことでストレスに感じる場合もあるため，患者の訴えに耳を傾ける．

(2) 慢性膵炎による耐糖能の障害の程度を把握するための情報収集

慢性膵炎の非代償期には，耐糖能の低下による糖尿病の治療が必要となる．75g糖負荷試験やHbA1cの結果から，膵内分泌機能障害の程度を把握する．インスリン分泌だけでなくグルカゴンの分泌も障害を受け，低血糖発作を起こす可能性があるため，低血糖発作の既往を情報収集し，低血糖発作の症状を早期に発見できるようにする．

2）生じやすい看護上の問題

①食事制限が守れず，腹痛，悪心・嘔吐，下痢といった症状を引き起こす可能性がある．
②低血糖発作により生命の危機状況になる可能性がある．

3）目標と看護

(1) 消化・吸収機能障害の程度に応じた食生活習慣を身につけるための援助

慢性膵炎では，障害された消化・吸収機能を補うため，脂肪制限食に加え，消化酵素薬や小腸pH低下に対する制酸薬の内服が必要となるので，それらの内服を継続できるように支援する．また，脂肪制限食の具体的な摂取方法（食品の選択や調理法の工夫など）や過食を避けるための工夫を指導したり，禁酒するための生活習慣の見直しを患者だけでなく家族に対しても行う．患者の日常生活に即した方法を患者と一緒に考え，実現可能な方法を提示することが重要である．

悪心・嘔吐や腹痛，下痢が出現した場合の対処方法についても具体的に指導しておく．

(2) 禁酒・脂肪制限食など自己管理の重要性が理解でき，再発予防に取り組むための援助

腹痛の出現と食事摂取，アルコール摂取との関連について，患者自身がどのように理解しているかを情報収集したうえで，その理解度に応じて，再発と食事・アルコール摂取との関連について説明する．食事を共にする家族を含めた指導が効果的であるので，家族の協力が得られるよう，家族にも疾患の理解を促す．自らを予防するという患者の動機づけが重要となるため，患者の考えや思いを十分把握したうえで指導を行っていく必要がある．

アルコール性の慢性膵炎患者については，禁酒が再発予防の要となる．そのため必要に応じて断酒のための専門外来を紹介したり，精神科医やケースワーカーなどと連携を取り，精神的サポートを図りながらライフスタイルの是正を促していく．

F 大腸癌により糞便形成・排出機能障害を生じた患者の看護

　大腸癌は，大腸粘膜から生じる原発性大腸癌と他臓器由来の癌が大腸に及ぶ続発性大腸癌がある．部位により結腸癌と直腸癌に大別される．

　近年，食生活の欧米化に伴い，高脂肪・高たんぱく・低繊維の食事が多くなったことで，胆汁酸や腸内細菌叢の変化が起こり，便の腸内停滞時間が延長されて発癌物質との接触時間が延長することにより大腸癌が増加していると考えられている．全癌死亡者数のなかで，肺癌，胃癌に続いて第3位となっている．

　大腸の粘膜下層に癌がとどまるものを早期癌とし，固有筋層，またはそれより深部に癌が浸潤したものを進行癌とする．分類には，早期胃癌に準じた分類が用いられる（図4-10，表4-13）．

　早期癌では，ほとんどの場合，自覚症状はなく，まれに血便を認める．一方，進行癌では血便や便秘・下痢などの便通異常，便栓狭小化，肛門痛などを認める（表4-14）．大腸検診で便潜血を指摘され，その後の精密検

図4-10 ●大腸癌の肉眼的分類

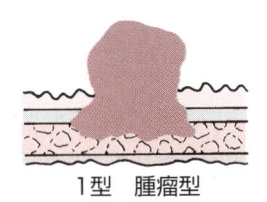

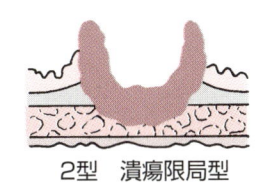

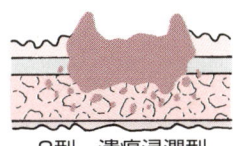

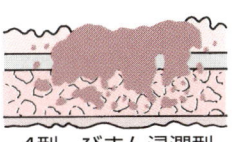

0型　表在型（早期癌）
1型　腫瘤型
2型　潰瘍限局型
3型　潰瘍浸潤型
4型　びまん浸潤型
5型　分類不能

出典／飯野四郎・陣田泰子監：Nursing Selection②消化器疾患，学習研究社，2003，p.176．一部改変．

表4-13 ●デュークス分類

デュークスA	癌が腸壁内に限局するもの
デュークスB	癌が腸壁を貫いて浸潤するが，リンパ節転移のないもの
デュークスC	リンパ節転移のあるもの
デュークスD	腹膜，肝臓，肺など遠隔転移のあるもの

表4-14 ● 大腸癌の主な症状

血便
排便困難
便が細くなる（便柱狭小化）
残便感
下痢と便秘を繰り返す
腹痛や腹部膨満感
貧血
腹部の腫瘤触診

査（腫瘍マーカーの上昇，画像診断など）により診断される場合が多い．また，無症状で長期間経過し，貧血や栄養状態の悪化が進んだ状態で発見されることもある．

　大腸癌の発生部位は，Ｓ状結腸と直腸とで全体の約70％を占め，結腸癌と直腸癌の発生比率は１：１とされている．結腸癌の多くは，Ｓ状結腸以下に発生する（図4-11）．

　結腸は，小腸から送られてきた内容物から水分・電解質を吸収し，半流動状から粥状，半固形状から固形にして糞便を形成する．固形になった糞便は直腸に貯留され，排便反射によって肛門から排出される．大腸癌では，癌そのものや手術療法によってこれらの機能が障害される．

　治療は手術療法が原則であるが，そのほかに内視鏡的治療や放射線療法，化学療法も行われる．癌の部位や深度によって手術の方法は異なるが，腸管同士の吻合ができない場合は，人工肛門造設術が選択される．人工肛門は，一時的に造設される場合と永久的に造設される場合がある．

図4-11 ● 大腸癌の好発部位

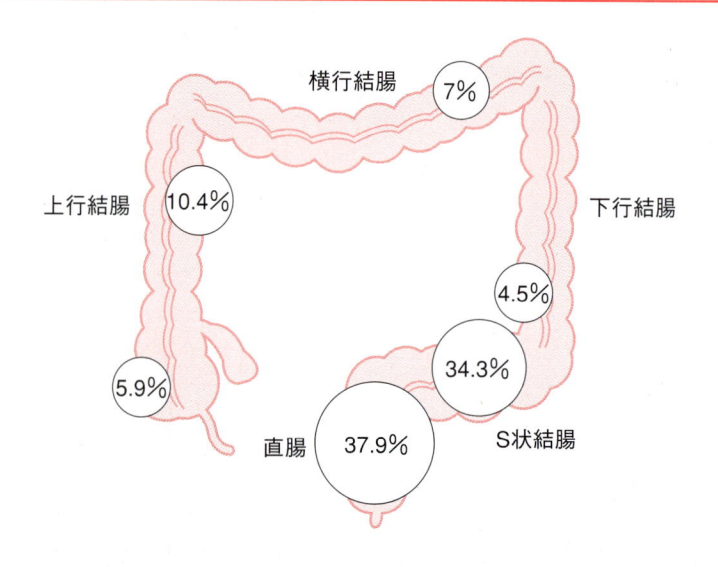

横行結腸 7%
上行結腸 10.4%
下行結腸 4.5%
5.9%
S状結腸 34.3%
直腸 37.9%

本項では，直腸癌に対する直腸切除・人工肛門造設術を受ける患者に必要な看護援助を，吸収障害，移送障害を含めた糞便形成・排出機能障害に着目して述べる．

1 直腸切除・人工肛門造設術を受けるまでの看護

1）アセスメントの視点と情報収集

(1) 術前の栄養状態を評価するための情報収集とアセスメント

直腸癌からの出血による貧血の有無や程度を血液検査結果から把握し，貧血症状が日常生活に及ぼす影響をアセスメントする．また，直腸癌によってイレウスを引き起こしている場合，食欲不振や悪心・嘔吐により食事摂取が不十分となり，低栄養状態を招いている場合があるため，栄養状態を評価する．

術後の回復にも影響するため，術前の低栄養状態は可能な限り是正する必要がある．腸管における水分吸収が障害され脱水傾向に陥っていないか確認するとともに，体重の変化を確認しておくことも重要である．

大腸での移送や糞便形成・排出機能の障害による問題（便が細くなる，下痢と便秘を繰り返す，残便感がある，排便困難である）や腹痛，腹部膨満感があるために食欲を失っていたり，食事摂取を控えていたために栄養状態の悪化を引き起こしている可能性もあるため，入院前の食生活や排便に関する情報を収集し，栄養状態や排泄の状態をアセスメントする．

(2) 直腸切除・人工肛門造設に伴う不安を把握するための情報収集

患者の多くは，はっきりした自覚症状がないままに癌と診断され，手術を受けることになるため，術前は緊張し，不安を表出できていない可能性がある．また，癌という診断にショックを受け，排泄経路の変更（人工肛門造設）について受け入れができていない可能性も高い．したがって，患者の気持ちや思いを傾聴し，患者の気持ちを尊重しながら術前準備に取り組む必要がある．

患者と同様に家族も癌の診断にショックを受け，人工肛門をイメージできないまま手術を承諾している場合も少なくない．人工肛門の管理には身近な家族の協力も不可欠であるため，家族の不安を把握し，術前に家族のもつ不安を可能な限り取り除くために，アセスメントする必要がある．

2）生じやすい看護上の問題

①栄養状態の悪化から，体力の低下を招く可能性がある．
②癌や手術に対する恐怖を感じている．
③排泄経路の変更（人工肛門造設）に対する抵抗感がある．

3）目標と看護

(1) 栄養状態や脱水を改善し，最良の状態で手術に臨むための援助

手術に備えた体力の維持，増強を図るために，十分な栄養摂取ができるよう援助する．食欲不振や悪心により経口摂取が困難な場合は，食事内容の変更や家族に持ち込み食を依頼する．医師に相談し，IVH（中心静脈栄養）などによる経口摂取以外の方法で必要な栄養が摂取できるよう援助する必要がある．

栄養摂取の方法にかかわらず，悪心・嘔吐や腹部膨満感，腹痛の有無を把握し，それらの症状が少しでも改善できるよう援助する．また，体重や血液検査結果などから栄養状態の評価を続け，変化に応じて援助方法を検討・改善していくことが重要である．

手術前日までに行われる腸管準備（絶食，緩下剤の内服）のために，脱水や電解質異常が助長される可能性も考えられる．あらかじめ指示されている点滴の管理だけでなく，脱水・電解質異常の徴候・症状はないか確認する．

(2) 癌に対する恐怖や不安，人工肛門造設に対する抵抗感や不安を軽減するための援助

癌と診断されたショックに加え，手術を受け人工肛門を造設することとなった患者の恐怖や不安は計り知れない．医療職者は人工肛門造設にとらわれ，癌と診断された患者の恐怖や不安を見落としがちである．患者や家族が何に対し恐怖や不安を抱いているか，ていねいに情報収集し，可能な限りそれらを軽減し，手術に臨めるよう援助する必要がある．

人工肛門についての具体的な説明は，患者の受け入れの程度に応じて行っていく必要がある．患者の疑問に答えるように説明を行ったり，説明後，患者自身が再確認したいときに読み返せるようパンフレットなどを用いることも有用である．

手術前日にはストーママーキング（人工肛門を造設する場所を決める）が行われる．患者が自己管理しやすい部位で日常生活（職業生活も含む）やふだんの服装などから考慮し決定されるため，患者の参加が不可欠である．患者が自分の意見を表現できるようなかかわりが重要となる．また，患者自身が気づきにくい人工肛門による日常生活行動への影響についても助言していく必要がある（表4-15）．

2　術後から退院までの看護

術後は呼吸・循環・輸液の管理，疼痛緩和，術後合併症の予防を中心に看護が行われる．術後の全身性炎症反応症候群の症状が治まり，縫合不全

表4-15 ● ストーママーキングの視点

各体位（仰臥位，よくとる座位，立位）で患者本人が見えやすく，処置しやすい部位
パウチが漏れなく装着できる部位 　・腹直筋上 　・しわや瘢痕がない 　・骨突起以外の部位
職業生活へ支障がない部位 　例：椅子に座るのに支障がない 　　：作業上，じゃまにならない
衣生活に支障がない部位 　・ウエストラインを避ける 　・下着のゴムのラインを避ける 　・ベルトの位置を避ける

や感染の可能性が低いと考えられ，さらに腸蠕動の回復が認められた時点で，初めて飲水から経口摂取が再開される．

　腸管運動の回復の程度に合わせて食事形態が変更され，流動食から固形食へと徐々に入院前の食事に近づけていく．術創の治癒やストーマの安定化のためにも食事による栄養摂取は重要となる．また，排便コントロールもストーマ管理のうえで重要となる．

1）アセスメントの視点と情報収集

(1) 腸蠕動の回復の程度と糞便形成・排出の状態を把握するための情報収集とアセスメント

　術後は全身麻酔や開腹術の影響から腸管運動が抑制される．麻酔時間や手術（開腹していた）時間，術式などを情報収集し，腸管運動への影響をアセスメントする．腸蠕動が回復するのは，一般的に術後3日目以降とされている．悪心・嘔吐，腹部膨満感，排ガス・排便の有無など患者の訴えを聴き，腹部の聴診や胃管からの排液などの情報から腸蠕動の回復の程度をアセスメントする．

　食事を摂取しなくても，胃液・腸液といった消化液や新陳代謝された胃腸粘膜の上皮細胞などが排出されることを患者に説明し，ストーマからの排液の量や性状を観察する．

　食事摂取再開後は，食事摂取量を観察し，食後に消化器症状が出現していないか確認する．食事摂取が思うようにいかないと回復意欲を大きく妨げる可能性があるため，食事摂取を困難にしている要因についてのアセスメントも重要である．

　術後はガスの貯留や吻合不全を確認するため，腹部単純X線撮影が行われる．その所見についても把握しておく．

　腸管運動の回復を促すための離床は進んでいるか観察する．離床を妨げ

ている因子はないかアセスメントする．

(2) ストーマ管理へ向けた患者の準備状態に関するアセスメント

術後患者は，疼痛や心身の消耗，人工肛門への抵抗感といった理由から，術創や人工肛門を見たり，触れたりすることが困難である．徐々に術創や人工肛門に目を向けられるようになるため，手術からの心身の回復（疼痛の緩和，体力の回復などを含む）や人工肛門の受け入れの程度を把握する．術後の回復が順調に進むか否かは，患者の回復意欲に大きく影響し，その後のストーマ管理への取り組みにも大きくかかわるため，ていねいな情報収集とアセスメントが必要である．

2）生じやすい看護上の問題

①イレウス（腸閉塞）を起こす可能性がある．
②直腸切除により排便異常を生じる可能性がある．
③便形成の異常から人工肛門周囲の皮膚障害や感染を起こす可能性がある．
④人工肛門に対する強い抵抗感から，自己管理できなくなる可能性がある．

3）目標と看護

(1) イレウス（腸閉塞）を予防するための援助

術後には，手術や麻酔の影響による麻痺性イレウスや腸管同士の癒着によって生じる癒着性イレウスが生じやすい．これらの予防には，骨盤底筋群や骨盤内神経叢を刺激し，腸蠕動を促すことが重要である．

術後，呼吸・循環が安定していることを確認したうえで，ベッド上座位をとることから離床を開始し，端座位，立位，歩行へとその範囲を拡大していけるよう援助する．離床を進めるためには，疼痛緩和は不可欠である．硬膜外麻酔など医師の指示に基づいて積極的な疼痛緩和を図り，安全・安楽に離床を進められるよう援助する．

退院が近づく頃には疼痛も緩和され，日常生活行動をとれるようになるが，食事摂取内容によっては，イレウスを起こす可能性がある．そのことを患者に認識してもらうため，食事に関する情報提供は十分に行う必要がある．繊維質の多い食事は，直腸切除によって糞便形成・排出機能が低下した腸には負担となり，消化不良を起こし，その結果，糞便形成・排出がうまくいかずイレウスとなる可能性があることを説明する．

直腸切除・人工肛門造設によって生じた糞便形成・排出機能障害をわかりやすく説明し，その低下した機能を補いながら生活していくことが重要であることを理解してもらう．そのために，家族を含めて具体的な説明を

行うことが必要となる．

(2) 排便異常に適応するための援助

イレウス以外に生じやすい糞便形成・排出機能障害として，下痢や排便回数の増加がある．これは直腸の切除により，直腸で行われていた水分吸収の機能が失われたことにより起こる．また，直腸切除と同時に，排便を調整する外肛門括約筋やそれを支配する神経も障害を受けたため，人工肛門からは，自分の意思とは無関係に排便が起こる．これらは人工肛門造設患者にとって大きなストレスとなる．「便が漏れたらどうしよう」「排ガスを人に聞かれたらどうしよう」といった不安を常に抱えなければならない．そのような不安を表出できるようなかかわりをもち，それらの不安を少しでも軽減できるよう対処法について指導を行う．

具体的には，下痢を起こしやすい食品を避ける，排ガスを生じやすい食品の摂取は避ける（表4-16），食事時間と人と合う時間などの調整を図るなどである．退院後の患者の生活を十分把握したうえで，最も適した対処方法がとれるよう支援する．また，退院後も，外来受診や電話相談など，人工肛門の管理について医師や看護師に相談する機会があることを説明し，不安の軽減を図ることが大切である．

(3) 人工肛門の受け入れを促し，人工肛門をセルフケアできるようになるための援助

直腸切除・人工肛門造設術では，ストーマと開腹創が隣接し，便漏れが生じることによって術創を汚染し，感染を引き起こす可能性がある．術後数日は，感染予防のためにも，パウチの交換は医療職者が行い，感染予防に努める．また，術後3日目まではストーマは浮腫をきたし，血行障害など異常が生じた場合は速やかな対処が必要となる．したがってストーマの観察（出血の有無，色調，浮腫の有無と程度）を行い，変化を把握することが重要である．

入院期間の短縮化により，退院時に患者自身が人工肛門のパウチ交換を一度もしないまま退院する例も少なくない．短い入院期間で，いかに人工肛門の受け入れを促し，自己管理方法を獲得してもらうかが重要となる．

表4-16 ● ガスを発生させやすい食品

ネギ	キャベツ
ゴボウ	カリフラワー
ピーナッツ	生卵
カニ	チーズ
エビ	ニンニク
炭酸飲料	ニラ
山芋・サツマイモなどの根菜	アスパラガス
酒類	

図4-12●パウチ交換の手順

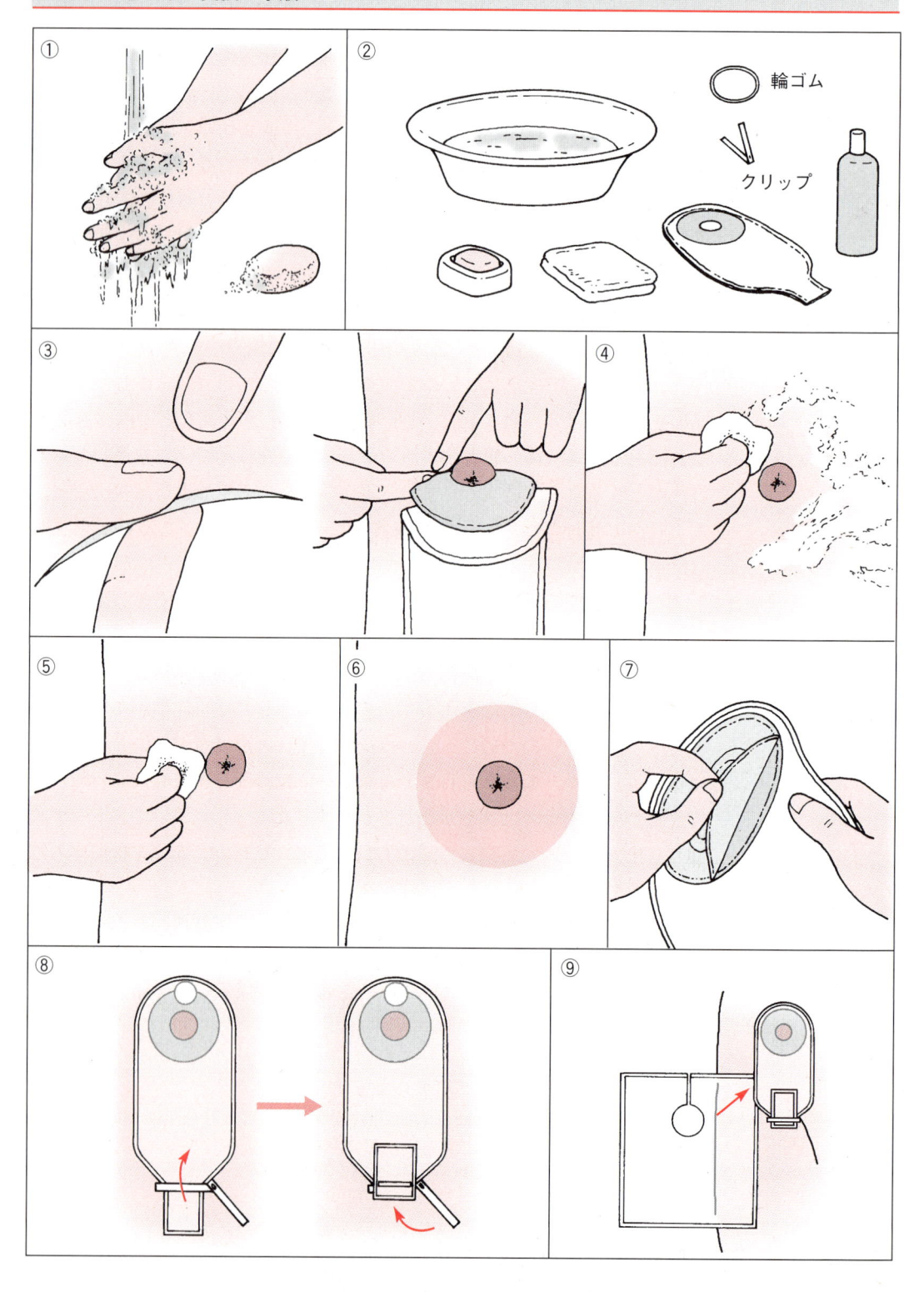

患者の気持ちを置き去りにしたままの指導は，かえって人工肛門の受け入れを困難にするので，まずは，患者が癌と診断されたことや人工肛門造設について，どのように感じているかを傾聴する．

患者の受け入れの程度に合わせて，人工肛門の管理についての説明や指導を行い，看護師が行うパウチ交換を見てもらうことから始め，家族に交換してもらったりして，徐々に患者自身でできるよう援助する．

具体的なパウチ交換の手順（図4-12）は，以下のとおりである．
①必要物品を準備し，手を洗う．
②ストーマ周囲の皮膚を傷つけないよう，パウチの吸着面を縁からゆっくりていねいにはがし，皮膚の観察を行う．
③石けんを泡立てたガーゼでストーマ周囲の皮膚から次第にストーマと皮膚の境目まで洗っていく．
④洗い終わったら，濡れた布かガーゼで石けん成分をよく落とし（シャワーも可），乾いた布かガーゼで拭いて皮膚をよく乾燥させる．
⑤皮膚の状態に合わせて，処方された軟膏やパウダーを塗布する．
⑥新しいパウチを用意し，ストーマの大きさに合わせて切った後，貼り付け周囲を押さえながら密着させる．
⑦パウチに排出口を閉じ，クリップや輪ゴムで止めて，パウチが直接肌に触れないようガーゼなどで保護する．

患者ができている部分を言葉に出して表現し，徐々に自信がもてるようかかわる．また，ストーマの受け入れを促すためにも「きれいなストーマですね」などの声かけを行い，パウチ交換を始め，人工肛門のセルフケアが自立できるようになるまで一緒に取り組む．決して突き放してはならない．

患者自身が人工肛門の異常を発見できるよう，どのような異常が起こりやすいか説明する．人工肛門周囲の皮膚トラブルは，弱酸性の皮膚にアルカリ性の腸液を含む便が触れることにより生じる．そのため，頻回な装具の交換や乱暴にパウチをはがしたりすることで皮膚が傷つきやすいことを説明するとともに，皮膚保護剤は皮膚の状態に応じて変更可能であることも説明する．皮膚の異常を認めた場合は相談してもらえるよう伝える．また，自分に合ったパウチや皮膚保護剤がみつかるまで支援することを患者と家族に伝え，不安の軽減を図る．

栄養代謝機能障害

第1章　栄養代謝機能障害と日常生活　183

① 栄養代謝機能とその役割 ── 184　② 栄養代謝機能とその障害 ── 187

第2章　栄養代謝機能障害の把握と看護　209

第3章　栄養代謝機能障害の検査・治療に伴う看護　243

① 栄養代謝機能の検査に伴う看護 ── 244　② 栄養代謝機能障害の治療に伴う看護 ── 268

第4章　栄養代謝機能障害をもつ患者の看護　295

第1章
栄養代謝機能障害と日常生活

1 栄養代謝機能とその役割

A 栄養代謝機能とは何か

　身体を構成する細胞，組織，臓器は常に物質交換を行い，動的平衡を保っている．このことを代謝という．代謝のうち，物質の化学的変化の過程からみた場合を中間代謝といい，糖，たんぱく質，脂質，ビタミン，無機物の代謝がこれにあたる．栄養代謝とは，消化機能により吸収された栄養素や体内に貯蔵された栄養素から，エネルギーや生命の維持に必要な物質につくり変え，身体に不要な物質を排泄することをいう．栄養代謝機能は，①利用物質と排泄物質の生成機能，②エネルギー源貯蔵機能，③エネルギー供給機能からなる．身体の栄養保持のため（図1-1），これら3つの機能は密接に関係している．

1 利用物質と排泄物質の生成機能

　利用物質と排泄物質の生成機能とは，肝臓に集められた食物由来の栄養素や，不要となった身体構成成分から人間の身体組織が利用できる物質を生成し，身体に有害な物質を身体が排泄できるような無害な物質として生成する機能である．これらの物質が生成される際には複雑な代謝過程を経る．

　たとえば，たんぱく質は，ほかの動物の肉や大豆などの植物から摂取されるが，そのままでは利用できない．そこで豚や牛の肉を摂取した場合，そのたんぱく質からアミノ酸の配列を変えて，人間の身体を構成するたんぱく質に利用できるようにして，身体利用物質を生成している．また，代謝の過程で生じるアンモニアなどの身体にとって有害な物質は，肝臓で代謝され尿素となる．このように身体に有害な物質を身体に無害な物質として排泄できるようにしている．さらに，胆汁の生成を行い，胆嚢に濃縮

図1-1●栄養代謝機能

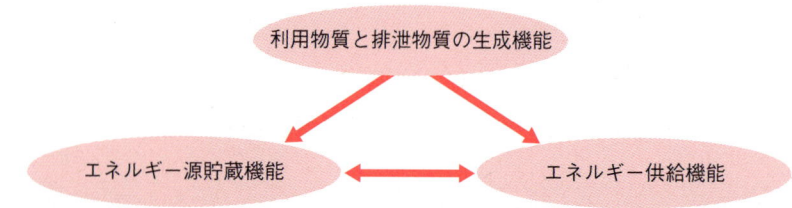

して蓄え，消化に利用するために排出している．

2 エネルギー源貯蔵機能

エネルギー源貯蔵機能とは，利用物質の生成によりエネルギー源となるグリコーゲンを肝臓や筋肉に貯蔵し，脂肪を肝臓や脂肪組織に貯蔵する機能である．

3 エネルギー供給機能

エネルギー供給機能とは，飲食物から得られた栄養素から利用物質と排泄物質を生成する過程で，アデノシン三リン酸（ATP）を産生したり，体内に貯蔵していたグリコーゲンからグルコース（ブドウ糖）を得て，代謝過程（解糖系）でアデノシン三リン酸（ATP）を産生する機能である．絶食や飢餓などにより糖質の不足がある場合には，グルコース以外の物質からグルコースを合成（糖新生）した後で，解糖系を経てATPが生成される．

栄養代謝過程の一つひとつの段階では，特定の酵素・補酵素が特定の物質に対して化学反応を起こすことで中間代謝物を次々と生成し，最後に目的の物質を生成する．酵素にはトランスアミナーゼ（GOT，GPT），乳酸脱水素酵素（LDH），アルカリホスファターゼ（ALP）など多数の種類がある．

酵素のなかには単独で化学反応を発揮できないものもあり，共同因子や補酵素が必要となる．共同因子はMg^{2+}，Mn^{2+}，Ca^{2+}などの無機質イオンであり，補酵素はビタミンB_1，B_2，B_6，B_{12}，Cなどの水溶性ビタミンが体内で補酵素に変換されることで得られる．栄養代謝の調節は細胞内の酵素も行うが，主にホルモンによって行われる．また，酵素，補酵素が円滑に機能するために，体温とpHの調整を内部環境調整機能が担っている．

B 栄養代謝機能と生命・生活

人間が呼吸したり，心臓を動かしたり，何か活動をするためにはエネルギーが必要である．人間は毎日，体外から食物を摂取し，エネルギー源としているが，栄養代謝は，人間の意思にかかわらず行われている．肝臓では，食物から得た栄養素や不要となった身体構成成分を利用しながら，身体組織を維持するために必要な物質を生成している．

身体の組織は，一つひとつの細胞からできており，細胞は恒常的につくり変えられながら身体活動を営み，生命を維持している．

生成される利用物質には，骨，筋肉，膜，諸臓器，血球，ホルモン，酵

素，フィブリン・フィブリノゲン分解産物（FDP）などの身体構成成分の材料と，アルブミンなどの血漿たんぱく質，血液凝固因子，胆汁酸などがある．生成される排泄物質には，尿素，尿酸，ケトン体，胆汁（ビリルビン，コレステロールを含む）などがある．肝臓では，グルコース（ブドウ糖），アミノ酸，脂質の栄養素が不足した場合でも，身体組織に不足が起こらないように代謝によりアデノシン三リン酸（ATP）を産生し，エネルギーの供給を調整している．また，エネルギーを貯蔵する機能により，余分なグリコーゲンや脂肪を貯蔵している（図1-2）．栄養代謝機能が障害されると生活に影響が及び，機能がさらに障害されると生命の維持に影響が及ぶ．

　生命を維持し，活動を支持している栄養代謝機能は，生活から影響を受ける．栄養代謝機能をうまく働かせるためには，中心的な担い手である肝臓や酵素，補酵素の働きを守る必要がある．エネルギー利用の過不足が大きくならないような活動の調整や，身体がつくり出せない物質を含む栄養素を，体外から供給できるような食生活の工夫で，この機能を長く維持する必要がある．

図1-2● 栄養代謝機能と生命・生活

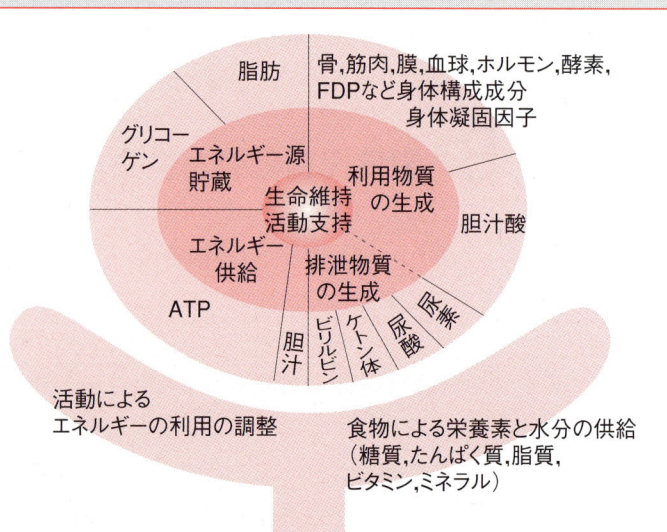

2 栄養代謝機能とその障害

A 栄養代謝機能とその担い手

　代謝は各身体組織で行われているが，栄養代謝機能を中心的に担っているのは肝臓と肝臓に保有される酵素，補酵素と，胆汁の貯蔵と排出の役割をもつ胆嚢および胆管である．肝臓や酵素・補酵素は，利用物質と排泄物質の生成，エネルギー源の貯蔵，エネルギー供給というすべての栄養代謝機能の働きを担っている．胆管・胆嚢は，胆汁を産生し貯蔵，排出するので，利用物質と排泄物質の生成のみを担っている（表1-1）．

1 利用物質と排泄物質の生成機能のプロセスとその担い手

　利用物質と排泄物質の生成機能は，肝臓と肝臓に保有される酵素・補酵素と胆嚢，胆管によって担われる（図1-3）．

　肝臓は物質を分解・合成することでエネルギーおよび利用物質と排泄物質を生成している．

　また，これらの物質を得るためのすべての代謝過程は，酵素・補酵素の化学反応がなければ進まない．食物に含まれていた炭水化物，脂肪，たんぱく質などの栄養素は，消化管でそれぞれグルコース（ブドウ糖），脂肪酸，アミノ酸まで消化，吸収される．その後，栄養素に富んだ血液は，門脈に入り肝臓に集まる．細胞由来の分解産物などの不要となった身体構成成分も肝臓に運ばれる．肝臓では糖質代謝，脂質代謝，たんぱく代謝，ビリルビン代謝，アルコール代謝，薬物の解毒などが行われている．

1）利用物質の生成（図1-4）

　身体組織に利用できる物質には，中性脂肪，コレステロール，グルコース，アルブミン，グロブリンなどの血漿たんぱく，血液凝固因子，デオキシリボ核酸（DNA），リボ核酸（RNA），胆汁酸がある．

　生成された物質は，血流によって身体の各組織へ運ばれ，必要に応じて

表1-1 ● 栄養代謝機能と担い手

担い手＼栄養代謝機能	利用物質，排泄物質の生成（胆汁含）	エネルギー源貯蔵	エネルギー供給
肝臓	○	○	○
酵素・補酵素	○	○	○
胆管・胆嚢	○		

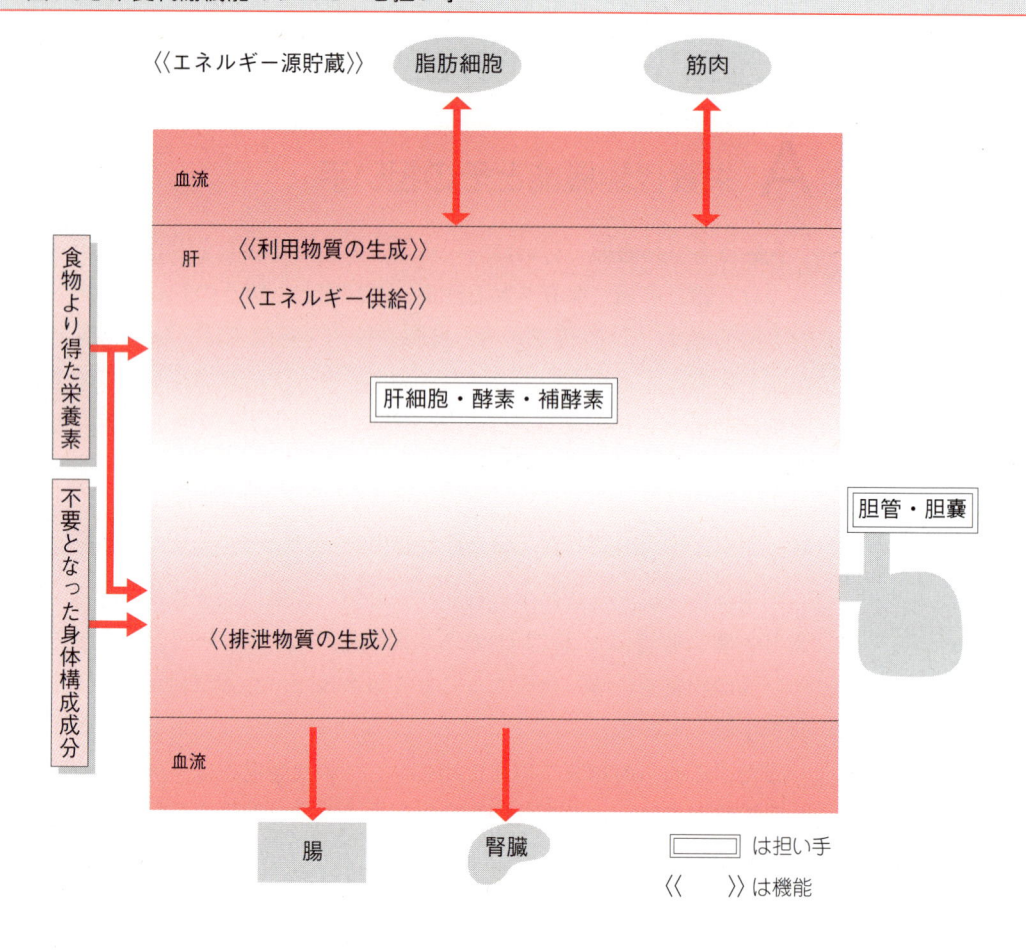

図1-3 ● 栄養代謝機能のプロセスと担い手

〈〈エネルギー源貯蔵〉〉　脂肪細胞　筋肉

血流

肝　〈〈利用物質の生成〉〉

〈〈エネルギー供給〉〉

肝細胞・酵素・補酵素

食物より得た栄養素

不要となった身体構成成分

胆管・胆嚢

〈〈排泄物質の生成〉〉

血流

腸　腎臓

▢ は担い手
〈〈　〉〉は機能

　たんぱく質，核酸，脂肪，グリコーゲン，グルコースの生成が行われる．
　コレステロールは，約半分が食物に由来し，約半分が高比重リポたんぱく（HDL）の形態で肝臓に渡され，代謝されてコレステロールとなり，遊離コレステロールとして血中へ排出される．
　コレステロールは，細胞の膜やコラーゲンの材料となるが，過剰になると動脈硬化の原因となるなど身体に悪影響を及ぼす．また，コレステロールの一部は代謝されて胆汁酸となり，胆汁となって胆嚢へ貯蔵され，脂肪の消化を助け，一部は十二指腸に流れ，再び肝臓に戻る（腸肝循環）．
　胆汁は，胆汁酸，胆汁色素（ビリルビン），コレステロールからなる．胆汁酸は，脂肪の消化を助けるので身体の利用物質であるが，胆汁色素の一部は腸肝循環により再利用され，血中に過剰に存在すると身体に悪影響を及ぼすことから排泄物質と考えられている．そこで，本書では，胆汁酸は体の利用物質として，胆汁は排泄物質として扱った．

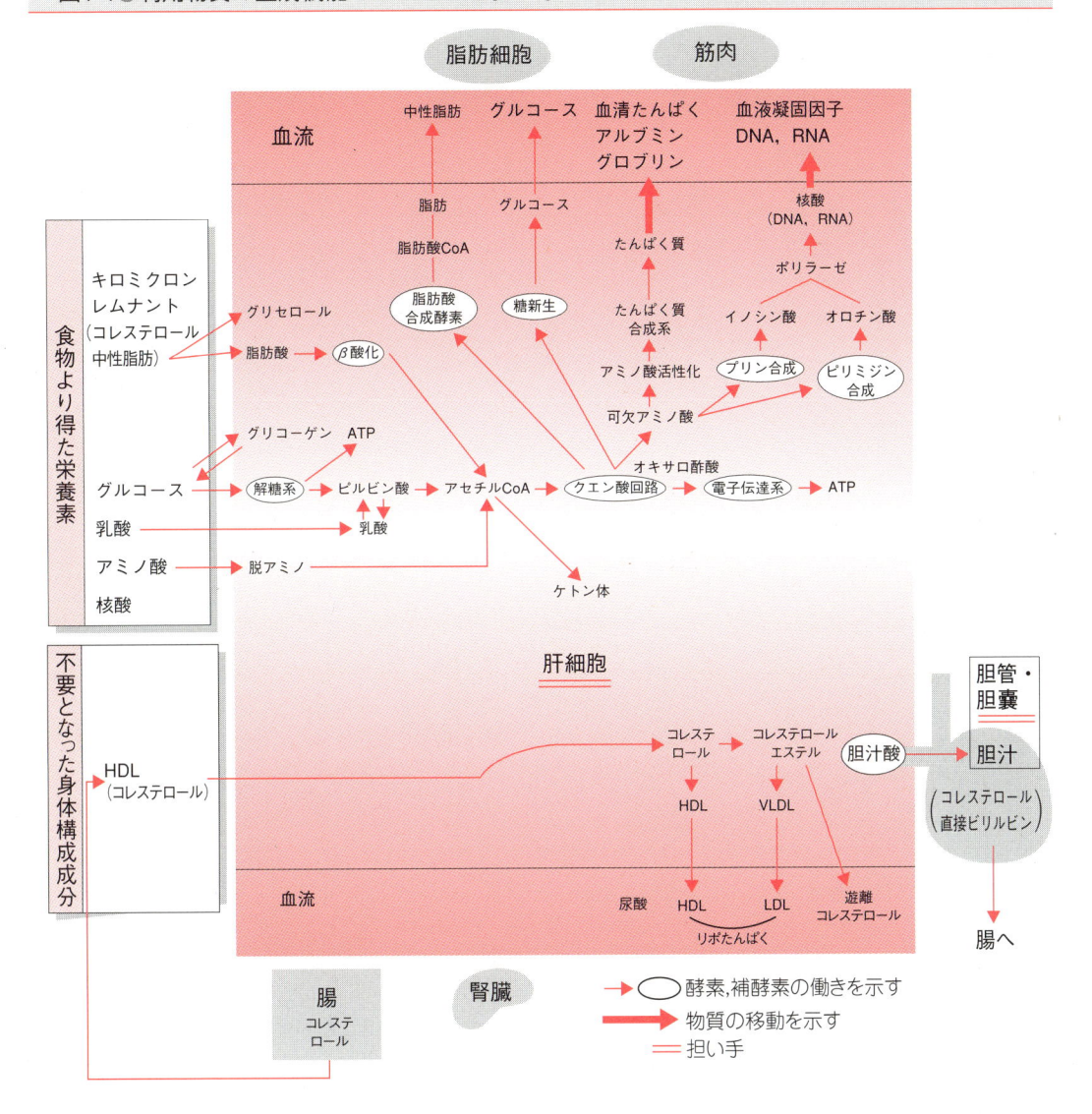

図1-4 ● 利用物質の生成機能のプロセスと担い手

2）排泄物質の生成（図1-5）

　生成される排泄物質には，アンモニア，尿酸，ケトン体，ビリルビン，アルコール，胆汁がある．これらのなかには身体に有害な物質も多い．これらの物質は食物より得た栄養素（アルコール飲料を含む），身体で不要となった身体構成物質が原料となる．アンモニアとアルコールは，そのままでは身体に有害なので，無害な物質へ代謝され体外へ排出される．アンモニアは尿素として排泄される．アルコールは酢酸を経て，最終的にはエネルギーを産生して水と二酸化炭素になり解毒される．
　尿素は，アミノ酸の代謝過程で生じるアンモニアと，腸肝循環で肝臓に

図1-5 ● 排泄物質の生成機能のプロセスと担い手

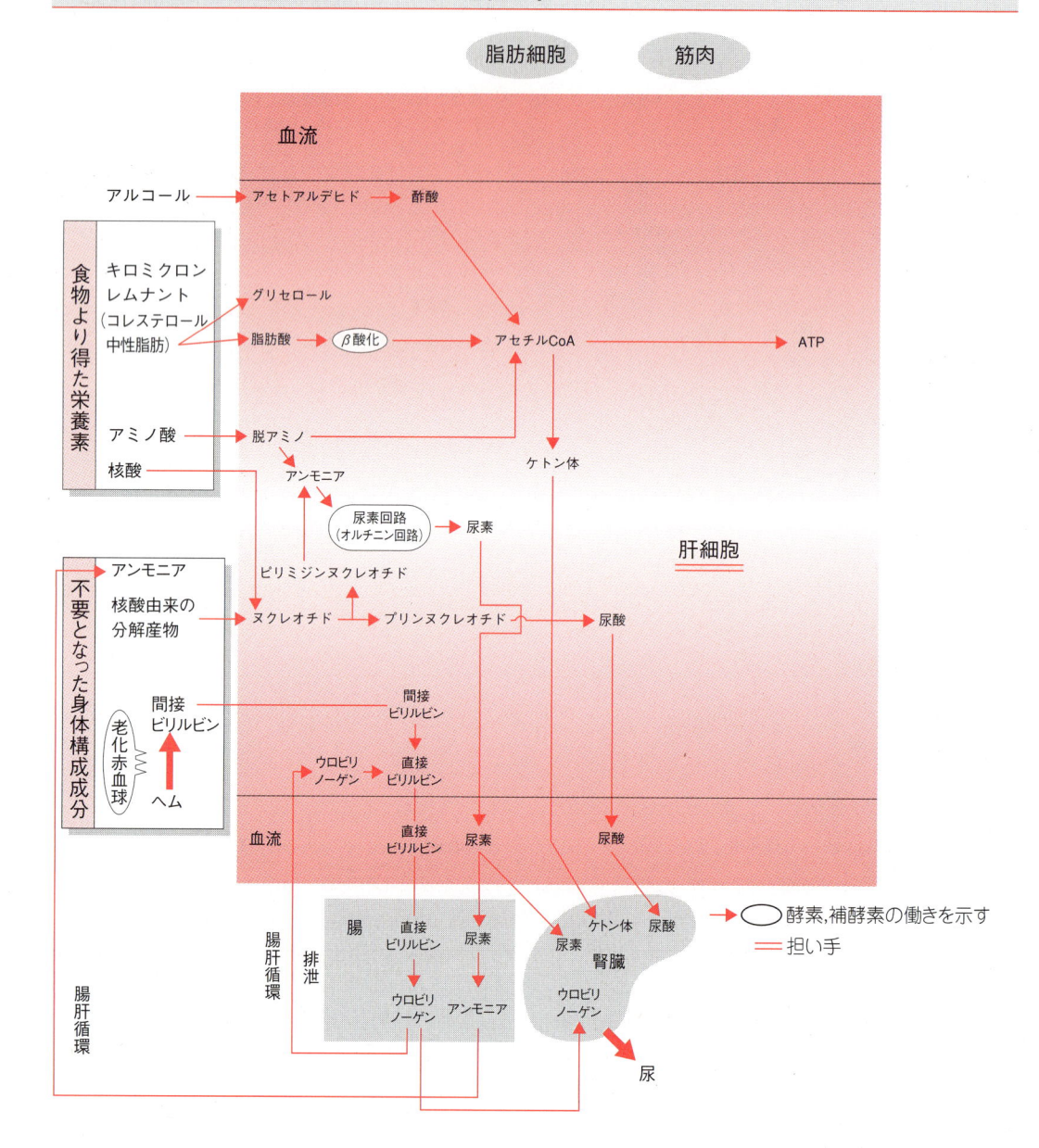

戻ってきたアンモニアが肝臓で代謝されて生成され，血液中へ排出され，腎臓で尿と混合されて体外へ排泄されている．

　尿酸，ケトン体，ビリルビンは，過剰になると身体に悪影響を及ぼす．尿酸は，核酸由来の分解産物である．代謝の過程で生じたプリン体から作られ，血液中に排出され，腎臓から尿と混合されて排泄される．尿酸の生成が活発になるのは核酸の破壊が進んだ場合，あるいはプリン体を多く含む食物を摂取した場合である．

ケトン体は，通常でも脂肪の代謝過程で少量ずつ生じており，血液中に排出され，腎臓から排泄される．炭水化物の摂取不足や糖尿病によるインスリン不足のために体内でグルコースを利用できず，結果的に身体にグルコースが不足する場合がある．このような場合でも，脳にグルコースの不足が起こらないように，糖新生によって脂肪組織に貯蔵されている脂肪が大量に動員され，代謝される．その結果，大量のケトン体が生じ，身体組織では利用しきれなくなり，ケトーシスを起こし，高度になると生命の危機をもたらす．

　ビリルビンは，老朽化した赤血球が分解され，そこから漏出されたヘムが間接ビリルビンとなって肝臓に運ばれる．間接ビリルビンは，肝臓内でグルクロン酸抱合を受けて，直接ビリルビンとなり，一部は胆汁中へ排出され，胆嚢に貯蔵される．また，直接ビリルビンの一部は十二指腸に流れ，再び肝臓に戻る（腸肝循環）．腸内ではビリルビンからウロビリノーゲンが生成され，便や尿の色素となって排出される（図1-5）．

　胆嚢は副交感神経の命令を受けて，脂肪の分解時など胆汁が必要なときに，胆嚢を収縮させて胆汁を十二指腸へ送る．胆汁の輸送経路である肝管，胆管が閉塞したり，十二指腸への出口となるファーター乳頭部が腫瘍などで閉塞すると胆汁の流れが悪くなり，胆汁がうっ滞する．

2　エネルギー源貯蔵機能のプロセスとその担い手

　エネルギー源貯蔵機能は，肝臓と肝臓に保有される酵素，補酵素によって担われる（図1-6）．

　人間はエネルギーをアデノシン三リン酸（ATP）から得ている．しかし，ATPのままエネルギーを貯蓄することはできない．そこで，食物より得た栄養素を材料として，必要時ATPを生成できるようにグリコーゲンと脂肪という形で身体に貯蓄する．このようにエネルギー源を貯蔵する機能により，グリコーゲンは肝臓や筋肉に，脂肪は肝臓と皮下組織に貯蔵される．

1）グリコーゲンの貯蔵

　グルコース（ブドウ糖）は，酵素によってグリコーゲンに生成され，肝臓と筋肉に貯蔵される．

　肝臓に貯蔵されたグルコースは，主に身体のグルコースの不足や飢餓に備えるために使われる．肝臓の大きさには限りがあるため，12〜18時間の絶食後では，肝臓に貯蔵されたほとんどのグリコーゲンがなくなる．

　一方，筋肉に蓄えられたグリコーゲンは，運動時に瞬時にエネルギー源として利用される．筋肉量には個人差があり，筋肉量が多い人ほど貯蔵で

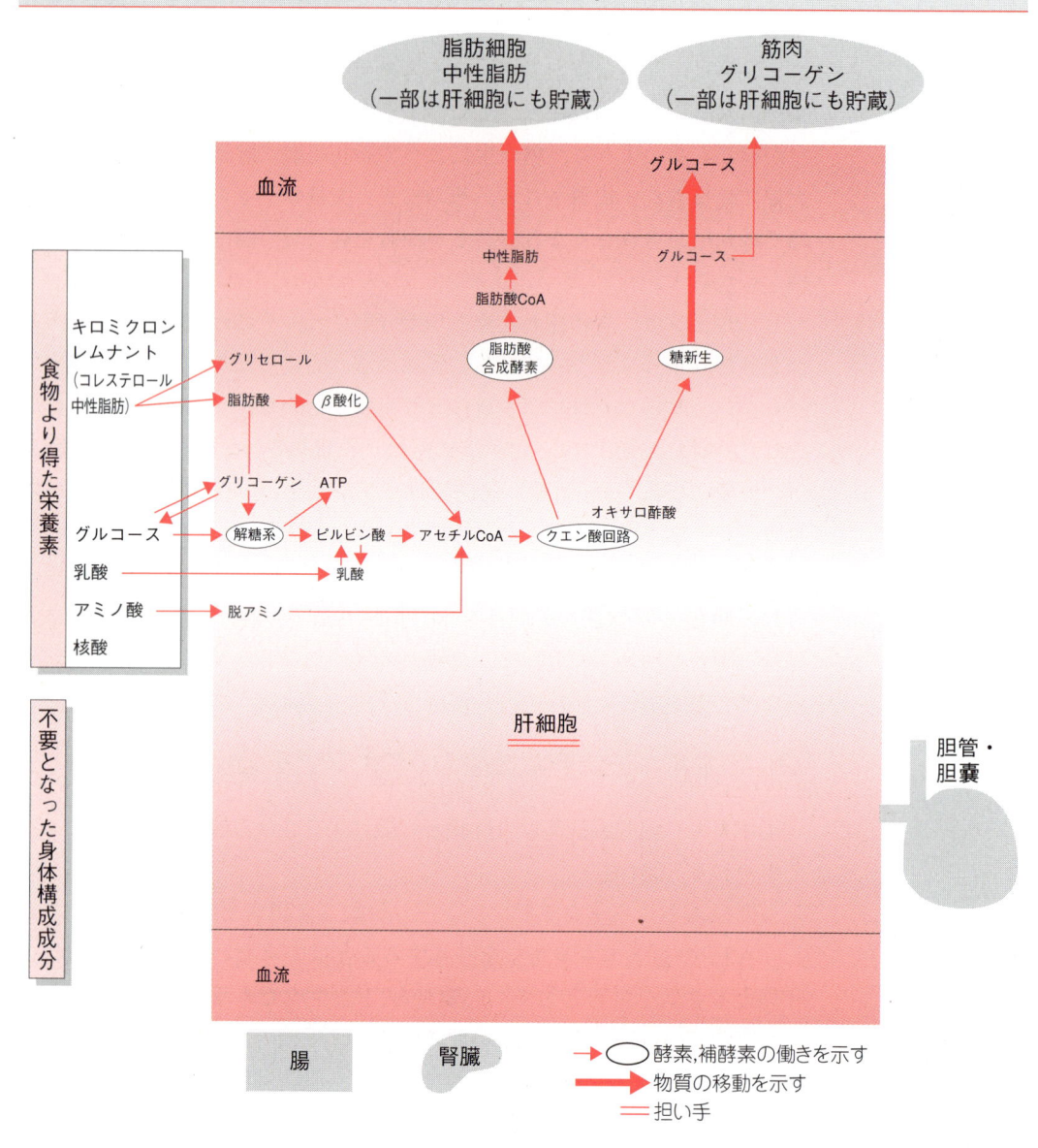

図1-6 ● エネルギー源貯蔵機能のプロセスとその担い手

きるグリコーゲンも多い．しかし，筋肉に貯蔵されたグリコーゲンは，グルコースが不足した場合でもエネルギーとしてグルコースに合成されることはない．

　人体がグリコーゲンとして貯蔵できる量は約320g（体重70kg）と限られている．グリコーゲンとして貯蔵できない過剰な糖質は肝臓と脂肪組織で，脂肪酸とトリグリセリドの合成の材料となる．

2) 脂肪の貯蔵

　中性脂肪には，食物摂取によるものと体内の脂肪組織や肝臓でグルコースから合成されるものとがある．

　皮下脂肪は，人体を暑さや寒さから保護する役割や，腎臓，眼窩などの臓器を打撲や強い衝撃から保護するクッションの役割がある．また，人体に柔らかさや丸味を与え，外見的な美しさを保つ役割も果たしている．

3 エネルギー供給機能のプロセスとその担い手

　エネルギー供給機能は，肝臓と肝臓に保有される酵素，補酵素によって担われる（図1-7）．

　エネルギー供給機能とは，アデノシン三リン酸（ATP）を産生することである．絶食や飢餓などによる食物の摂取不足など，ATPを産生する材料が身体に不足した場合に，肝臓や筋肉に貯蔵していたグリコーゲンからグルコース（ブドウ糖）を得たり，糖新生によってグルコース以外の物質からグルコースを合成する（図1-7）．そして最終的にはグルコースを分解してATPを産生することで，人間は生命や身体活動を維持することができる．

1）ATPを産生するプロセス

　エネルギーは，ATPとして産生される．ATPは，グルコースを代謝する過程にある解糖系と，グルコース，グリセリン，アミノ酸の3つの栄養素を代謝していく過程にある電子伝達系で産生される（図1-7）．この回路はすべての細胞で共通しており，身体組織の細胞は常にATPを得るために代謝を続けている．産生されたATPは，その細胞の活動を行うために使用される．

2）グリコーゲンからグルコースを得るプロセス

　血中のグルコースが不足している場合，肝臓に貯蔵されているグリコーゲンを分解してグルコースとし，血中に排出し，ATPの材料を得る．

3）脂肪とたんぱく質からグルコースを生成するプロセス

　飢餓や絶食など糖質が不足している場合でも，脳，神経系，ヘモグロビンはエネルギー源としてグルコースしか使用できないため，グルコースが必要となる．そこで脂肪やアミノ酸，乳酸などのグルコース以外の物質から肝臓がグルコースを合成し，エネルギー源を作り出すことで対応している．このことを**糖新生**という（図1-7）．

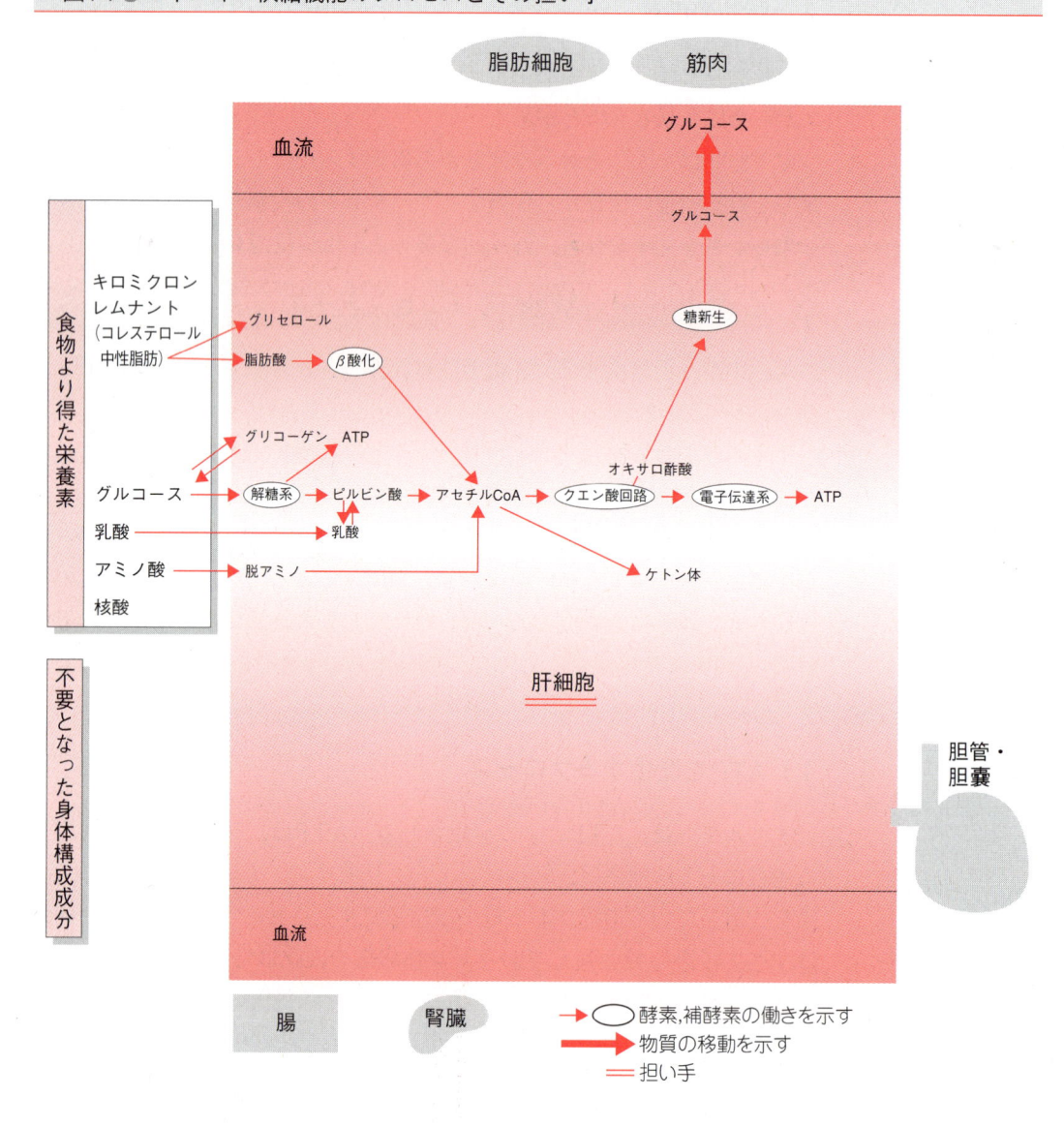

図1-7 ● エネルギー供給機能のプロセスとその担い手

　短期飢餓（60時間）の場合では，筋肉に貯蔵されたたんぱく質の分解が進み，アミノ酸であるアラニンとグルタミンが放出される．肝臓ではアラニンが取り込まれて糖新生の材料となる．

　長期飢餓の場合には，脂肪組織よりトリグリセリド由来のグリセロールが糖新生の材料となる．しかし，糖新生時には脂肪からグルコースを産生する際に，身体に有害なケトン体も同時に産生されるため，長期間にわたってグルコースの不足を糖新生によって補っていると，ケトン体が身体に蓄積しケトアシドーシスとなる．

B 栄養代謝機能障害の発生とその要因

　栄養代謝機能障害は，栄養代謝機能を中心的に担っている肝臓に障害を受けた場合，酵素・補酵素の欠如がある場合に生じる．このような場合には，身体の利用物質と排泄物質の生成，エネルギー源貯蔵，エネルギー供給の働きが低下する．また，胆嚢・胆管の障害が起こると胆汁の排泄障害が起こる．栄養素を作り出す元となる飲食物の過不足，エネルギー消費の過不足，外科手術も要因となる．飲食物やエネルギー消費の過不足は，人間の行動による栄養代謝機能の調節障害ともいえる．

1）肝臓の障害

　肝臓は沈黙の臓器とよばれ，肝細胞が集合した臓器である．一部の組織が破壊されても予備能力を使用して機能を代償する．また，肝臓は壊死，変性した肝細胞を再生する能力もある．しかし多数の肝細胞が変性したり，壊死すると肝臓の機能障害が高度になり，予備能力がなくなる．癌，感染，炎症の繰り返しなどにより肝臓に障害が発生すると，肝細胞数の減少や変化・壊死によって正常な機能を営む肝細胞数が減少し，肝臓の機能が低下する．そのため身体の利用物質と排泄物質の生成，エネルギー源貯蔵，エネルギー供給の働きが低下する（図1-8）．

　栄養代謝機能が低下すると，血球などの身体構成成分材料の不足から徐々に身体の防衛機能や呼吸機能（肺胞のガス交換機能）の低下，さらにホルモンの材料不足から，内部環境調節機能の低下などが起こり，身体活動の低下が起こる．また，肝臓の障害が高度（肝不全）になると栄養代謝

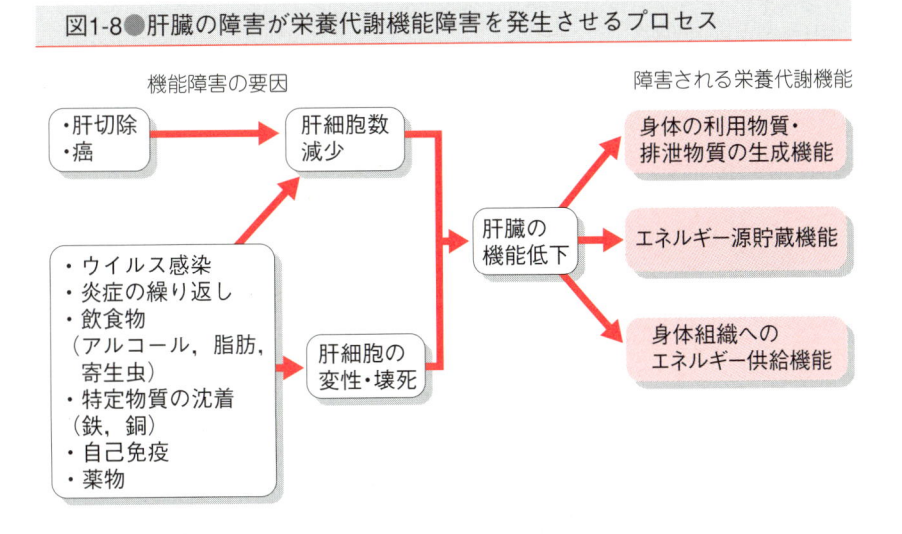

図1-8● 肝臓の障害が栄養代謝機能障害を発生させるプロセス

機能障害の要因

- ・肝切除
- ・癌

→ 肝細胞数減少

- ・ウイルス感染
- ・炎症の繰り返し
- ・飲食物（アルコール，脂肪，寄生虫）
- ・特定物質の沈着（鉄，銅）
- ・自己免疫
- ・薬物

→ 肝細胞の変性・壊死

→ 肝臓の機能低下

障害される栄養代謝機能

- 身体の利用物質・排泄物質の生成機能
- エネルギー源貯蔵機能
- 身体組織へのエネルギー供給機能

機能障害が高度になるとともに，腹水の貯留や昏睡がみられるようになり，生命の危機を招く．

肝臓の担う栄養代謝機能の障害を発生させる要因には次のようなものがある．

(1) ウイルス感染

急性肝炎，慢性肝炎，肝硬変，肝癌などの疾患がある．これらはA型，B型，C型，D型，E型，G型，TTウイルスなどの肝炎ウイルスの感染による．また，肝炎ウイルスではないが，急性肝炎を引き起こすウイルスとしてエプスタイン-バーウイルス（EBウイルス），サイトメガロウイルス，単純ヘルペスウイルス，水痘・帯状疱疹ウイルスによる感染がある．

飲料水や生ものから経口感染するウイルスは，A型肝炎ウイルスとE型肝炎ウイルスである．これらは飲料水やカキ，シジミなどの魚介類の摂取で急性の感染症を発症するが，慢性化しにくい．衛生状態が十分でない発展途上国での発症が多い．最近は仕事や旅行で海外に出かけることも多くなり，日本で感染しなくても，海外滞在中に感染し，帰国してから発病するケースもある．

非経口感染をするのは，B型，C型，D型肝炎ウイルスである．B型，C型肝炎ウイルスによる肝炎は，急性肝炎から自然治癒することもあるが，慢性肝炎に移行する場合も多く，時間の経過とともに肝硬変，肝癌へと進展しやすい．また，母子感染の場合には，B型，C型肝炎ウイルスに感染しても，症状が現れないまま経過する無症候性キャリアも多数存在する．

これらのウイルスをもつ母親から分娩時の出血を介して起こる母子感染や，無症候性キャリアによる2次感染を防止するために，妊婦には必ずHBウイルス検査を行い，キャリアであれば分娩時に適切な処置を行い，感染の拡大を予防する．

以前の感染原因は，注射針の使い回し，血液透析，血液製剤からの感染が多かったが，最近はコンドームを使わない性交渉から感染するケースが増え，複数のパートナーとの性的関係による2次感染が広がっている．現在，日本では血液製剤を介した感染を予防するため，事前にウイルス検査を行い，安全確保に努めている．一方，まれにではあるが，医療者が，肝炎ウイルスを保有する患者に使用した注射針による針刺し事故によって感染するケースもある．

わが国での肝炎ウイルス感染は，日常生活に気をつけたり，環境を改善することで予防できる場合が多い．

(2) 飲 食 物

過栄養性脂肪肝，アルコール性肝障害，肝寄生虫症などの疾患がある．
脂肪肝は，コレステロール，過栄養や肥満，アルコールの多飲により肝

臓の組織全体にトリグリセリド（中性脂肪）が沈着して，肝臓の栄養代謝機能が十分果たせなくなった状態である．そのため摂取するエネルギーを適正な量とすることや，脂肪の多い食品やアルコールの摂取を控えるなど，食生活の是正と身体運動による脂肪の燃焼によって脂肪肝は改善する．

　アルコール性肝障害は，長期間にわたり過剰に飲酒したことで肝臓が脂肪化，風船様腫大を生じたり，変性して時には壊死を起こしたり，肝臓の線維化のために肝機能が障害される疾患である．禁酒しなければやがてアルコール性肝炎，アルコール性肝硬変へと進行する．肝臓でアルコールの80％以上が代謝されているので，アルコールの種類に関係なく，摂取したアルコールの総量で肝臓への影響が決まる．アルコールを日本酒に換算して毎日5合以上の飲酒を10年以上続けた場合，あるいはこれに相当するアルコールを飲酒しているとアルコール性肝硬変になりやすい．

　肝寄生虫症は，エキノコックス，肝吸虫などが含まれた飲料水やコイ，フナ，ワカサギなどの淡水魚を生食または加熱不十分なまま摂取した場合に罹患する．罹患後も半年から1年，長い場合には10年から20年くらい症状が現れないこともある．

　また，日本住血吸虫は経皮感染する．以前は広島県や福島県でみられていたが，衛生状態が整備されたため，現在は国内での感染例はみられない．中国，フィリピン，メコン川流域での水浴びや洗濯などの水との接触などによって起こる．

(3) 特定物質の沈着

　特定物質の沈着として，頻回の輸血などで鉄の沈着によるヘモクロマトーシス，線維構造をもつ特殊なたんぱく質であるアミロイドが沈着するアミロイドーシス，自己免疫による胆管破壊のため肝臓内に胆汁がうっ滞することによって起こる原発性胆汁性肝硬変がある．ヘモクロマトーシスは，頻回の輸血後，鉄の沈着によって起こりやすく，最近では頻回に輸血する場合にはこれを予防するためにキレート療法（メシル酸デフェロキサミン（デスフェラール®）の点滴投与）を行っている．

(4) 癌

　癌が小さければ栄養代謝機能に及ぼす影響は少ないが，癌細胞による代謝の亢進や身体の栄養不足が起こり，倦怠感が強くなったり，体重が減少したりする．癌が胆汁の排出の輸送経路の肝管，胆管を閉鎖すると胆汁が排出されなくなり，やがて胆汁酸やビリルビンが蓄積（黄疸）し，倦怠感，瘙痒感などが生じる．

(5) 自己免疫

　原発性胆汁性肝硬変は，原因はまだ明確にはなっていないが，自己免疫により胆管が破壊され，そのため胆汁のうっ滞が生じ，肝硬変となり，皮

膚瘙痒感，黄疸，全身倦怠感などが生じる．また，原発性硬化性胆管炎も自己免疫疾患と合併する場合が多く，血液中の免疫複合体が増加することから免疫異常が原因として考えられている．

(6) 薬　物

薬物性肝障害とは，薬の副作用によって肝機能が低下することである．近年，医薬品の開発が進み，種類が増加しているので，薬物の使用にあたっては十分に注意する．

薬物性肝障害は，発症機序によって中毒性肝障害とアレルギー性肝障害の2種類に分けられる（表1-2）．中毒性肝障害は，薬自体に肝臓を障害する作用があるために起こる肝障害である．薬物使用量に比例して障害が広がるので，一定量を超えてその薬物を使用するとだれにでも起こる．中毒性肝障害を起こす薬物は限られており，鎮痛解熱薬のアセトアミノフェン，活性代謝物により肝障害を起こす抗結核薬のイソニアジド，長期連用により肝臓に良性腫瘍ができることがある経口避妊薬などである．また，高齢者や肝機能・腎機能が著しく低下している人の場合には，薬物の排泄が遅いために障害が起こりやすくなる．

アレルギー性肝障害は，アレルギー反応を介して肝臓に障害を与えるために起こる肝障害である．薬物自体がアレルギーの原因（抗原）になることはないが，肝臓内で薬物がたんぱく質と結合するとリンパ球によってこれが抗原として認識されるので抗体が作られ，アレルギー反応を起こす．すべての薬物はアレルギーを起こす可能性がある．特に睡眠薬や頭痛薬を常用している人，飲酒量の多い人は肝臓内の薬物代謝酵素の活性が高まっており，このようなときに薬物を飲むと，薬物が解毒される過程でたんぱく質との結合物が一度に多量にでき，抗原となりやすいため，アレルギー性肝障害を起こしやすい．

表1-2●薬物性肝障害を起こしやすい薬（例）

発症機序	薬の種類
中毒性肝障害 （肝細胞に直接障害を与える）	・アセトアミノフェン（鎮痛解熱薬） ・イソニアジド（抗結核薬） ・バルプロ（抗てんかん薬） ・経口避妊薬
アレルギー性肝障害 （アレルギー反応を介して肝細胞に障害を与える）	・インドメタシンなど（消炎鎮痛薬） ・ペニシリン系，マクロライド系など（抗生物質） ・アスピリンなど（鎮痛解熱薬） ・フェニトインなど（抗てんかん薬） ・アスパラギナーゼ，メトトレキサートなど（抗悪性腫瘍薬） ・ハロタン（麻酔薬） ・チオプロニンなど（肝臓病治療薬）

(7) 外科手術

外科手術は，様々な要因のため肝機能障害が発症しやすい．手術中，または手術直後の血圧低下，ショック，代謝性アシドーシス，呼吸抑制による換気不全などの要因により肝臓へ流入する血液量の低下が起こり，肝機能の低下の原因となることがある．吸入麻酔薬のハロタンは，血流減少と代謝産物による肝毒性があり，肝機能が低下している場合には，他の吸入麻酔薬の使用が望ましい．また，手術の前後に使用される様々な薬剤，血液製剤，輸血によっても肝機能障害が起こりやすい．

2）胆嚢・胆管の障害

胆管は，肝臓で生成された胆汁を胆嚢や十二指腸へ排出し，一部を胆嚢に貯蔵する．そのため胆嚢・胆管に障害が発生すると，胆汁のうっ滞が起こり，やがて血液中にビリルビンが蓄積（高ビリルビン血症）し，皮膚や眼球結膜の黄染が起こり，さらに高度になると顕性黄疸を生じる．さらに高度になると胆汁酸も蓄積することから皮膚の瘙痒感も出現し，患者にとって苦痛となる．また，胆汁の不足により脂肪が消化・吸収されなくなり，灰白色の脂肪便がみられたり，脂溶性ビタミン吸収障害を起こし，骨粗鬆症が起こりやすくなる．

胆管・胆嚢の障害を発生させる要因には以下のものがある．

(1) 疾　患

肝腫瘍，肝内胆石，原発性硬化性胆管炎，胆石症，胆道腫瘍などにより胆管の閉塞が起こり，胆嚢や十二指腸へ胆汁の排出ができない場合がある．

また，胆汁は粘稠度の高い液体であり，水分不足やコレステロールの過剰摂取などで結石化しやすい．胆管は細い管であり，粘稠度の高い胆汁や結石は流れにくく閉塞しやすい．このため結石が動くときに胆石疝痛発作とよばれる激しい痛みが起こり，胆管が傷つき炎症が生じる（図1-9）．

(2) 食生活

前述したように，胆汁は粘稠性が高い液体であり，胆管は細く詰まりやすい構造になっている．そのため水分の不足や長時間の空腹などで体内が脱水傾向になると結石化しやすい．また，欧米に比較すると少ないが，最近は食生活が欧米化しているので，コレステロールの摂り過ぎによって胆石ができ，胆汁の排出・貯蔵機能が障害されることもある．

(3) 治療の影響

治療のなかでも胆道腫瘍や胆石の検査のために行った内視鏡的逆行性胆管膵管造影（ERCP）や経皮経肝胆管造影（PTC）に伴う胆管炎などの感染により，胆汁の排出機能障害が起こることがまれにある．

図1-9●胆嚢・胆管の障害が栄養代謝機能障害を発生させるプロセス

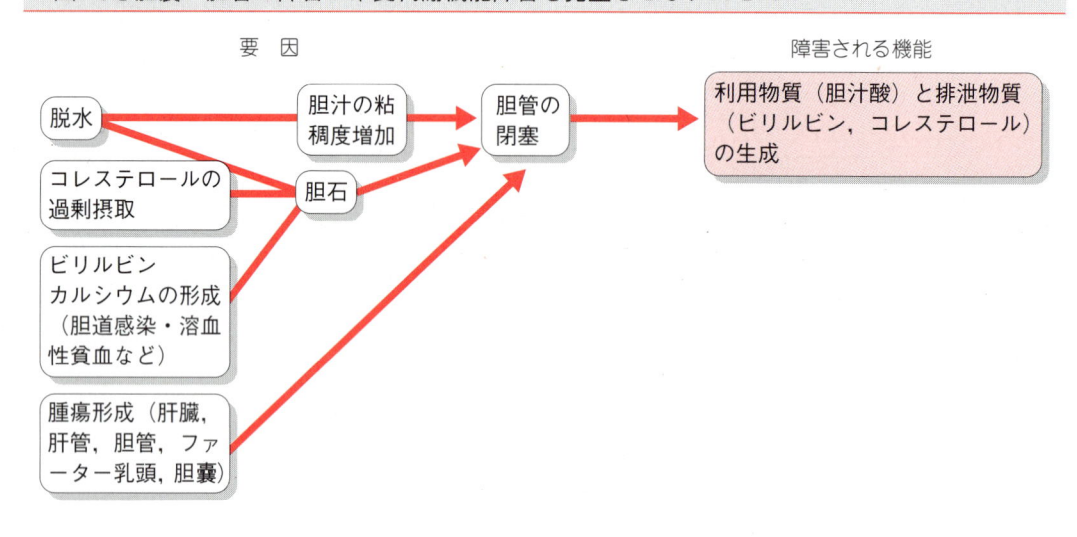

3）酵素・補酵素による影響

　栄養代謝機能が働くためには，多数の酵素が必要である．栄養代謝機能にかかわる酵素の機能障害は，ほとんどが先天的に酵素が欠損する場合に起こる．

　栄養代謝機能の各過程を進めていくのが酵素の役割であるから，酵素が1つでも欠けたり，働かなくなれば，代謝過程はそこで停止する．そしてその停止した代謝過程の手前の中間代謝産物は蓄積し，それ以後の中間代謝産物や，目的とする最終産物の生成はできなくなる（図1-10）．その結果，栄養代謝機能のすべての機能が障害される．

　また，酵素の活性を助け，活性の発現を調整しているのは補酵素（水溶

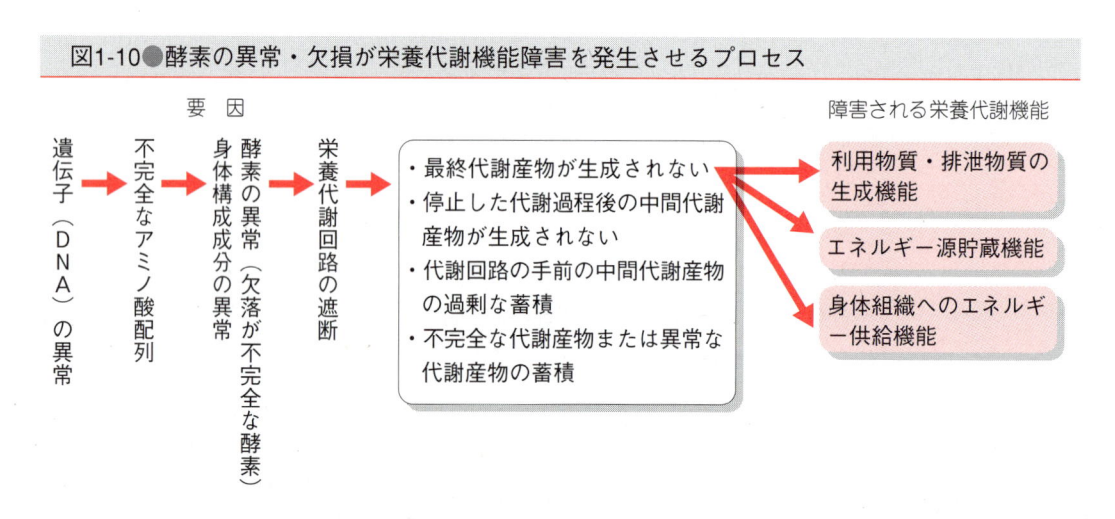

図1-10●酵素の異常・欠損が栄養代謝機能障害を発生させるプロセス

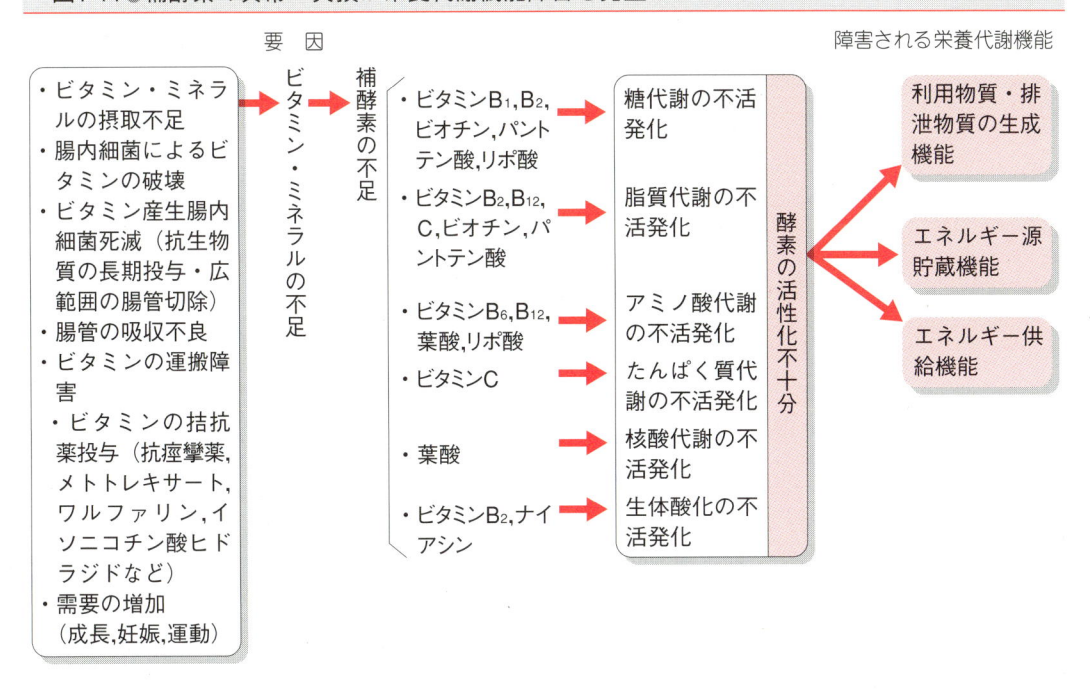

図1-11●補酵素の異常・欠損が栄養代謝機能障害を発生させるプロセス

要因　　　　　　　　　　　　　　　　　　障害される栄養代謝機能

- ビタミン・ミネラルの摂取不足
- 腸内細菌によるビタミンの破壊
- ビタミン産生腸内細菌死滅（抗生物質の長期投与・広範囲の腸管切除）
- 腸管の吸収不良
- ビタミンの運搬障害
- ビタミンの拮抗薬投与（抗痙攣薬，メトトレキサート，ワルファリン，イソニコチン酸ヒドラジドなど）
- 需要の増加（成長,妊娠,運動）

→ ビタミン・ミネラルの不足 → 補酵素の不足

- ビタミンB_1,B_2,ビオチン,パントテン酸,リポ酸 → 糖代謝の不活発化
- ビタミンB_2,B_{12},C,ビオチン,パントテン酸 → 脂質代謝の不活発化
- ビタミンB_6,B_{12},葉酸,リポ酸 → アミノ酸代謝の不活発化
- ビタミンC → たんぱく質代謝の不活発化
- 葉酸 → 核酸代謝の不活発化
- ビタミンB_2,ナイアシン → 生体酸化の不活発化

→ 酵素の活性化不十分 →
- 利用物質・排泄物質の生成機能
- エネルギー源貯蔵機能
- エネルギー供給機能

性ビタミンなど）とミネラル（無機質）であり，これらが不足すると酵素の活性化が不十分となるため酵素の機能障害が起こる．その結果，栄養代謝機能のすべての機能が障害される．

　補酵素の不足は，水溶性ビタミンやミネラルの不足が原因である．ビタミンやミネラルの不足は，これらの物質を含む食物の摂取不足や腸内細菌によるビタミンの破壊，腸からの吸収不良，抗痙攣薬などビタミンに拮抗する薬物の与薬などが要因となる（図1-11）．

　酵素・補酵素の機能障害や欠損は，先天的な場合が多く，障害や欠損が高度の場合は，利用物質や排泄物質の生成ができないため生存できない．したがって，治療法が確立しているわずかな先天性代謝異常症の場合のみ，成長が継続できる．

(1) 疾　患

　酵素由来の栄養代謝機能障害の要因となる疾患は，先天性代謝異常症である．これまで知られている遺伝性酵素欠損症は300種類に及ぶ．欠損した酵素が生命の維持に必須である場合には生存が継続できない．生命の維持に必須ではない酵素が欠損すると，特徴的な病態を示す先天性代謝異常症となる．通常，先天性代謝異常は乳児期に発症することが多いが，時には年齢が高くなってからみつかる場合もある．その場合には，酵素の主たる変異に何らかの因子が加わったことでみつかると考えられている．

(2) 食生活

　先天性代謝異常の多くは常染色体劣性遺伝であり，早期発見と治療が必要である．治療法が確立している先天性代謝異常症の場合には，欠損酵素を補充する，機能障害や欠損のある酵素・補酵素を必要とする食品の摂取をしないなど適切な薬物療法や食事療法を行うことで成長が継続でき，日常生活にも支障をきたさない．

　新生児の先天性代謝異常スクリーニング検査で調べる先天性代謝異常症の場合には治療法が確立しており，乳児期に発見することができれば，特殊なミルクと成長に合わせた食事内容によって症状を抑えて，健常児と同じように成長・発達することが可能である．食事療法として，機能していない酵素がある場合には，栄養代謝にその酵素を必要とする食品を避けることにより，その症状を軽減あるいは予防することができるものもある（表1-3）．

　しかし，ガラクトース血症やフェニルケトン尿症などのように，疾患によっては食品の制限が生涯にわたるものもある．たとえばフェニルケトン尿症では，中学生になっても魚1匹，うどん1杯食べただけでフェニルアラニンが制限量を超えてしまうため，魚や肉をほとんど食べることができない．米やうどんもでんぷん米やでんぷんうどんなどフェニルアラニンを含まないものを使用しなければならず，本人はもちろん家族にとっても厳

表1-3●成人期にみられる代謝異常の例と食事

代謝異常の種類	病名	欠損している酵素	酵素の欠損による栄養代謝機能障害への影響	酵素の欠損による栄養代謝機能障害の影響を少なくする食事
糖	糖原病 Ⅰ型 Ⅲ型 Ⅵ型	・グルコース-6-ホスファターゼ ・α-1.6グルコシダーゼ ・ホスホリラーゼ	・グリコーゲン分解異常のため，欠損酵素が存在する ・組織に多量のグリコーゲンが蓄積する	・少量頻回食（過食はグリコーゲン蓄積を増加させ空腹は低血糖を生じさせるため） ・ガラクトースや果糖は利用できないので炭水化物の補給源はマルトース・でんぷんとする
アミノ酸	フェニルケトン尿症（IKU）	フェニルアラニン水酸化酵素異常	必須アミノ酸の1種であるフェニルアラニンをチロシンに変換できない	・低フェニルアラニン食 ・妊娠女性―妊娠前〜出産までの間，血中フェニルアラニン値を5mg/dl前後に維持するような厳格な食事方法が必要（流産と胎児奇形予防） ※低フェニルアラニンパン，でんぷん米などの様々な治療食が販売されている
脂質	リポたんぱく質リパーゼ欠損症	リポたんぱく質リパーゼ	トリグリセリドの加水分解ができず，キロミクロン，VLDLの増加，LDLとHDLの減少	食事中の脂肪制限（20g/日以下または総エネルギーの15%以下）
核酸	HGPRT欠損症	HGPRT（ヒポキサンチングアニンホスフォリボシルトランスフェラーゼ）	HGPRTの不足によりグアニンが蓄積し，キサンチンが増加し，尿酸が産生過剰となる	プリン体を含む食品の制限と十分な水分摂取

しい状況となる．また，フェニルケトン尿症をもつ妊婦は，妊娠前から食事制限を行い，一定量以下のフェニルアラニン値を保つことが必要である．

逆に，欠損している酵素が栄養代謝に必要な食品を摂取すると，代謝回路が進まないので，手前の中間代謝産物が蓄積するために身体への負担が生じる．

軽症であれば，病気のことを気にせずに生活している場合もある．成長して結婚する年齢になった場合には，生まれてくる子どもにも先天性代謝異常が起こることを説明したり，胎児に影響がないように妊娠中の厳しい食事療法が必要となる．それによって出生直後より新生児に適した栄養を与えることが可能となり，障害なく成長・発達することが可能となるからである．

補酵素やミネラルの不足は，食物から摂取するビタミン，ミネラルの不足によって起こる．バランスよく栄養を摂ることで，摂取不足や吸収不良によって失う分も補うことができて，補酵素，ミネラルの不足が身体で起こらず，栄養代謝機能を円滑に行うことができる．

4）飲食物の過不足

栄養代謝機能は，栄養素の元となる飲食物の影響を受ける．飲食物は消化・吸収機能により糖質，たんぱく質，脂質の形で血液を介して肝臓に運搬される．運搬されるこれらの栄養素が不足すると，栄養代謝機能が正常に働いても身体の構成物質の材料が減少する．短期間であれば，飲食物量の摂取が少なくてもエネルギー源貯蔵機能とエネルギー供給機能により身体に必要なエネルギーはまかなうことができる．

しかし，長期間，飲食物の摂取量が少なくなると貯蔵されたエネルギー源が枯渇するため，エネルギー源貯蔵機能やエネルギー供給機能を発揮することが困難となり，るいそうとなる．長期間飲食物の摂取量が少なくなる場合には，極端なダイエット，拒食症などの摂食障害，強いストレスにより摂食をしないなどがあり，できない場合としては，戦争や旱魃などのため食料がない環境での生活を強いられる場合などがある．

内部環境調節機能の血糖調節機能が障害されると消化機能も栄養代謝機能も正常であっても，血液中のグルコース（ブドウ糖）を体内で利用できずエネルギー不足を生じる．また，ある特定の栄養素や物質を含む飲食物を過剰に摂取すると，ある特定の栄養素や物質が身体に蓄積し悪影響を及ぼす．たとえば脂質や糖質の過剰な摂取は，皮下や内臓への脂肪の蓄積を招き，肥満や内臓肥満となる．そのほかにもプリン体を多く含む食品の過剰な摂取により高尿酸血症などが生じる．

5）エネルギー消費量の過不足

　摂取した飲食物のエネルギーに比較してエネルギーの消費が少ない場合には，エネルギー源貯蔵機能の働きにより脂肪が蓄えられるため肥満となる．

　また，反対に摂取した飲食物のエネルギーに比較してエネルギーの消費が過剰となる場合には，貯蔵されていたエネルギー源がエネルギー供給機能の働きで活用される．このために長期間，エネルギーの消費量が摂取したエネルギー量よりも多い場合には，体重減少やるいそうが生じる．

　エネルギー消費量が過剰となる場合の特殊な例としては外科手術による影響がある．

　身体は外科手術というストレスを乗り越え，創部の回復を図るため多くのエネルギーを必要とする．外科手術直後から2～4日間の時期は身体の脂肪と筋たんぱく質の分解が亢進し，エネルギー供給機能により糖新生が亢進する．また，この時期は手術前後の絶食や食事摂取量の低下，手術中の出血などのため，たんぱく質，脂質の栄養素が不足しやすくなり，栄養代謝機能が十分に発揮できなくなる．しかし，手術後，食事が開始され，飲食物による栄養素の摂取が増加すると体内のたんぱく質，脂肪の不足はやがて回復し，栄養代謝機能も十分発揮できるようになる．

C 栄養代謝機能障害がもたらす生命・生活への影響

1 健康への影響

　栄養代謝機能は生命を維持し，身体の活動を支える重要な役割をもつ．人間は食物から得た栄養素や身体に不要となった物質から利用物質を作り出し，身体にとって有害な物質を排泄できるように無害な物質を生成する．また，エネルギー源貯蔵やエネルギー供給を行っている．そのため栄養代謝機能に障害が生じると身体活動の低下，身体の苦痛，生命の危機が起こる．

　健康への影響は，利用物質の不足，利用物質と排泄物質の蓄積に分けて考えることができる．

1）利用物質の不足による健康への影響（図1-12）

　飲食物の不足やエネルギー消費量の増加，あるいは栄養代謝機能の担い手が障害された結果，グルコース（ブドウ糖），たんぱく質，脂肪の不足が生じ，利用物質と排泄物質の生成機能の低下が起こる．

図1-12 ● 利用物質の不足による健康への影響

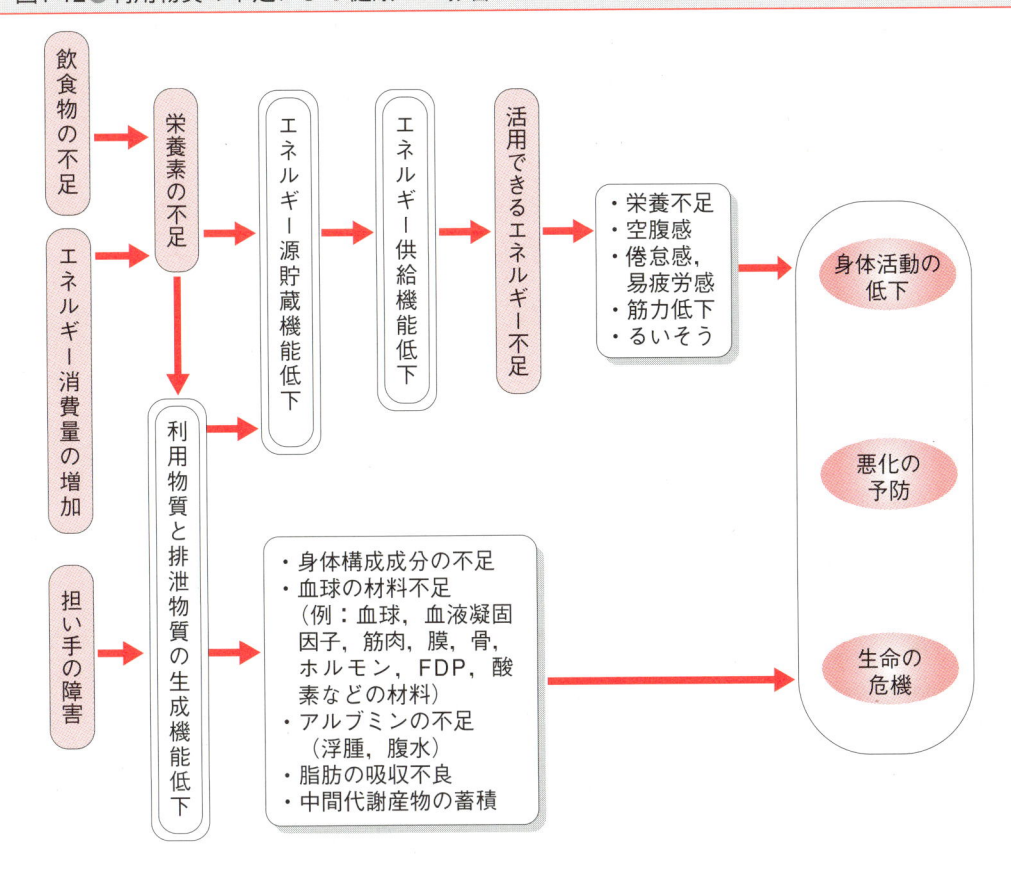

　グルコース，たんぱく質，脂肪の不足や貯蔵されたエネルギー源が低下するとエネルギー源貯蔵機能が低下し，アデノシン三リン酸（ATP）も生成されにくくなることからエネルギー供給機能にも障害が生じ，活用できるエネルギーが不足する．

　活用できるエネルギー不足は，身体活動や生命維持のためのエネルギー不足となり，さらに栄養状態が低下（糖質，たんぱく質，脂質）し，栄養不足となるために，空腹感，倦怠感，易疲労感，筋力低下などの症状が生じる．また，身体の貯蔵脂肪が著しく減少することによって，るいそうが生じ，生命の危機につながる．

　利用物質と排泄物質を生成する機能が低下すると，骨，筋肉，膜，血球，フィブリン・フィブリノゲン分解産物（FDP），ホルモン，酵素などの身体構成成分の材料や，アミノ酸などの血漿たんぱく質，血液凝固因子など，身体にとって必要な物質が生成されなくなる．また，胆汁酸の不足により脂肪の吸収障害が起こる．

　さらに，エネルギー供給機能が障害されたときにも活用できるエネルギ

ーの不足が起こる．グルコースが不足している場合には，エネルギー供給機能により脂質やたんぱく質を分解してグルコースを補給する．脂肪からグルコースに変換する途中で身体に有害なケトン体が生じ，ケトン体が蓄積するとケトーシスとなり，昏睡に陥り生命の危機につながる場合もある．

　以上のように身体利用物質，排泄物質の不足が起こると身体活動の低下，身体の苦痛，生命の危機が生じやすくなる．

2）利用物質と排泄物質の蓄積による健康への影響（図1-13）

　人間は飲食物から栄養源を得ているが，ある種の栄養素や物質を多く含む飲食物を過剰に摂取した場合や，エネルギー消費量の不足がある場合には栄養素の過多が生じる．このような場合に，栄養代謝機能が正常であれ

図1-13●利用物質と排泄物質の蓄積による健康への影響

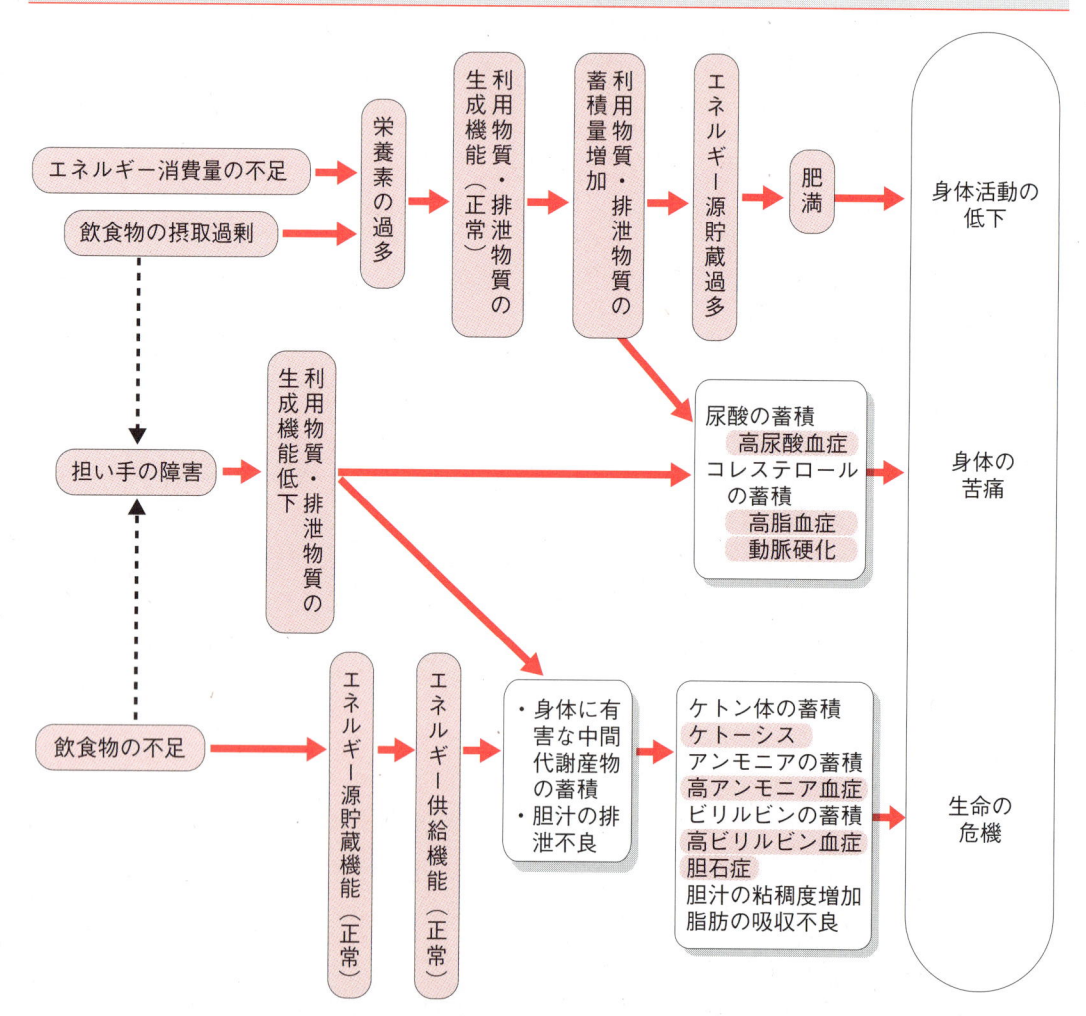

ば利用物質と排泄物質はどんどん生成されるために，エネルギー源の貯蔵が過多となり，肥満や高尿酸血症，高脂血症，動脈硬化などが生じ，身体活動の低下，身体の苦痛，生命の危機につながる．

また，栄養代謝機能の担い手の障害がある場合には，利用物質と排泄物質の生成機能が低下し，身体に有害な中間代謝産物や最終産物などの物質が貯留する．身体に有害な物質が体内に蓄積すると，血液中にこれらの物質が過剰に流れる．身体に有害な産物の一つにアンモニアがある．たとえばこのアンモニアが体内に蓄積すると，高アンモニア血症が起こり脳や神経を侵し，生命にも危険が及ぶようになる．

胆汁の排出が不良になることから脂肪の吸収不良や胆汁の粘稠度が増加し，胆石症を起こすことがある．胆汁には，胆汁酸，ビリルビン，コレステロールが含まれているが，胆汁の排出不良によりビリルビンが蓄積すると黄染・黄疸が起こる．また，胆汁酸は脂肪の消化にとって必要な物質だが，過剰になると，瘙痒感を生じ，身体の苦痛へとつながる．

高尿酸血症は，尿酸の産生過剰と排泄低下が原因で，尿酸が蓄積して発生する．

コレステロールの蓄積やリポたんぱくの代謝過程に障害が生じると高脂血症などが生じる．また，血管にコレステロールが沈着すると動脈硬化を生じ，冠動脈疾患などの疾病を引き起こす．

栄養素のうちグルコースが不足すると，貯蔵エネルギー源を活用しエネルギー供給が行われるため脂肪の分解過程で中間代謝産物であるケトン体が蓄積し，ケトーシスとなり生命の危機につながる．

以上のように身体利用物質，排泄物質の蓄積が起こることで身体活動の低下，身体の苦痛，生命の危機が生じやすくなる．

2 障害の程度と生命・生活への影響

栄養代謝機能障害が高度になると，身体活動の低下や身体の苦痛，生命の危機が生じる．栄養代謝機能は，栄養素が不足するとその機能を十分発揮することができない．身体の栄養状態の指標として，血液中の栄養素に関連するデータが参考になる．グルコース（ブドウ糖）は血糖，たんぱく質は総たんぱく，アルブミン，グロブリン，脂質は中性脂肪，コレステロール，そのほかの栄養素には各種ビタミン，微量元素などがある．

高度に栄養代謝機能が障害されると身体構成成分も不足するため，血球，血液凝固因子，フィブリン・フィブリノゲン分解産物（FDP），アルブミンなども低下しやすくなり，血液データの値の低下となる．不足している物質を体外から投与する治療が必要となる場合もある．

また，栄養代謝機能障害により利用物質および中間代謝産物，排泄物質

の過剰な蓄積が起こり，コレステロール，尿酸，アンモニア，ビリルビンなどの物質が蓄積する．これらの物質が血中に過剰に現れると高脂血症，痛風，高アンモニア血症，高ビリルビン血症とよばれる疾病となり，物質の蓄積の程度に応じて治療が必要となる．

痛風，高脂血症の治療としては食事療法が大切であり，長期にわたり治療を継続しなくてはならなくなるため，患者と家族への影響は大きい．高アンモニア血症，高ビリルビン血症であれば栄養代謝機能の担い手である肝臓の原疾患に応じた治療が必要になる．

また，栄養代謝機能の障害があると利用物質の不足により脂肪の不足で，あるいは栄養代謝機能は正常でも飲食物の過剰摂取やエネルギー消費量の不足で利用物質が蓄積して脂肪の過剰蓄積が起こると体格に影響が現れる．その程度は体格指数（Body Mass Index；BMI）によって区分できる．BMIについては，p.213を参照されたい．

るいそうになると，身体にエネルギー供給を行うことが難しくなり活動性が低下する．また，エネルギー供給が不足することから身体構成成分などの利用物質が不足する．そのため，貧血や筋力低下などが起こる．また，身体防御機能も低下するため易感染となる．脂肪組織の減少，皮膚の乾燥などから外部環境への適応困難が生じたり，体温が低下する場合もある．倦怠感，疲労感も強くなり，意欲も低下し，日常生活活動を1人で行うことが難しくなる．るいそうが高度になるとやがては生命の危機につながる．

肥満では，高度になると様々な身体機能への悪影響を及ぼす．たとえば体重増加により関節へ負担がかかり過ぎ，変形性膝関節症になる場合や，運動することが負担となり，身体活動の低下から日常生活活動を1人で行うことが困難になる．高度な肥満の場合は，自分の体重を自力で支えられなくなり，移動や起き上がりに介助を必要とする場合もある．また，肥満は糖尿病，狭心症，高血圧，睡眠時無呼吸症候群など様々な2次的な疾病と関連が深い．

第2章

栄養代謝機能障害の把握と看護

栄養代謝機能障害に関連する症状には様々なものがある．利用物質の生成不足の結果，生じる症状には低たんぱく血症があり，利用物質の生成不足を生じさせる症状としては肝不全，先天性代謝異常がある．そのうち，先天性代謝異常については小児に多い疾患であるため，本項では割愛する．また，肝不全の原因となる疾患としては急性肝炎，慢性肝炎，肝硬変がある．

利用物質の過剰による症状や疾患には動脈硬化，高脂血症，胆石症がある．また，排泄物質の生成機能が低下することにより身体に有害な中間代謝産物や最終産物が過剰となることによる症状や疾患には高アンモニア血症，高ビリルビン血症，高尿酸血症，ケトアシドーシスがある．さらにエネルギー源貯蔵の不足による症状にはるいそうがあり，エネルギー源貯蔵の過剰による症状には肥満がある（図2-1）．

本章では栄養代謝機能障害の結果，生じる主な症状として肥満，るいそう，動脈硬化を取り上げる．また，栄養代謝機能障害の要因となる症状として肝不全を取り上げる．なお，低たんぱく血症，高アンモニア血症，高ビリルビン血症については，肝不全により引き起こされる利用物質と排泄物質の生成機能の低下による利用物質の不足や身体に有害な中間代謝産物や最終物産の蓄積による症状と重なるので本項でこれらの症状についても

図2-1 ●栄養代謝機能障害に関連する症状と疾患

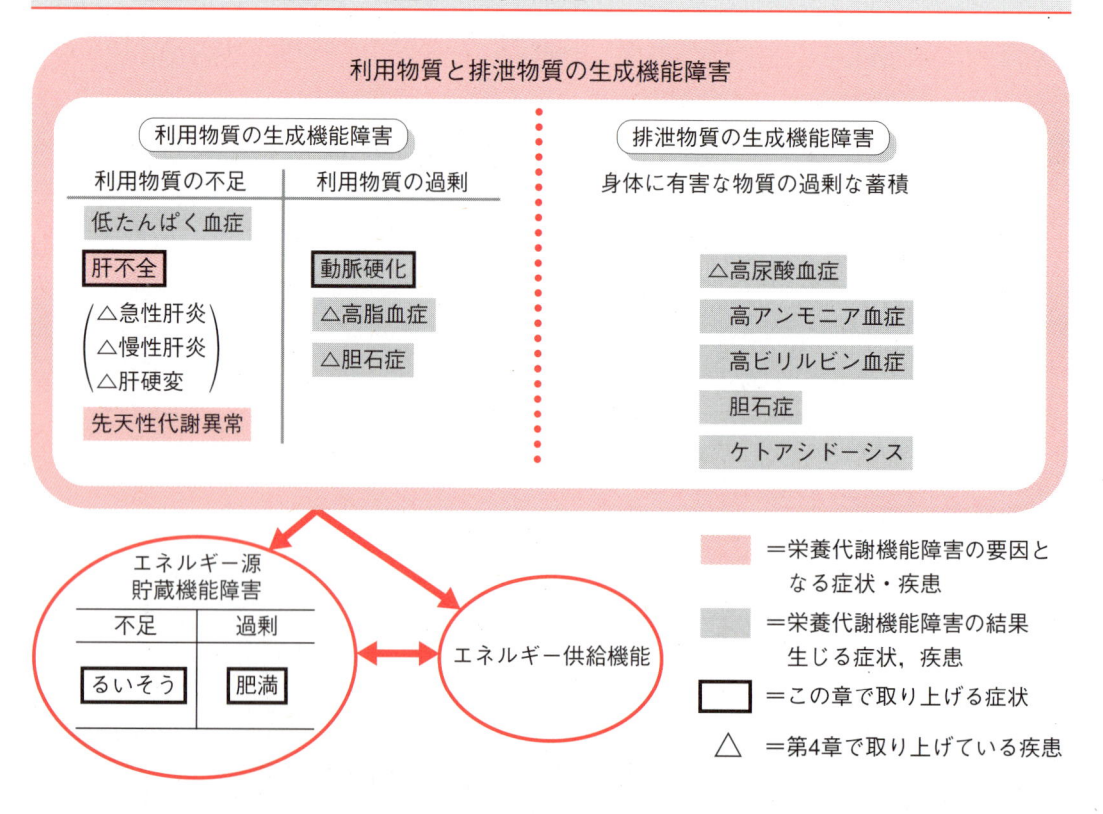

触れる．また，ケトアシドーシスについては，pH調節機能障害，血糖調節機能障害でもみられる症状なので，新体系看護学全書別巻『内部環境調節機能障害』の項を参照されたい．

A 肥　満

われわれが飲食物を摂取すると，消化・吸収機能の働き，栄養代謝機能の働きにより利用物質が生成される．さらに余剰なエネルギー源は体内に貯蔵される．肥満は，われわれが飲食物を活動による消費量よりも多く摂取した場合に，余剰のエネルギー源として脂肪が過剰に蓄積された状態である．すなわち肥満とは，身体の中に脂肪が過剰に蓄積した状態であり，標準体重の20％を超えた状態をいう．

1 肥満の要因

肥満の成因には，①代謝性因子，②中枢性因子，③食生活習慣，④精神的な因子，⑤社会環境因子，⑥運動不足，⑦体質，の7つがあり，これらが複雑に絡み合って生じる（図2-2）．

代謝因子にはインスリノーマ，クッシング症候群などの内分泌異常疾患がある．これらの疾患によりインスリンの分泌増加が起こる．インスリンは脂肪の合成を促進するので，利用物質の生成機能が亢進し，貯蔵脂肪が増加する．

中枢性因子とは，満腹中枢と摂食中枢の調節機構の乱れによる食欲亢進である．食欲が亢進することによって過食が起こり，食物から得た栄養素（特に糖質，脂質）の摂取量増加が起こる．過食は食生活習慣でも起こる．糖質や脂質の摂取量増加に伴い，インスリンの分泌増加が起こり，貯蔵脂肪が増加する．

社会環境因子としては，ファストフードやエネルギーは多いものの栄養はほとんどないエンプティ食品（カップめんなど）などの食べ物が高エネルギー食品である場合が増えてきている．また，食生活では，食事の内容や摂取時間の変化がみられる．たとえば，生活の忙しさから朝食や昼食は軽く，夕食にエネルギーの高い食事を時間をかけて摂る食生活になったことなどである．また，車社会になり，職場や学校にも車で出かけることで運動不足となる．日常的にも運動する時間や精神的な余裕がなく，運動習慣がないために運動不足になりがちである．

精神的因子としてはストレスがある．現在はストレス社会であることから，ストレスの解消手段として過食となる．それによっても食物より得た栄養素の増加が起こり，利用物質の生成が促進され，貯蔵脂肪の増加が進

図2-2 ●肥満の原因

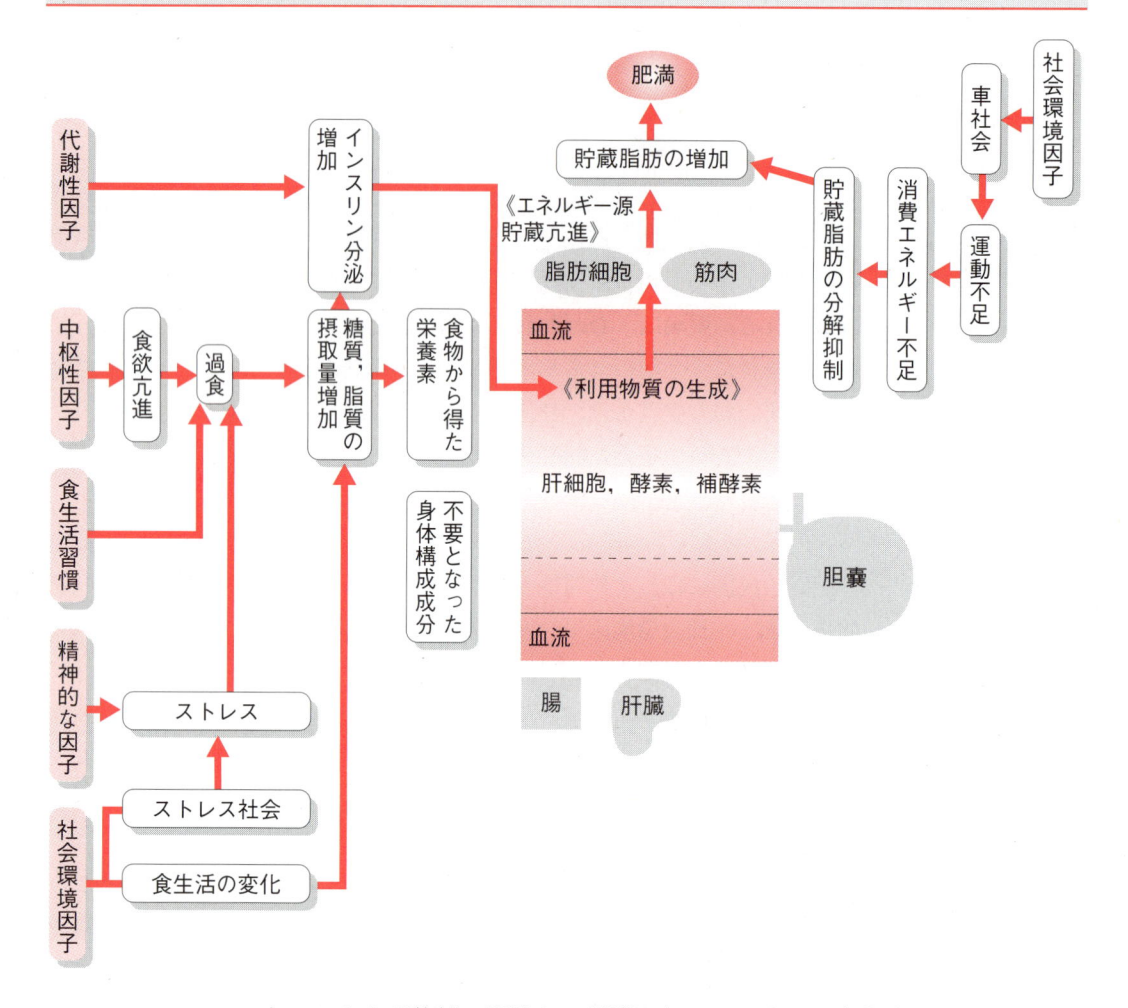

む．これらが複雑に関連して肥満が起こる．また，家族成員が皆肥満である場合や小児期に肥満細胞数が多かったことなどで，肥満になりやすい体質もある．

2 肥満のある人のアセスメント

肥満のある人では，1）肥満の程度の把握，2）肥満の性質の把握，3）肥満に関連する基礎疾患の有無の把握，4）肥満の原因となっている生活習慣，社会環境因子，精神的な因子の把握，5）肥満の及ぼす生活への影響の把握などについてアセスメントを行う．

1）肥満の程度の把握

標準体重と比較してどの程度肥満であるのかを把握する．
肥満の程度を知る方法として，BMI，身体別の標準体重と比較して判

定する方法などがある．

(1) BMIによる方法

＜体格指数＝body mass index；BMI＞

日本人の標準体重＝身長（m）^{2}×22

BMI＝実測体重（kg）/身長（m）^{2}

肥満の判定基準

	やせ	普通	肥満1度	肥満2度	肥満3度	肥満4度
BMI	18.5未満	18.5〜25.0未満	25.0〜30.0未満	30.0〜35.0未満	35.0〜40.0未満	40.0〜
肥満度（％）	−15未満	−15〜15	15以上			

資料／日本肥満学会による肥満の判定基準

(2) 身長別の標準体重と比較して判定する方法

肥満度（％）＝（測定体重−標準体重）/標準体重×100

＜主な標準体重簡易計算法＞

・Broca法：標準体重（kg）＝身長（cm）−100
・桂法：標準体重（kg）＝（身長（cm）−100）×0.9

(3) 皮下脂肪の厚みにより判定する方法

皮脂厚計により，上腕背側中央部および肩甲骨内縁，腹壁などの皮下脂肪の厚さを計測し，単独の値あるいは加算値を用いて肥満度の有無を判定する（図2-3）．

(4) CTにより判定する方法

腹部CTを撮ると，内臓にどの程度の脂肪がついているか，内臓肥満の程度がわかる．また，腹囲から内臓肥満を推測することができる．男性では85cm以上，女性では90cm以上が内臓肥満の可能性が高いといわれ

図2-3 ● 皮下脂肪厚からみた肥満の判定基準

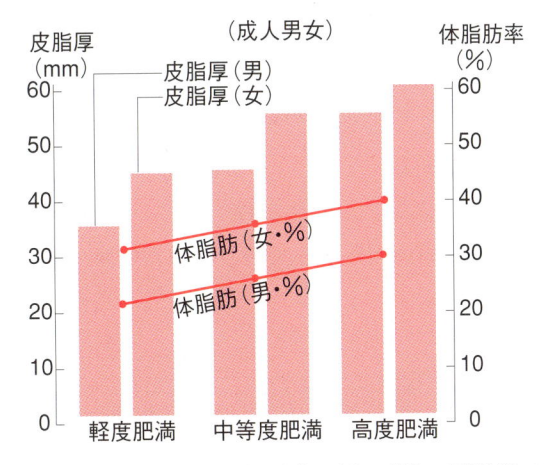

出典／大野誠：肥満とやせ—単純性肥満の臨床と病態，症候の科学，看護技術，27(1)，1981.

図2-4 ●増多型肥満と肥大型肥満

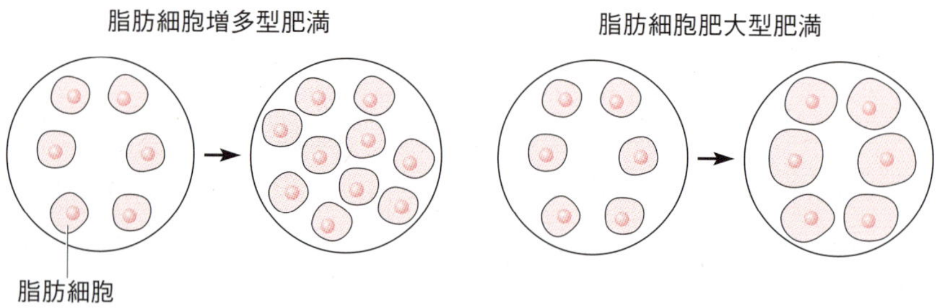

脂肪細胞増多型肥満　　　　脂肪細胞肥大型肥満

脂肪細胞

ている．内臓肥満は生活習慣と深く関係している．

2）肥満の性質の把握

　肥満の改善のしやすさを知るために，肥満の性質の把握をする．肥満には脂肪細胞の数が増加する場合と，一つひとつの脂肪細胞が大きくなる場合がある（図2-4）．

(1) 脂肪細胞増多型肥満

　脂肪細胞増多型肥満とは，脂肪細胞の数が増えるタイプの肥満をいう．
　人間の一生のなかで脂肪細胞が増える時期は，妊娠末期の胎生期，生後1か年の乳児期，思春期の3回である．この時期に過剰エネルギーに陥ると脂肪細胞の数が増加するため肥満の改善が困難になりやすい．

(2) 脂肪細胞肥大型肥満

　脂肪細胞肥大型肥満とは，脂肪細胞の数は一定で，一つひとつの細胞の大きさが増した肥満をいう．
　成人の肥満のほとんどがこの型である．食事運動療法によって改善しやすい．

3）肥満に関連する基礎疾患の有無の把握

　肥満の改善を行う場合，原疾患があると肥満がなかなか改善されず，合併症を起こす危険がある．これら危険性のある疾患の有無を確認する必要がある．
　肥満を引き起こす代表的な疾患には，遺伝に関連する疾患，薬剤の影響，代謝性因子として内分泌系の疾患，中枢性因子として満腹中枢と摂食中枢が侵される中枢神経系の疾患，精神的な因子としてストレスがある（図2-5）．
　肥満が起こる背景には，脂肪の生成が過剰になっている場合が多く，動脈硬化，高脂血症，虚血性心疾患も起こしやすい．また，過剰な食物摂取が原因で肥満になっている場合には，そのほかの栄養素の摂取量も多いこ

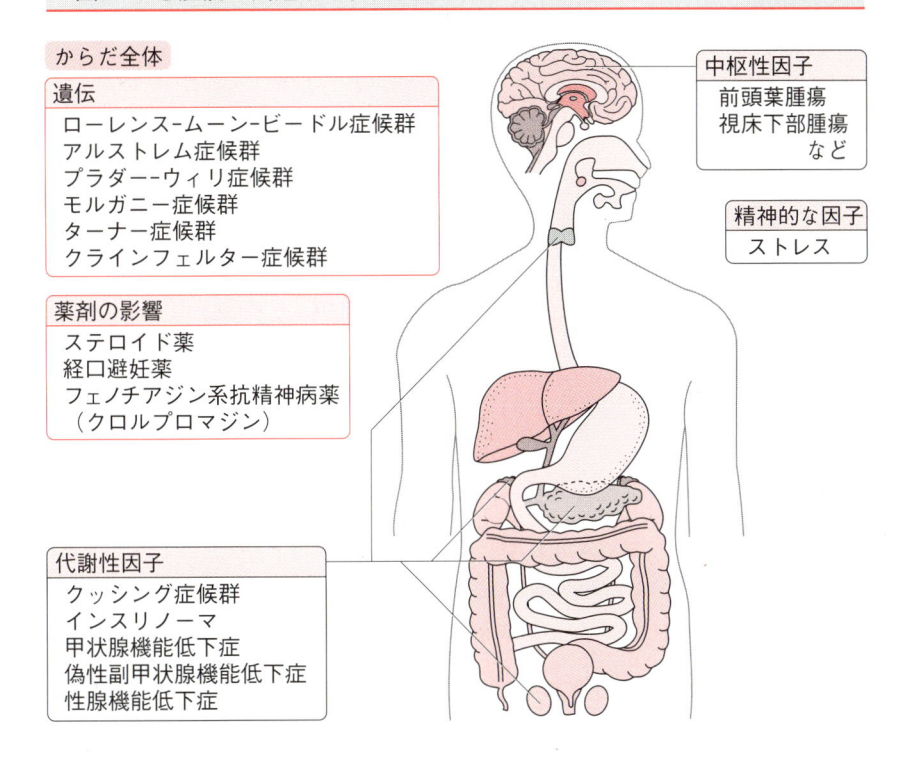

図2-5 ● 肥満に関連する代表的な疾患

からだ全体

遺伝
- ローレンス-ムーン-ビードル症候群
- アルストレム症候群
- プラダー-ウィリ症候群
- モルガニー症候群
- ターナー症候群
- クラインフェルター症候群

薬剤の影響
- ステロイド薬
- 経口避妊薬
- フェノチアジン系抗精神病薬（クロルプロマジン）

代謝性因子
- クッシング症候群
- インスリノーマ
- 甲状腺機能低下症
- 偽性副甲状腺機能低下症
- 性腺機能低下症

中枢性因子
- 前頭葉腫瘍
- 視床下部腫瘍
- など

精神的な因子
- ストレス

とから，排泄物質である尿酸が蓄積し，高尿酸血症を合併する可能性がある．

　肥満があることでインスリン抵抗性が高くなることから相対的なインスリンの作用不足が生じ，糖尿病も合併しやすくなる．また，肥満により胸郭の動きに制限が加わることから，睡眠時無呼吸症候群などの呼吸機能障害を起こす場合もある．これらの疾患と肥満は互いに悪循環となり患者の健康を奪っていく．

4）肥満の原因となっている生活習慣，社会環境因子，精神的な因子の把握

　肥満は生活習慣が原因となって生じている場合が多い．そのため肥満の原因となっている生活習慣，社会環境因子，精神的な因子を把握し，それらの解消を図ることが有効である．

　肥満のある人には身体を動かさない生活習慣や過剰な飲食物摂取，栄養の偏りがみられることが多い．生活習慣や食事の摂取の方法は個人差が大きい．そのため，特に食生活習慣の把握に際しては，食事の内容，量，味つけ，食べる速さ，夜食，日常生活リズムなど食生活についての細かな情報収集を行う．また，飲食物の摂取は，学校や仕事上でのつき合いで断わ

りにくいこと，もったいないと思い家族の残した分まで食べてしまうこと，食欲はなくても目の前にあると何となく食べてしまうことなど様々な理由で過剰となる場合もある．

摂取量の把握だけではなく，何故そのような習慣で摂取しているのかも確認する．社会環境因子として車の利用や職場環境，仕事内容，コンビニエンスストアやファストフードショップの利用頻度などを確認する．また，精神的な因子としてストレスが過剰な飲食物摂取を引き起こしている場合もある．本人がどのくらい肥満に関する知識を有しているのか，また，肥満の改善に取り組もうとする意欲があるのか，家族と同居している場合，家族の協力は得られるのかなどについても把握する．

5）肥満の及ぼす生活への影響の把握

肥満があることがさらに悪循環となって活動性の乏しい生活を生んでいないかを把握するために，肥満の及ぼす生活への影響を把握する．

肥満があることで生活に様々な影響が現れる．肥満があると外見へのコンプレックスが起こりやすく，劣等感やあきらめ，それらにより欲求不満が生じやすく精神的な苦痛をもたらす．体重が増加することから関節（特に下肢）への負担が増加し，変形性膝関節症が起こりやすく関節痛が生じ，痛みによりさらに身体活動性が低下し，ADLの自立が保てなくなる．また，肥満が進み，さらに体重が増加すると動作や運動が負担になり，身体を自力で支えることさえ困難になる．そしてさらに身体活動性が低下することによって肥満が助長されるという悪循環が生じる．

肥満から糖尿病，狭心症など2次的な疾病も生じる．2次的な疾病が起きると治療の必要性や苦痛症状が生じるため，日常生活の改善が必要となる．また，2次的な疾病が起こると動作や運動に伴い身体に負担がかかりやすくなる．このような視点から肥満が日常生活にどのような影響を及ぼしているかを把握する．さらに，患者が感じている日常生活での困難なこと，患者が行っている日常生活の工夫の方法を確認し，努力しようとしていることが何か，うまくいかなくてやる気がそがれていることはないか，自分のやりたいことが行えているかなど把握する（図2-6）．

3 │ 肥満のある人の看護

肥満のある人に行われる看護には，1）食生活を改善するための援助，2）運動を生活に取り入れるための援助，3）日常生活動作を円滑に行うための援助，4）原疾患に対する治療が適切に受けられるようにするための援助，5）減量に対するやる気を継続するための援助，6）ストレスや不安を緩和するための援助などがある．

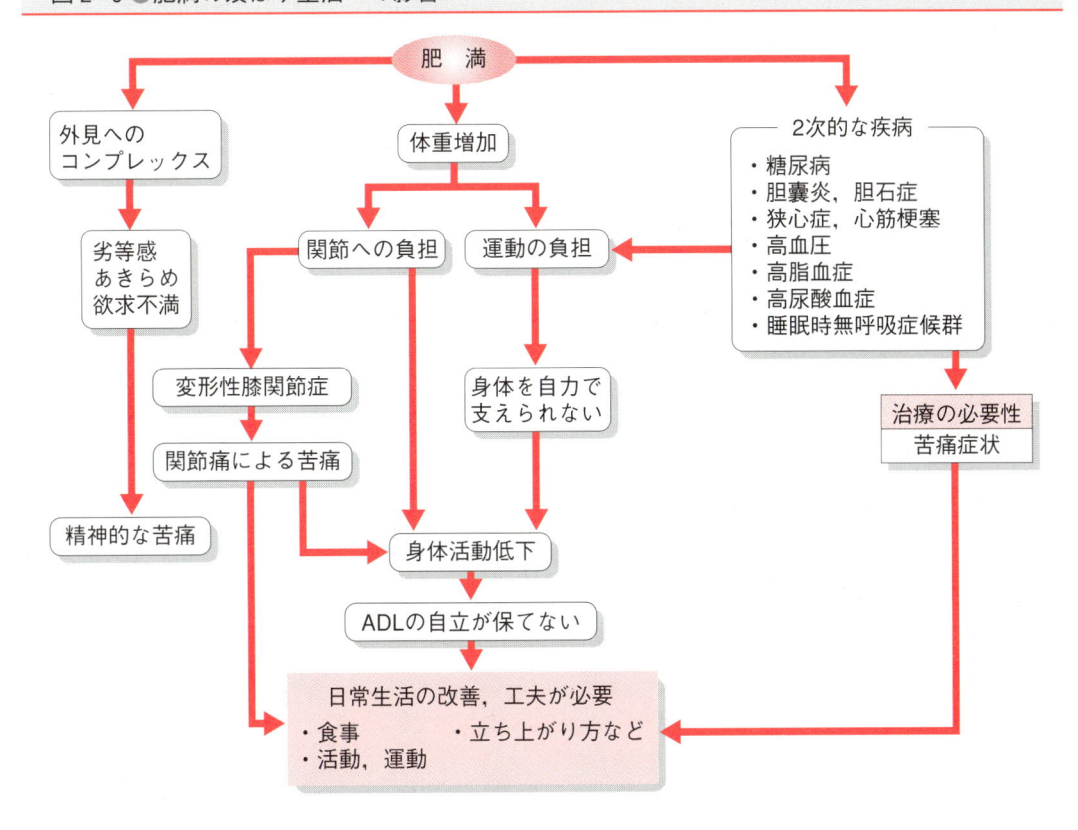

図2-6 ● 肥満の及ぼす生活への影響

```
                            ┌─────┐
                            │ 肥 満 │
                            └─────┘
        ┌──────────┬──────────┴──────────┬──────────────┐
        ▼          ▼                     ▼              ▼
    ┌───────┐  ┌───────┐           ┌───────┐      ┌──────────┐
    │外見への│  │体重増加│           │       │      │2次的な疾病│
    │コンプ  │  │       │           │       │      │・糖尿病   │
    │レックス│  └───────┘           │       │      │・胆嚢炎,胆石症│
    └───────┘                      │       │      │・狭心症,心筋梗塞│
        │      ┌──────┬────────┐   │       │      │・高血圧   │
        ▼      ▼      ▼        ▼   │       │      │・高脂血症 │
    ┌───────┐ ┌──────┐ ┌──────┐    │       │      │・高尿酸血症│
    │劣等感 │ │関節へ│ │運動の│    │       │      │・睡眠時無呼吸症候群│
    │あきらめ│ │の負担│ │負担  │◀──┘       │      └──────────┘
    │欲求不満│ └──────┘ └──────┘                        │
    └───────┘    │         │                            │
        │    ┌───┴──┐      ▼                            ▼
        │    ▼      │   ┌──────┐                  ┌──────────┐
        │ ┌──────┐  │   │身体を│                  │治療の必要性│
        │ │変形性│  │   │自力で│                  │苦痛症状   │
        │ │膝関節症│ │   │支えら│                  └──────────┘
        │ └──────┘  │   │れない│                        │
        │    │      │   └──────┘                        │
        │    ▼      │      │                            │
        │ ┌──────┐  │      │                            │
        │ │関節痛│  │      │                            │
        │ │による│  │      │                            │
        │ │苦痛  │  │      │                            │
        │ └──────┘  │      │                            │
        │    │      ▼      ▼                            │
        │    │   ┌──────────┐                           │
        │    │   │身体活動低下│                         │
        │    │   └──────────┘                           │
        │    │         │                                │
        │    │         ▼                                │
        │    │   ┌──────────┐                           │
        │    │   │ADLの自立が│                          │
        │    │   │保てない   │                          │
        │    │   └──────────┘                           │
        ▼    ▼         │                                │
    ┌───────┐         ▼                                 │
    │精神的な│    ┌──────────────────────┐              │
    │苦痛   │───▶│日常生活の改善,工夫が必要│◀─────────┘
    └───────┘    │・食事   ・立ち上がり方など│
                 │・活動,運動              │
                 └──────────────────────┘
```

　肥満について自覚をもち，自分でも体重のコントロールに努めたり，肥満による2次的な障害を防ぐために，体重や血液データを指標とし，経過観察することを勧める．

1）食生活を改善するための援助

　ふだんの食生活を見直してもらい，食事の仕方や量，嗜好の確認をする．

　そのうえで，肥満を解消するための理想的な食事の説明を行い，食事の工夫が効果的であることを理解してもらえるように話す．

　理想的な食事として，たとえば，3食をバランスよく摂ることや，夕食や就寝前にボリュームの多い食事を摂らないこと，高エネルギー食品の摂取を控えること，砂糖，アルコールを控えること，ファストフード，エンプティ食品を控えることなどを説明する．また，食生活の改善に対する意欲をもってもらうようにするために，現在の肥満の程度と身体にどのような影響が起こっているのかについて本人と話し合い，食生活改善の必要性を納得できるように働きかける．

　患者の家族の協力が得られると食生活の改善が行いやすくなる場合も多

いので，患者だけでなく，家族の健康を守るという視点からも，患者に勧めたような理想的な食事を家族で摂取することを勧めるとよい．

2）運動を生活に取り入れるための援助

　肥満があると運動に対して取り組むことが億劫に感じる場合も多いので，運動がエネルギー消費に役立つこと，気分転換になることを説明する．また，ふだんの生活パターン，運動量を聞き，生活のなかで取り入れられそうで，患者自身もできそうだと思える運動内容を一緒に考える．

　たとえば主婦であれば，ふだんよりも家事の活動量を増やすだけでも肥満の解消につながるかもしれない．患者の生活に適した運動内容，活動量を増やす工夫を考え，実行することが大切である．また，運動でエネルギーを消費して体重を減少させるまでには時間がかかるので気長に続けることが大切であることを説明し，努力を認めねぎらう．

3）日常生活動作を円滑に行うための援助

　日常生活動作が1人で十分に行えているか否かを確認し，できていなければ介助する．

　たとえば保清や移動などは高度な肥満であると行いにくい．特に皮膚の二面接触するところは発汗しやすいので，汗疹などの発生に注意するとともに清潔に努める．

　1人で体重を支えられない場合には，移動時の介助を行う．また，転倒に気をつけるように説明する．

4）原疾患に対する治療が適切に受けられるようにするための援助

　肥満の原因となっている疾患についての知識の有無・程度を確認し，不足しているようであれば，自己管理に必要な知識について伝える．たとえば，ステロイド薬の内服者に対してはステロイドの内服を中断しないこと，ステロイドを減量するといずれからだについた脂肪が取れることを話して安心して治療が受けられるようにする．

5）減量に対するやる気を継続するための援助

　肥満の解消のため食事や運動などの生活習慣を変更しても，体重減少という期待する結果が出るまでには時間がかかる．また，体重は減り始めても，一時減り方が緩やかになる時期がある．そのため，減量に対する意欲を失わず，努力を継続できるように，気長に食事療法や運動療法を続けるように励ましたり，体重が思うように減らなくても努力している姿を認めて支持する．また，小さな目標，励みにできることはないか，生活のなか

で意欲につながるものがあるのかどうかを確認し，ない場合には何か見つけていけないか一緒に話し合う．

6）ストレスや不安を緩和するための援助

患者のなかにはストレスが原因で過食となり肥満となっている人もいる．そのような場合には，ストレスの原因について傾聴し，解決が図れるように援助することが必要である．また，肥満であることからコンプレックスを抱く場合や，周囲からだめな人間と見られているのではないかと自信をなくす場合も多い．患者の肥満であることに対する考えを傾聴し，自分を否定的にとらえ過ぎないように援助する．

最近の研究では，レプチン欠損症，アドレナリンβ3受容体異常など肥満に関連する遺伝子も少しずつ報告されてきている．肥満の原因が，患者本人の生活習慣にだけにあるとは限らない．患者が肥満であることにコンプレックスや落ち込みを抱かないように援助する．また，患者が気長に減量に取り組めるよう援助することが大切である．

B 動脈硬化

栄養代謝機能の利用物質と生成物質の機能障害の一つに利用物質の過剰がある．本章では利用物質の過剰に関連する症状として動脈硬化を取り上げる．

動脈硬化とは，動脈壁が肥厚し，弾力を失い硬化をきたした限局性の病変の総称である．

動脈硬化は病理組織学的には粥状硬化（アテローム変性），中膜石灰化硬化（メンケベルグ型），細動脈硬化に分類される．本章では主に粥状硬化（アテローム変性）について述べる．

粥状硬化（アテローム変性）は，一般的に動脈硬化といわれているものである．動脈内膜に巣状または斑状の脂質沈着や線維性肥厚が生じ，動脈管内腔の狭窄，閉塞をきたす．また，石灰沈着，潰瘍，出血，血栓などを示すこともある．粥状硬化により血管内腔が狭くなり，血流が不十分となることで，組織への酸素や栄養を供給することができず，その結果，様々な動脈性疾患が生じると考えられている

発生場所は，大動脈，冠動脈，脳底動脈，腎動脈などの比較的太い動脈である．肉眼的には粥状硬化（アテローム変性）は，脂肪斑，線維性硬化巣ないしアテローム，2次的な複雑病変の3型に分類される．

1 動脈硬化の要因

1）動脈硬化の要因

多くの疫学調査の結果から，動脈硬化の発症要因として，加齢，性，遺伝などの遺伝素因のほかに，高血圧，糖尿病，喫煙，高脂血症，肥満が知られている．動脈硬化の発症，進展は1つの要因だけではなく，これらの要因が複雑にかかわっている（表2-1）．

(1) 加　齢

粥状硬化は一般的には加齢による変化であり，壮年期以降にみられる．しかし，最近は10歳代くらいからの若年期にもその初期病変が形成され，動脈硬化は始まっているといわれている．動脈硬化は加齢とともに進行し，男性では45歳以上，女性では55歳以上になると動脈硬化を原因とする疾病を発症する危険性が高くなる．

(2) 性

性別でみると女性より男性のほうが動脈硬化が進みやすいが，女性も閉経後は動脈硬化性疾患を発症する危険性が高くなる．ただし女性もLDLコレステロール値を下げると閉経後の動脈硬化性疾患を発症する危険性が低下する．そのため動脈硬化の発症のしくみに性差はないと考える者もいる．

(3) 遺　伝

家族性高コレステロール血症など遺伝的に高脂血症になりやすい体質がある．脂質代謝の異常は動脈硬化の発症に結びつく．

表2-1 ● 粥状硬化の危険因子

```
Ⅰ．修正不能な因子
   1．年齢
   2．性
   3．遺伝
Ⅱ．修正可能な因子
   1．主因子
      a．高脂血症
      b．食事：高エネルギー，高脂肪食など
      c．高血圧
      d．喫煙
      e．糖代謝障害
   2．副因子
      a．肥満
      b．座業，精神労働
      c．性格
      d．精神的ストレス
      e．その他
```

出典／村田和彦，細田瑳一：循環器病学，医学書院，1997, p.453. を一部改変．

⑷ 高血圧

高血圧により，血管壁に負担がかかり損傷を起こしやすくなることで，動脈硬化が発症しやすくなる．

⑸ 糖尿病

糖尿病や耐糖能異常では，冠動脈疾患を発症する危険性が高くなる．

⑹ 高LDLコレステロール血症，低HDLコレステロール血症

動脈硬化は，LDLコレステロールが血管壁の内部に蓄積した状態であるので，LDLコレステロールが高値であると動脈硬化を発症しやすい．一方，HDLコレステロールは，血管壁に蓄積されたコレステロールを回収し，肝臓に戻す働きを担うため，HDLコレステロールが低値であると動脈硬化を発症しやすい．

⑺ 喫煙

喫煙は，血管壁に刺激を与え損傷させるとともに，LDLコレステロールが酸化され，血管壁に入り込みやすい状態になるため動脈硬化が進展しやすくなる．また，喫煙者はフィブリノゲンや血小板数が多く，ニコチンによる交感神経刺激により末梢動脈が収縮するため，局所の血流が減少し，血液粘稠度の亢進や血栓形成が起こりやすいといわれている．

⑻ 肥満

肥満はBMIの値だけではなく内臓脂肪が問題となる．内臓脂肪が多いと体内の脂質代謝に影響が及ぶ．つまり内臓脂肪が分解されてできた物質は肝臓に入り，中性脂肪をつくるので，内臓脂肪が増加すると血中の中性脂肪も増加する．血中の中性脂肪が増加するとHDLコレステロールが減少するため，血管壁に蓄積されたコレステロールを回収して肝臓に戻す働きが低下するため動脈硬化が促進される．

また，内臓脂肪からアンジオテンシノーゲンというホルモンが分泌されるため血圧が上昇し，血管壁に負担をかけ，損傷を起こしやすくすることから動脈硬化を進展させる．

一方，最近注目されている小型LDLコレステロールは，通常のLDLコレステロールよりも小さくて比重が低いリポたくぱくを増加させる．小型LDLコレステロールは通常のLDLコレステロールよりも小さいため血管壁に進入しやすいことや酸化されやすいことから，小型LDLコレステロールが増加すると動脈硬化が促進される．

動脈硬化はその発生部位により危険因子が異なる．たとえば，脳動脈硬化は，高血圧，糖尿病，ストレスの影響が大きいが，高脂血症，喫煙の影響は比較的少ない．また，冠動脈硬化では，高血圧，高脂血症，喫煙，糖尿病の影響が大きい．末梢動脈硬化症では，高血圧，喫煙，高脂血症の影響が大きい．

また，粥状硬化は部位により硬化の程度が異なり，全身で一様に進行しない．動脈の部位による硬化の程度の違いは，その動脈の構造，血流の状態，支配臓器の特異性，血圧，血清脂質，代謝などの全身的な要因が関係すると考えられているが，詳細は不明である．

2）粥状硬化の進展機序

　粥状硬化の進展機序を図2-7に示した．
　このように，粥状硬化の進展メカニズムの基本はプラークの形成と進展である．しかし，その進展メカニズムは複雑で様々な要因が関連しているが，まだ不明な点も多い．また，プラークの破綻のしやすさはプラーク内の組織の性状による．
　血管平滑筋細胞により産生される膠原線維はプラークの安定性に関与し，脂質やマクロファージはプラークを破綻しやすくする．プラーク内の組織の性状は一様ではないので，プラークの破裂のしやすさも病変により異なる．
　また，近年の研究で粥状硬化が退縮することが観察されている．粥状硬化の退縮機序として，内皮細胞の保護，再生や血管平滑筋の関与が考えられているが，詳細はまだ不明である．

2 動脈硬化のある人のアセスメント

　動脈硬化のある人では，1）動脈硬化の起きている部位，程度，症状の把握，2）動脈硬化に関連する疾患の有無の把握，3）動脈硬化の原因となる日常生活習慣についての把握などを行う．

1）動脈硬化の起きている部位，程度，症状の把握

　粥状硬化（アテローム変性）は，大動脈，冠動脈，脳底動脈，腎動脈などの比較的太い動脈に起こりやすい．そのため検査の結果から動脈硬化の起きている動脈と部位，障害が生じている臓器とその程度を把握することが大切である．
　動脈硬化の部位や程度を評価する検査を表2-2に示した．
　把握すべき動脈硬化に関連する検査データとして，血圧，血清脂質（総コレステロール，HDL，LDL，中性脂肪，アポたんぱくA-Ⅰ，B，Lp（a）レムナント），空腹時血糖，グリコヘモグロビン，インスリン，インスリン抵抗性，尿酸値，身長，体重，BMI，ウエスト・ヒップ比がある．また，中性脂肪，LDL，レムナント様リポたんぱくは動脈硬化の促進因子であるが，血中脂質の程度と粥状硬化の程度は必ずしも平行しない．
　粥状硬化指数（atherogenic index）は，この値が高いほど，動脈硬化

図2-7 ●粥状硬化の進展機序

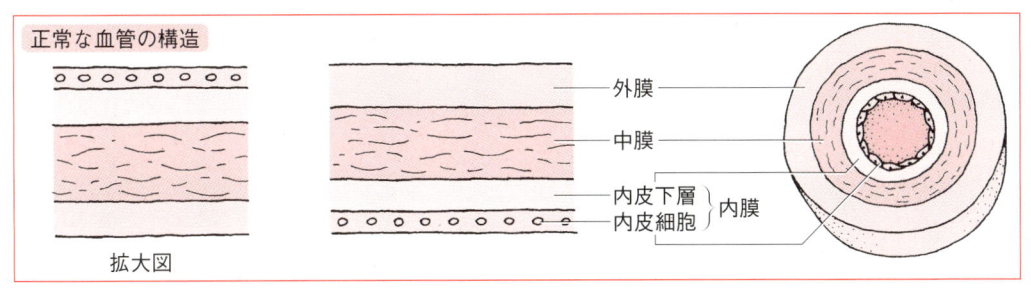

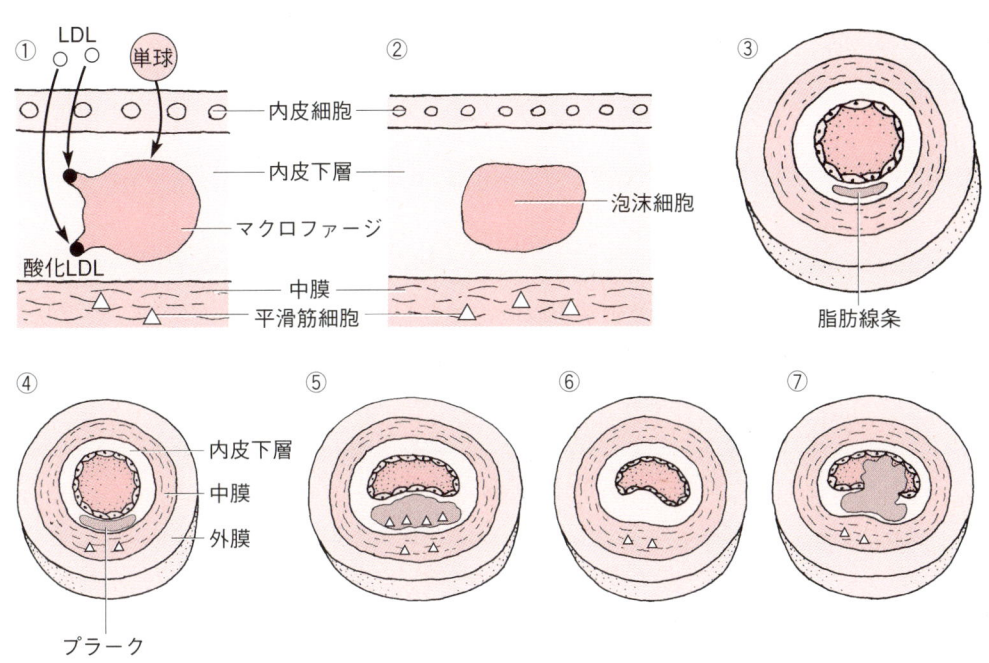

正常な血管の構造

- 外膜
- 中膜
- 内皮下層 ┐内膜
- 内皮細胞 ┘

拡大図

① LDL、単球、内皮細胞、内皮下層、マクロファージ、酸化LDL、中膜、平滑筋細胞
② 泡沫細胞
③ 脂肪線条
④ 内皮下層、中膜、外膜、プラーク
⑤ ⑥ ⑦

① 血圧や血流などの物理的因子，リポたんぱくなどの化学物質，ウイルス，細菌などにより，血管内皮細胞の損傷が生じることで，単球(白血球の1種)が血管内皮細胞に接着し，内皮下内でマクロファージ(貪食細胞)となる．LDLコレステロールは血管内膜層で酸化変性を受け，酸化LDLコレステロールとなり，マクロファージに取り込まれる．
② マクロファージは，酸化LDLコレステロールを大量に取り込み，コレステロールエステルが充満した泡沫細胞となる．
③ コレステロールエステルが充満した泡沫細胞の増殖，蓄積により脂肪線条が形成される(動脈硬化の初期病変)．
④ 病変が進行すると，脂肪線条は(アテローム性)プラークとなる．プラークの構成成分は結合組織に覆われた平滑筋細胞，マクロファージ，リンパ球やそれらの壊死した細胞，多量の脂肪からなる．泡沫細胞が破綻し，プラーク内へコレステロールの蓄積を促進する．内皮下層に侵入したマクロファージやリンパ球，内皮細胞から産生放出された液性因子は，中膜から内膜への平滑筋細胞の遊走および増殖を促す．
⑤ 遊走した平滑筋細胞は，増殖しながら周囲に結合組織を分泌し，内膜が肥厚する．
⑥ 病態が進むと結合組織が増加し石灰化が生じたり，血栓が付着することで，血管内腔が狭くなり血流の障害をきたす．
⑦ 血管腔の狭窄がある程度に達するとプラークが破綻し出血する．出血部位に血小板が凝集し，血栓をつくり，血流の障害をきたす．

223

表2-2 ●動脈硬化を調べる検査

部位	検査名
細動脈	眼底写真
冠状動脈	冠動脈造影, 血管内エコー, シンチグラム, MRI, 血管内視鏡, 心電図
脳動脈	脳動脈造影, シンチグラム, MRI
頸動脈	エコー, 血管造影
大動脈	大動脈造影, CT, MRI, エコー
下肢動脈	血管造影, シンチグラム, エコー, 脈波伝播速度, 足首血圧／上腕血圧比

を生じる危険が大きいと判断され，次の計算式により算出される．

粥状硬化指数＝総コレステロール－HDL コレステロール／HDL コレステロール

または　VLDL コレステロール＋LDL コレステロール／HDL コレステロール

また動脈硬化が起きている部位により，生じる動脈硬化性疾患や症状は異なる．それぞれの動脈硬化による症状は次のとおりである．

大動脈硬化は，大動脈弓部，腹部大動脈は粥状硬化の強い部位であり，一般的に無症状であることが多いが，主要分枝に狭窄，閉塞が起きた場合には痛みが生じやすい．また，大動脈瘤，解離性大動脈瘤を生じた場合には激しい痛みや大出血の危険がある．

冠動脈硬化は，狭心症，心筋梗塞を生じやすい．しかし，狭心症，心筋梗塞に至らない無症候性冠動脈硬化の段階もある．無症候性冠動脈硬化の場合は，症状がないことが多く，冠動脈撮影により確認する．

脳の動脈の動脈硬化により，一過性脳虚血発作，脳梗塞，脳出血が起こる．脳底動脈硬化は血圧との相関が強いが，血清脂質との関係は解明されていない．症状として，頭痛，めまい，記憶障害，不眠，判断力の低下，抑うつ症状がある．

また，末梢動脈硬化には，閉塞性動脈硬化があり，症状として，末梢の皮膚色の変化，痛み，間欠性跛行，腹部狭心症などがある．下肢の動脈に動脈硬化が起こると慢性閉塞性動脈硬化症となり，下肢の血流が不十分となるため，痛みやしびれを生じ，長距離歩行に支障をきたす．また，完全に血流が途絶えると細胞が壊死した壊疽という状態になる．

2）動脈硬化に関連する疾患の有無の把握

動脈硬化の危険因子は一般的には高血圧症，高脂血症，糖尿病などが関連する．

これらの既往歴の有無や疾患治療薬の服用状況を確認する．高脂血症の

場合では，角膜輪や眼瞼，肘，膝，腱に黄色腫がみられる．また，肥満は高血圧症，耐糖能異常，高脂血症を伴いやすい．特に内臓脂肪の蓄積は門脈血遊離脂肪酸による脂質代謝異常を起こすことや，アディポサイトカインを分泌することで血管合併症に繋がる．したがって，ウエストとヒップの比（W/H比）やCTなどの結果から内臓脂肪の蓄積の有無を確認する．

3）動脈硬化の要因となる日常生活習慣の把握

動脈硬化の要因となる生活習慣には，喫煙，食生活（高エネルギー食，高脂肪食），運動不足，精神的なストレスの多い生活，睡眠不足などがあり，これらの生活習慣について確認する．

喫煙は，喫煙本数の増加に伴い，総コレステロール，LDLコレステロールが増加，反対にHDLコレステロールは減少する．

食生活では，高エネルギー，高脂肪食の食事により脂肪摂取量が多くなり，動脈硬化を招きやすくなる．脂肪の摂取過剰だけではなく，糖質の摂取過剰や総エネルギーの摂取過剰が動脈硬化を促進するといわれている．近年は食生活が欧米化したため，高エネルギー，高脂肪食となりやすく，食生活の欧米化は若年層に動脈硬化が発症する一因になる．塩分の過剰摂取や肥満は高血圧症と強く関連し動脈硬化の促進につながる．

運動不足は，動脈硬化の危険因子となりうる．これまでの運動習慣の有無，行っていた運動の種類，通勤や仕事での歩行状況や活動状況などについて聴き，活動量を把握する．

一般的に肉体労働に従事する者より事務的な仕事や精神労働に従事する者のほうが冠動脈硬化が多く，事務的な仕事や精神労働に従事する者の精神的なストレスが高いことが推測される．また，冠動脈硬化の危険因子の1つに"タイプA性格"がある．タイプA性格は，責任感が強く，几帳面で，常に忙しく行動的な性格である．

睡眠不足に関しては，特に睡眠時間が5時間未満の場合には動脈硬化の危険因子である高血圧や糖尿病などを発症しやすい．

3 動脈硬化のある人の看護

動脈硬化のある人に行われる看護には，1）症状の観察，2）動脈硬化を予防するための援助，3）動脈硬化による苦痛を緩和するための援助，4）動脈硬化の影響により支障をきたした日常生活への援助がある．

1）症状や検査データの把握

それぞれの動脈硬化による症状を観察する．動脈硬化の程度が強くなれば，症状も悪化するので，長期的，短期的な症状の経過観察が重要となる．

また，検査データの把握も行い，日常生活習慣の改善に活かす．

2）動脈硬化を予防するための援助

　動脈硬化を予防するためには，動脈硬化の要因となる日常生活習慣を見直し，改善することが必要である．また，日常生活習慣は長い年月をかけて築かれ，これまで大切にしてきた家族や周囲とのつき合いなどもあり，変更が難しい場合も多い．そのため患者の生活に合わせて，具体的な改善方法を一緒に考える姿勢が大切である．実際に行動変容が得られなくても，努力や工夫しようとする気持ちを認めて励まし，根気よく援助することが必要である．

　また，日常生活習慣の改善は，動脈硬化があるための制限という考え方ではなく，より健康的な生活のために行うととらえ，患者本人だけではなく家族も含めて継続できるとよいだろう．日常生活習慣を改善する動機づけが図れるように，動脈硬化の病態，動脈硬化の危険因子，動脈硬化から生じる様々な疾患（例：心筋梗塞，閉塞性動脈硬化など）について説明を行い，患者が日常生活習慣の改善の必要性を理解できた後に，具体的に以下の内容について指導する．

　① 喫　煙

　喫煙の習慣がある場合には，禁煙または本数を減らすことを勧める．

　② 食生活

　これまでの食生活習慣を見直してもらい，栄養バランスをよくすることやできるだけ食事摂取時間を均等にするなどを勧め，これまでの食生活を踏まえて実行できそうな工夫を一緒に考える．

　動脈硬化のリスクとなる内臓脂肪の蓄積や高血圧を予防するために，総エネルギー，糖質，脂質，塩分の過剰摂取を控えることを勧める．また，脂質を摂取する際には飽和脂肪酸の摂取量を少なくし，不飽和脂肪酸を摂取することを心がける．飽和脂肪酸の摂取が多いとLDLコレステロール値が上昇する．飽和脂肪酸は肉類に多く含まれ，不飽和脂肪酸は魚や植物油に多く含まれる．不飽和脂肪酸のなかでも特にn－3系多価不飽和脂肪酸が動脈硬化の予防効果が高いと言われている．n－3系多価不飽和脂肪酸は魚介類に多く含まれる．また，植物油の中でもマーガリンやショートニングに多く含まれるトランス型脂肪酸はLDLコレステロール値の増加，HDLコレステロール値の減少，インスリン抵抗性，血管内皮障害に関連するので，これらを材料とした菓子や食品の摂取を控えることを勧める．また野菜，きのこ類，海草など食物繊維を多く含む食品を摂取するとコレステロールの吸収抑制や排泄促進に役立つ．食物繊維は穀類にも多く含まれるが，穀類は取りすぎにより総カロリーの過剰摂取につながるので注意

が必要である．

アルコールは摂取量の増加に伴いトリグリセリドとHDLコレステロールが上昇する．高トリグリセリド血症が持続している場合にはアルコールの摂取を控えるように指導する．

③ 運　動

運動の習慣の有無やふだんの活動量を把握し，日常生活のなかで運動の習慣を取り入れることを勧める．有酸素運動によりエネルギーを消費させると，肥満や糖尿病の改善にも効果的である．肥満がある場合には，食生活や運動習慣により無理のないペースで減量をする．一般的に無理のないペースとは1週間に1kg以内のペースといわれている．

④ ストレス

精神的なストレスがある場合には，ストレスの緩和方法や回避方法について相談する．精神的なストレスの原因が職場や家庭内での人間関係である場合もある．その場合には，本人のストレスに感じている思いを傾聴すること，同じ状況でもその状況をストレスに感じないでいられるように状況を見つめ直すことも有効な場合がある．また，"タイプA性格"の場合など，性格を変更することが難しい場合もあるが，気持ちにゆとりをもち，のんびりするようリラックスを心がけることも大切である．

3）動脈硬化による苦痛を緩和するための援助

動脈硬化により血流が完全に途絶えた場合には，心筋梗塞，脳梗塞などに至り，血管閉塞が起きた部位により様々な苦痛症状が起こる．このような場合の苦痛症状の詳細や緩和のための援助については，循環機能障害をもつ成人の看護，脳・神経機能障害をもつ成人の看護を参照いただきたい．

動脈硬化の発生部位により，痛み，冷感，しびれなどの苦痛症状を伴う場合がある．これらの症状の有無を確認し，症状に合わせて苦痛症状の緩和に努める．下肢の痛みの場合には，温罨法が有効な場合も多い．

4）動脈硬化の影響により支障をきたした日常生活への援助

動脈硬化の程度が軽度であれば無症状のことが多く，日常生活に支障をきたす場合はほとんどない．しかし，慢性閉塞性動脈硬化症の場合にはその程度が重度となると，痛みやしびれなどの症状が生じ，日常生活に支障をきたし，援助を要する．また，冠動脈や脳動脈の動脈硬化で血流が完全に途絶え，心筋梗塞，脳梗塞などが起きた場合には，血管閉塞が起きた部位により様々な日常生活の支障が起こる．

治療上の必要性や機能障害を最小限にするために，日常生活活動を制限

する場合もある．冠動脈や脳動脈の動脈硬化の場合，動脈硬化の程度が軽度でも，安全のために日常生活を制限する場合もある．このような場合の日常生活への援助の詳細については循環機能障害をもつ成人の看護，脳神経機能障害をもつ成人の看護を参照いただきたい．

　患者の意識が明瞭である場合には，排泄に関する援助に対して遠慮や羞恥心を強く抱きやすい．患者の遠慮や羞恥心に配慮し，患者に日常生活の援助方法を確認しながら，患者に心理的な負担をかけないように援助を行う．

C るいそう

　るいそうは，活動や生きるために消費するエネルギーよりも利用できるエネルギーが少ない場合に，エネルギー源として蓄積された脂肪やたんぱく質が過度に使用された状態である．すなわち，るいそうとは，体内の脂肪の蓄積が異常に減少するとともに，たんぱく質も減少し，体重が著明な低下をきたす状態をいう．

1 るいそうの要因

　るいそうは，摂取した栄養素のエネルギー量よりも，生命の維持や日常生活活動で消費されるエネルギー量が多いために，栄養低下をきたして起こる（図2-8）．

　るいそうの原因は，食物の入手困難や食欲不振，極度のダイエット，偏食，神経性食欲不振症などによって食物摂取量の低下が起こり，そのため量的・質的に栄養不良が起こり，体内に入る栄養素の不足から利用物質の生成機能とエネルギー供給機能が低下し，身体構成成分の材料不足，血中たんぱく質，脂質の不足とエネルギー不足が起きることによる．また，利用物質の生成機能の低下により，余剰な糖質，脂質がないため，エネルギー源貯蔵機能も低下し，貯蔵されていたエネルギー源の枯渇が起こり，るいそうとなる．肝硬変などで肝機能が低下するとすべての栄養代謝機能が低下し，利用物質の生成機能が低下するため，るいそうが起こりやすくなる．

　摂取するエネルギーよりも生命維持・日常生活活動によるエネルギー消費量が増大する場合もるいそうを生じやすい．たとえば活動量が増加した場合や，糖尿病やネフローゼ症候群，腹水や胸水の貯留によりアルブミンが流失するなどで栄養素を喪失した場合，感染，発熱，手術の侵襲，甲状腺機能亢進症，癌などで代謝が亢進し，身体の消費エネルギーが増大する場合がある．また，下痢や嘔吐，消化・吸収機能障害がある場合にも貯蔵

図2-8 ● るいそうの原因

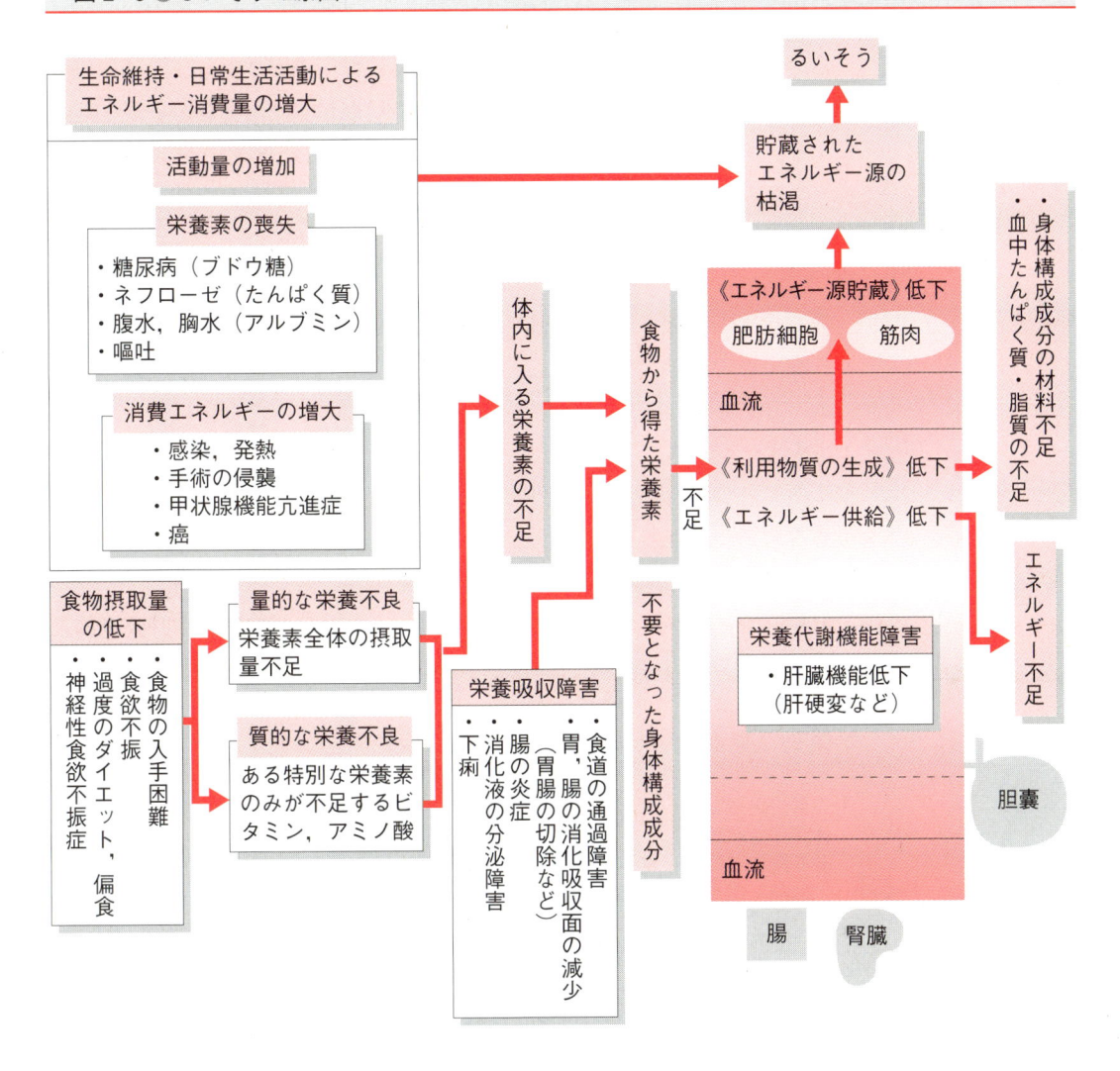

されていたエネルギー源の枯渇が起こり，るいそうを生じやすい．

2 るいそうのある人のアセスメント

るいそうのある人では，1）るいそうの程度の把握，2）るいそうによる症状の把握，3）るいそうに関連する基礎疾患の有無の把握，4）るいそうの及ぼす生活への影響の把握などについてアセスメントを行う．

1）るいそうの程度の把握

るいそうの程度は，BMIや標準体重から考えることができる．BMIでは18.5未満，肥満度では−15％未満をるいそうという．計算方法は肥満の項と同じである．

2）るいそうによる症状の把握

るいそうが起こると，貯蔵していたエネルギー源が枯渇し，脂肪組織や骨格筋の減少と低栄養状態，エネルギー不足が起き利用物質の不足が起こる．そのため身体の抵抗力は低下し，貧血になり，低血圧や低体温など様々な症状が出てくるので，そのような症状がないか否かを確認する．

3）るいそうに関連する基礎疾患の有無の把握

るいそうの改善を図るためにはその原因を知る必要があるため，関連する基礎疾患の有無を把握する．

るいそうをきたす疾患には様々なものがある．からだ全体において消費エネルギーが増大する状態や治療には，手術，癌，感染，発熱がある．栄養素の摂取障害を起こす疾患には神経性食欲不振症，脳下垂体機能低下症がある．また，消費エネルギーの増大を起こし，代謝の亢進が起こる疾患には甲状腺機能亢進症，褐色細胞腫がある．

栄養素の喪失が起こる疾患には糖尿病，ネフローゼ症候群，肝硬変によ

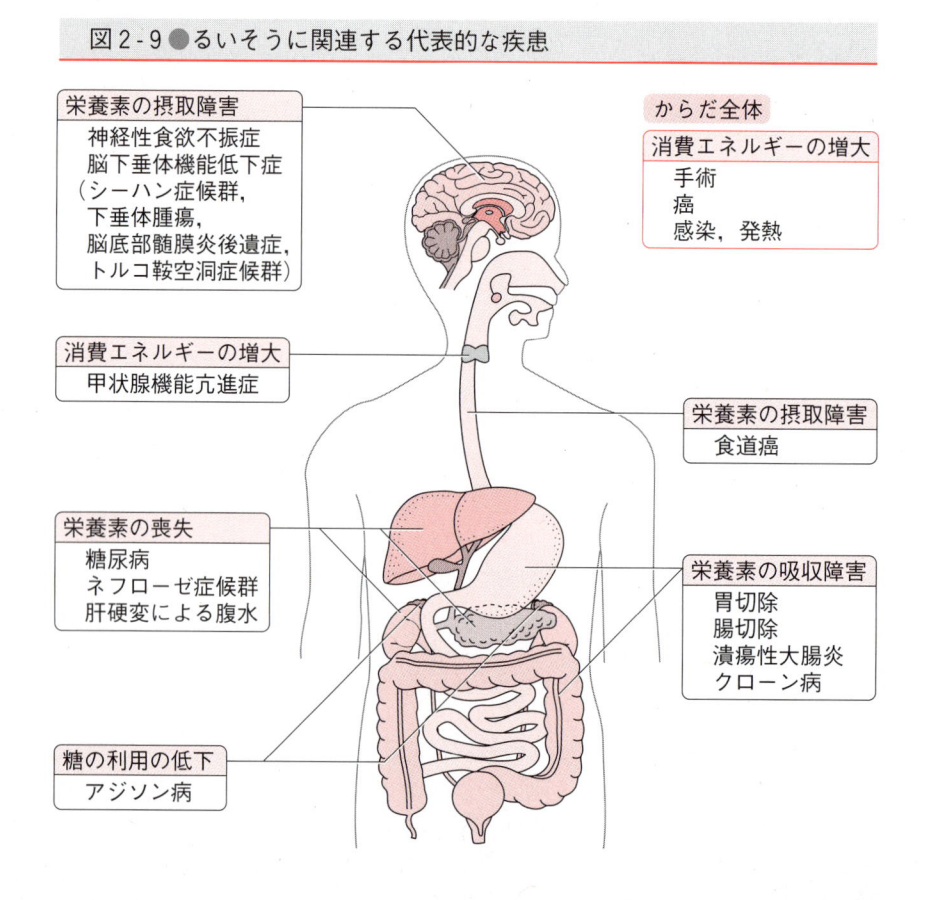

図2-9 ● るいそうに関連する代表的な疾患

栄養素の摂取障害
神経性食欲不振症
脳下垂体機能低下症
（シーハン症候群，
下垂体腫瘍，
脳底部髄膜炎後遺症，
トルコ鞍空洞症候群）

消費エネルギーの増大
甲状腺機能亢進症

栄養素の喪失
糖尿病
ネフローゼ症候群
肝硬変による腹水

糖の利用の低下
アジソン病

からだ全体
消費エネルギーの増大
手術
癌
感染，発熱

栄養素の摂取障害
食道癌

栄養素の吸収障害
胃切除
腸切除
潰瘍性大腸炎
クローン病

る腹水がある．また，糖の利用の低下を起こす疾患にはアジソン病がある．そして栄養素の摂取障害を起こす疾患には食道癌があり，栄養素の吸収障害を起こす疾患には胃切除，腸切除，潰瘍性大腸炎，クローン病などがある（図2-9）．これらの疾患の既往や現在治療中であるか否かを把握する．

4）るいそうの及ぼす生活への影響の把握

るいそうによって，患者の生活にどのような影響が及んでいるのかを把握するために関連する情報を把握する．

るいそうが起こると肝臓，筋肉，脂肪組織に貯蔵されていたグリコーゲン，脂肪が使用され，貯蔵されていたエネルギー源の枯渇が起こる．そのため脂肪組織の減少が生じ，皮膚が乾燥したり，環境や気温の変化への適応が困難となる．また，エネルギーの枯渇からやがて身体は低栄養，エネルギー不足となり，体外からエネルギーを取り入れない限り，利用物質の不足が起こる．

白血球やリンパ球が不足すると体の抵抗力が低下し，環境や気温の変化への適応困難と相まって易感染となる．また，赤血球が減少すると貧血となり，循環血液量が減少し，低血圧や身体組織に酸素を運搬するヘモグロビンが減少し，身体組織への酸素不足が起こり，倦怠感や易疲労を生じ，身の回りのことが1人で行えなくなったり，意欲が低下し，体温も低下しやすくなる．

利用物質の不足から骨格筋の減少が起こり，筋力が低下する．それによって身体活動性の低下や意欲の低下が起こりやすくなる．また，脂肪組織にはクッションのように骨を体外の衝撃から守る役割があるが，脂肪組織の減少によって骨が体表に隆起するようになり，身体活動性の低下と相まって褥瘡が起こりやすくなり，易感染であることから重症な感染症が起こる可能性がある．このようにるいそうによる様々な影響が生活へ及ぶため，るいそうが高度になるとやがては生命の危機につながる（図2-10）．

るいそうによるこのような影響が出ていないか，特に意欲の低下や身の回りのことで困っていることはないかなどを細かく把握していく．また，感染や貧血の原因となる血液データ（白血球，赤血球，ヘモグロビン，総たんぱく，アルブミン，コレステロールなど）の不足がないか否かを確認する．

3 るいそうのある人の看護

るいそうのある人に行われる看護には，1）るいそうの原因除去のために行われる援助と，2）るいそうによる症状を緩和するための援助，3）2次的な障害を予防するための援助などに分けて考えることができる．

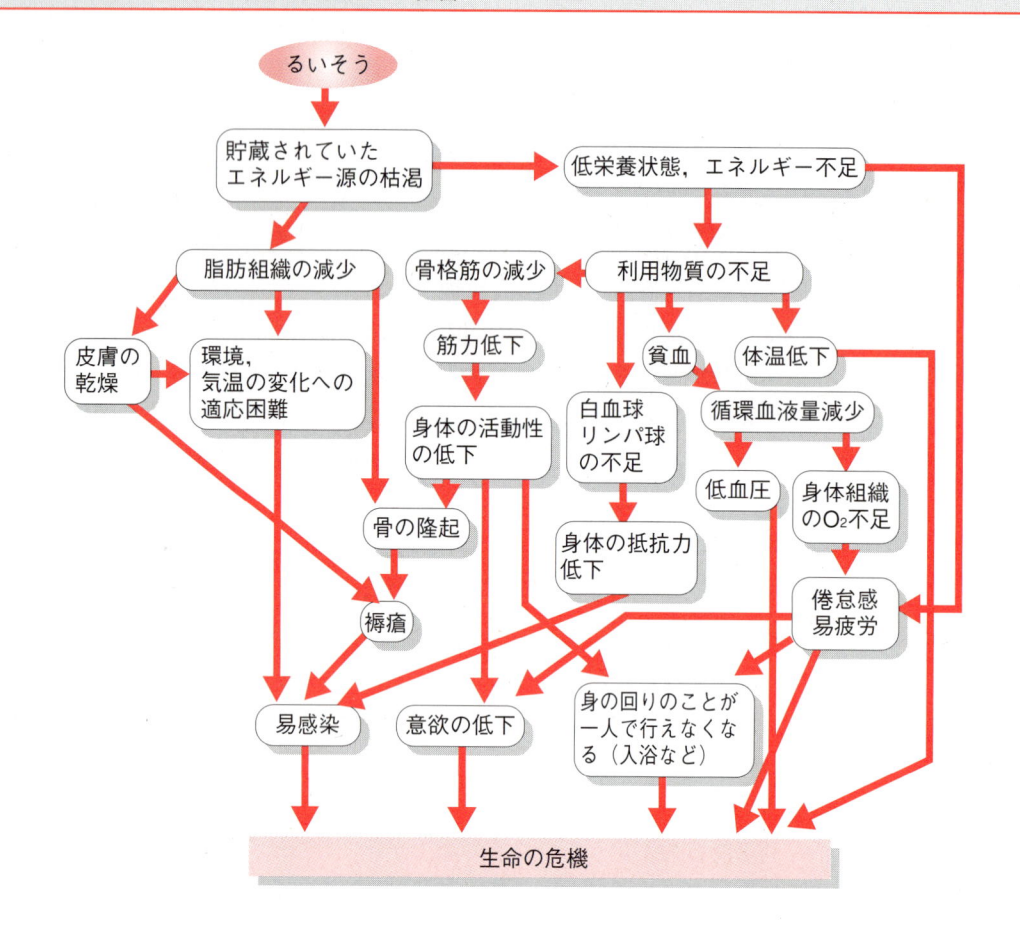

図2-10 ● るいそうの及ぼす生活への影響

1）るいそうの原因除去のために行われる援助

(1) 経過観察し，早めに原因に対処できるようモニタリングのために行われる援助

　倦怠感，意欲の低下，脱水，皮膚の乾燥などの低栄養状況を把握する．その患者にとって栄養状態，るいそう状態の指標となる症状を一緒に探し，モニタリングしていくことを勧める．また，毎日の生活のなかで体重を自ら測ることを勧め，栄養状態の指標としてもらう．

　患者自身にるいそうの自覚症状である倦怠感や易疲労などがなくても，血液データなどで，るいそうの悪化が予測できる場合がある．そのため患者によっては自覚症状のほかに検査データのなかでも総たんぱく，アルブミン，コレステロール，貧血などの経過観察をするとよいことを伝える．

(2) 栄養の摂取を促進するための援助

　できるだけ経口摂取を勧め，摂取量の増加ができるのであれば，バラン

スのよい食事を摂取してもらう．患者の好きなもの，食べたいものから摂取することを勧める．また，摂取量があまり増やせない場合には，高エネルギー，高たんぱく，高ビタミンの含まれているチーズ，ヨーグルト，ゼリー，プリン，アイスクリームなどの食品を紹介する．果物であればミキサーにかけてジュースにするなどして，摂取しやすい方法を患者と相談する．また，1回に摂取できる食事の量が少ない場合には分食とする．

しかし，るいそうの程度が強く，生命の危機につながる可能性がある場合には，高エネルギー輸液などの点滴や栄養補助剤などの摂取を勧める場合もある．

(3) **栄養代謝の効率をよくするための援助**

肝臓の働きを助ける日常生活の指導として，特に食後1時間は安静にし，横になる習慣をつくることを勧める．

(4) **るいそうの原因を解消するための援助**

るいそうの原因となる疾患がある場合には，その疾患の治療が円滑に進むように援助する．また，下痢，嘔吐などがある場合には改善を図る．

2) るいそうによる症状を緩和するための援助

るいそうの程度と原因となる疾患の有無，るいそうの継続期間，日常生活への影響をアセスメントしたうえで，栄養素，エネルギーの消費を節約するための援助として睡眠と休息が取れるようにすることや，運動量，活動量を減らすための援助を行う．今まで自分でできていた身の回りのことも負担になることがあるので，患者と相談しながら日常生活の介助を行う．また，るいそうがある場合には，皮下脂肪が少ないことから外部環境の温度が体内に伝導されやすく，体温が低くなる場合も多い．そのため，寝具や室温などで保温されるように調整する．

3) 2次的な障害を予防するための援助

るいそうでは，低栄養や皮下脂肪が少なくなるために皮膚の脆弱化や乾燥がみられる．そのために傷ができやすい．また，仙骨部や大転子部など骨の隆起している部位では摩擦により褥瘡ができやすいので十分な観察が必要となる．

創をつくらないようにするために，皮膚を清潔にし，創ができないようにクリームなどで皮膚の乾燥の改善を図る．また，褥瘡予防として保清時などに身体の観察を行うとともに，自力で体位変換ができない場合には，看護師が介助して体位変換を行う．褥瘡の危険性を評価できるスケールなどで定期的に計測し，るいそう以外の褥瘡発症要因も観察し，緩和できるところは介入して褥瘡予防に努める．

身体活動の低下や貧血，低血圧などにより予期しない転倒・転落が起こる可能性もあるので，転倒・転落の防止に注意を払う．そのためにベッドの周辺や廊下が常に安全であるように環境を整える．また，患者の履物は靴底がゴムでできている滑りにくいものを使用してもらうようにする．

D 肝不全

肝不全とは，栄養代謝機能の担い手である肝臓の働きが著しく低下し，肝臓の代償機能が働かなくなり，黄疸，門脈圧亢進と消化管出血，肝性脳症などの生命の危機をもたらす症状が多数生じる状態のことである．

1 肝不全の要因

肝不全の原因はウイルス感染，炎症の繰り返しによる肝細胞組織の線維化，広範囲な肝細胞切除などにより肝細胞の変性や壊死が起こり，正常な機能を発揮できる肝細胞数が極度に減少することにある（図2-11）．肝細胞の変性，壊死を起こす疾患として急性肝炎，慢性肝炎，肝硬変がある．初期の段階では，肝臓がもつ代償性により，肝細胞の働きは身体の要求に応じて保たれる．しかし，肝細胞は変性，壊死を繰り返し，徐々に線維化する．そのため肝臓の機能が高度に低下し，すべての栄養代謝機能が障害される．

肝不全になると栄養代謝にかかわるすべての機能が低下し，様々な症状が現れる．利用物質の生成機能が障害されることでアルブミン，グロブリン，血液凝固因子，血球成分，フィブリン・フィブリノゲン分解産物

図2-11●肝不全の原因

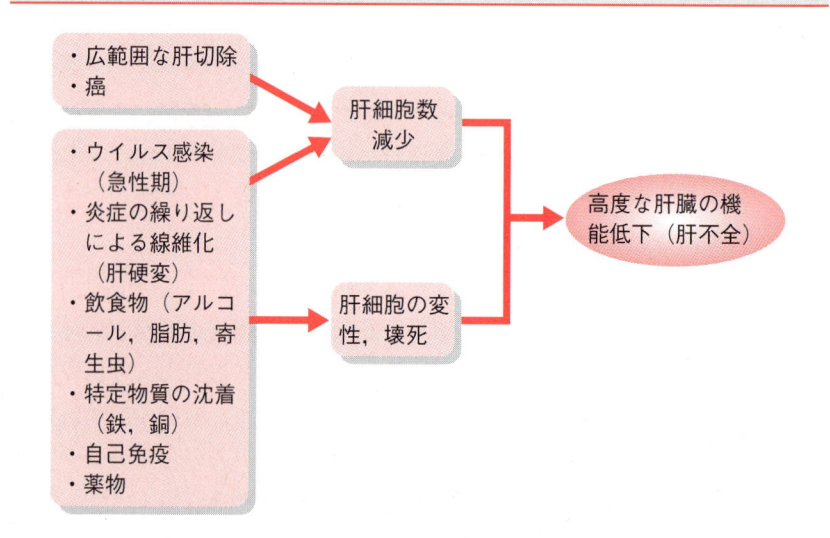

(FDP) など身体の構成成分に必要な物質の生成が不足する．アルブミン不足により浮腫，腹水が貯留したり，血液凝固因子が不足し，出血傾向となる．また，生成された排泄物質の過剰な蓄積が生じ，ビリルビンの代謝が不活発になり，血中ビリルビンが増加し，高ビリルビン血症となり，黄染，黄疸が起こる．高ビリルビン血症と同時に胆汁酸の排泄も不十分となり，瘙痒感が生じる．さらにアンモニア代謝が不十分となり高アンモニア血症となり，アンモニアなどの有害物質がそのまま脳に達して肝性脳症となる．

そのため浮腫や感染への防衛機能の低下や貧血，出血傾向などが生じる．

エネルギー源貯蔵機能とエネルギー供給機能が障害されるので，倦怠感や易疲労感が出現し，高度になるとるいそうが起こる．また，エネルギー貯蔵機能が低下するため肝臓にグリコーゲンとしてエネルギーを貯蔵することが困難となり，耐糖能が低下し高血糖となりやすい（図2-12）．

2 肝不全のある人のアセスメント

肝不全のある患者に生じやすい問題は，肝性脳症，浮腫，腹水による転倒の危険，利用物質・排泄物質の生成機能の低下やエネルギー源貯蔵機能低下による倦怠感，易疲労感，耐糖能低下，身体組織の酸素不足，褥瘡発生の危険，肝性脳症によるその人らしさの喪失，重症感を抱くことによる不安などである．

肝不全のある人では，1）肝不全の程度，重症化・生命の危機につながる症状やその程度の把握，2）生活上の危険が発生する可能性の把握，3）身体的な苦痛の把握，4）不安の内容の把握などについてアセスメントを行い，援助の必要性を判断することである．

1）肝不全の程度，重症化や生命の危機につながる症状とその程度の把握

肝不全の程度を知ることは，栄養代謝機能障害の程度を知ることと強く関連する．栄養代謝機能の障害に応じた観察と検査が必要である（図2-13）．肝臓の機能の把握にはICG負荷試験（表2-3）や肝硬変の程度の指標であるチャイルド-ピュースコア（表2-4）がある．チャイルド-ピュースコアからどの程度肝細胞が機能を果たしているのか，どのような生命の危機につながる症状が起こっているのかを知ることができる．個人差はあるが血清ビリルビンの値と黄疸の程度はだいたい一致している．

また，肝性脳症については精神症状で判断する（表2-5）．肝性脳症が進むと患者の意識レベルは低下する．そのため昏睡度はⅠ度またはⅡ度の

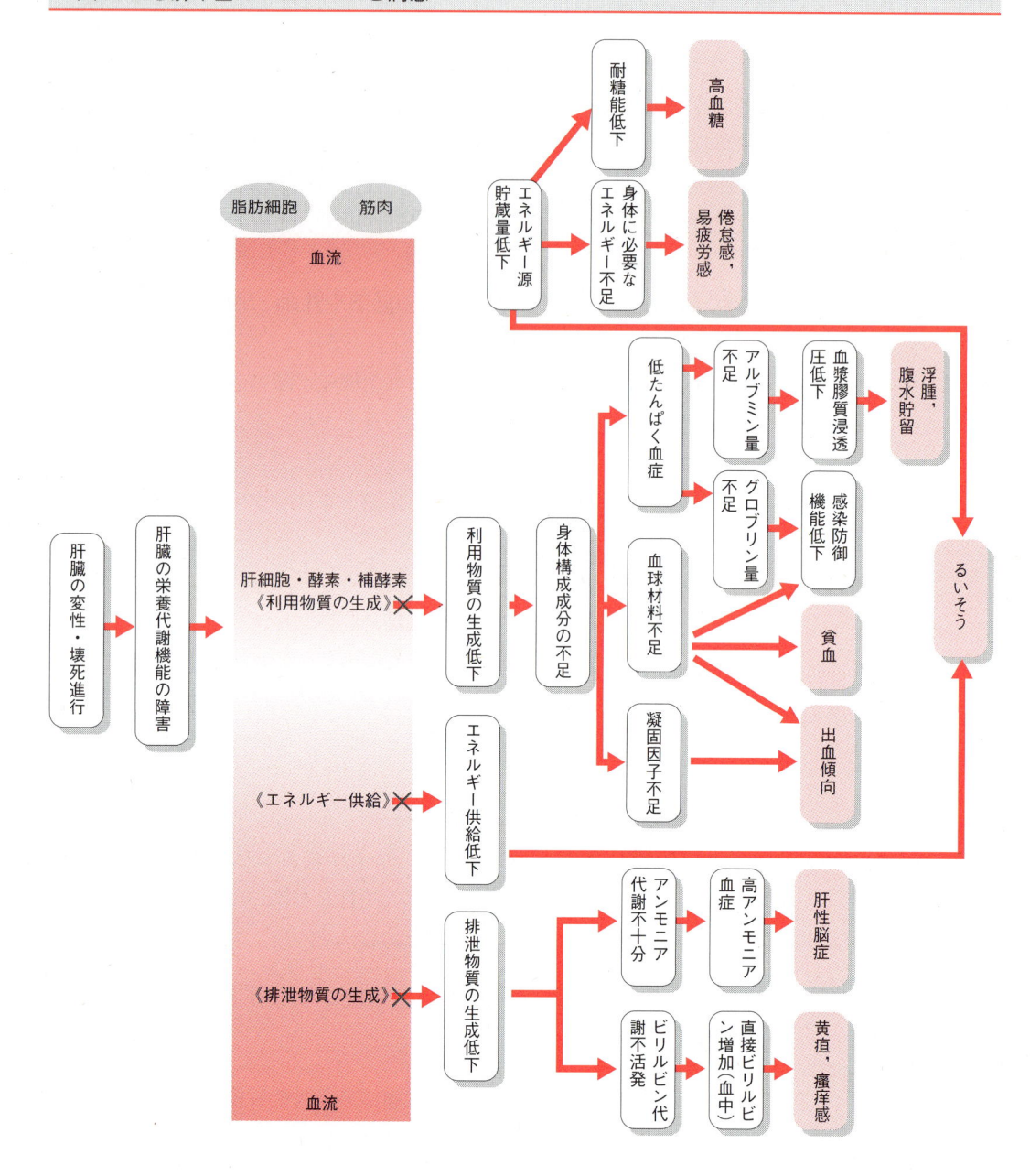

図2-12 ● 肝不全のメカニズムと病態

レベルで発見し対処することが望ましい．肝性脳症は血中アンモニア値が高いと起きやすいが，必ずしもアンモニア値の高低と昏睡レベルが一致するとは限らない．肝性脳症は，患者の最も身近にいる看護師や家族が発見することもよくある．肝性脳症の早期発見が行えるように，ふだんから患者とコミュニケーションを図り，人柄や反応の変化に気づくことが求められる．

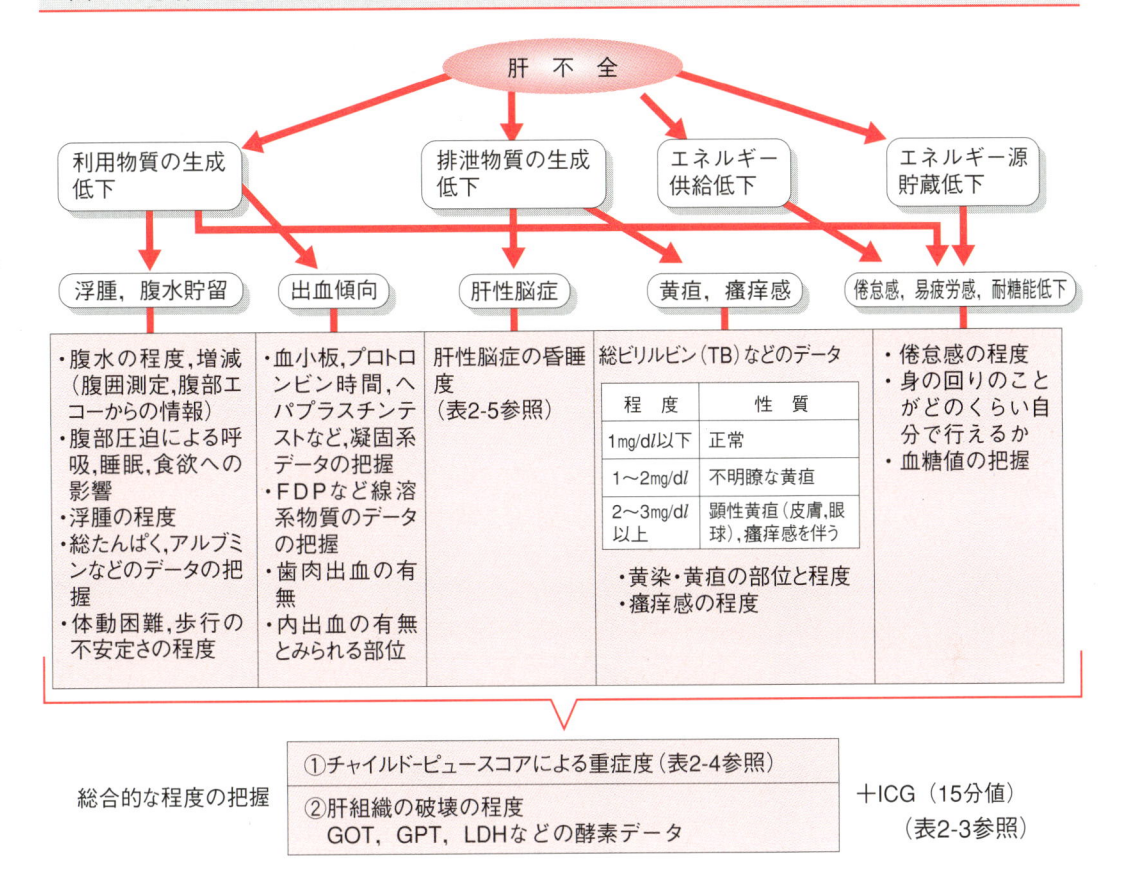

図2-13●肝不全の程度の把握

```
                                    肝 不 全
                    ┌──────────┬──────────┼──────────┬──────────┐
              利用物質の生成      排泄物質の生成      エネルギー      エネルギー源
                 低下              低下           供給低下        貯蔵低下

          ┌─────────┬─────────┬─────────┬─────────┬─────────┐
        浮腫，腹水貯留  出血傾向   肝性脳症    黄疸，瘙痒感   倦怠感，易疲労感，耐糖能低下
```

浮腫，腹水貯留	出血傾向	肝性脳症	黄疸，瘙痒感	倦怠感，易疲労感，耐糖能低下
・腹水の程度，増減（腹囲測定，腹部エコーからの情報） ・腹部圧迫による呼吸，睡眠，食欲への影響 ・浮腫の程度 ・総たんぱく，アルブミンなどのデータの把握 ・体動困難，歩行の不安定さの程度	・血小板，プロトロンビン時間，ヘパプラスチンテストなど，凝固系データの把握 ・FDPなど線溶系物質のデータの把握 ・歯肉出血の有無 ・内出血の有無とみられる部位	肝性脳症の昏睡度（表2-5参照）	総ビリルビン(TB)などのデータ | 程度 | 性質 | |---|---| | 1mg/dl以下 | 正常 | | 1〜2mg/dl | 不明瞭な黄疸 | | 2〜3mg/dl以上 | 顕性黄疸（皮膚，眼球），瘙痒感を伴う | ・黄染・黄疸の部位と程度 ・瘙痒感の程度	・倦怠感の程度 ・身の回りのことがどのくらい自分で行えるか ・血糖値の把握

総合的な程度の把握
①チャイルド–ピュースコアによる重症度（表2-4参照）
②肝組織の破壊の程度
　GOT，GPT，LDHなどの酵素データ
＋ICG（15分値）
（表2-3参照）

2）生活上の危険が発生する可能性の把握

　肝不全患者の生活上の危険は，高アンモニア血症がある場合や肝性脳症Ⅱ度以上の場合に起こりやすい．特に肝性脳症Ⅱ度以上の場合には，身体についているルート類の抜去や刃物による事故などが起こりやすい．また，低アルブミン血症により浮腫や腹水が生じている場合にも体動困難や，腹水により大きくなった腹部のためバランスを崩しやすく，歩行が不安定となり転倒などの事故が起こりやすくなる．

3）身体的な苦痛の把握

　肝不全患者の苦痛をもたらす症状には，腹水による腹部の圧迫感，浮腫による下肢のだるさ，全身倦怠感，瘙痒感，肝性脳症によるいらだちなどがある．腹水による腹部の圧迫は横隔膜の運動が自由に行えず，呼吸運動が抑制されることもある．また，腹部の圧迫感により食欲不振となることや，仰臥位を苦しく感じ，睡眠が困難となる場合も多い．

表2-3 ● ICG15分値（R₁₅値）

0〜10%	15%以上	35%以上	50%以上
正常	活動性の慢性肝炎の疑い	肝硬変の疑い	予後不良

表2-4 ● チャイルド-ピュースコアによる重症度

	スコア 1	スコア 2	スコア 3
脳症	（−）	1＆2度	3＆4度
腹水	（−）	軽度	中等度
血清ビリルビン	≦2mg/dl	2.1〜3mg/dl	≧3.1mg/dl
（原発性胆汁性肝硬変の場合）	（≦4mg/dl	4.1〜10mg/dl	≧10.1mg/dl）
血清アルブミン	≧3.5g/dl	2.8〜3.5g/dl	≦2.7g/dl
プロトロンビン時間	≦4秒延長	4.1〜6秒延長	≧6.1秒延長

チャイルドA：スコア5〜6　B：スコア7〜9　C：スコア10〜15

出典／日野原重明，井村裕夫監：看護のための最新医学講座第5巻，中山書店，2001，p.139．

表2-5 ● 肝性脳症の昏睡度

昏睡度	精神症状
I	睡眠-覚醒リズムの逆転． 多幸気分，時に抑うつ状態． だらしなく，気にとめない状態．
II	見当識（時，場所）障害，物を取り違える（confusion）．異常行動（例：お金をまく，化粧品をゴミ箱に捨てるなど）． 時に傾眠状態（普通の呼びかけで開眼し会話ができる）． 無礼な言動があったりするが，医師の指示に従う態度をみせる．
III	しばしば興奮状態またはせん妄状態を伴い，反抗的態度をみせる．嗜眠傾向（ほとんど眠っている）． 外的刺激で開眼しうるが，医師の指示に従わない．または従えない（簡単な命令には応じる）．
IV	昏睡（完全な意識の消失）． 痛み刺激に反応する．
V	深昏睡． 痛み刺激にもまったく反応しない．

　これら身体的な苦痛の症状の有無と程度をそれぞれ把握し，どの程度援助が必要であるかを判断する．

4）不安の把握

　肝不全患者は，苦痛な症状による不安，今後の見通しの不確かさや死の恐怖などを抱きやすい．患者がどのような不安を抱いているのか，話をよく聴きながら不安の内容を正確に把握することが必要である．不安の内容によって医師や看護師が説明することで緩和されるものがないか，家族のサポートなど周囲の協力態勢をつくることで軽減できる内容はないかを判

断していき，援助へつなげる必要がある．

3 | 肝不全のある人の看護

　肝不全のある人に行われる看護には，1）肝臓の機能を維持し，肝不全の悪化を予防するための援助，2）重症化，生命の危機を早期発見し，回避するための援助，3）事故防止のための援助，4）苦痛症状を軽減するための援助，5）不安を軽減するための援助などがある．1）が2）〜5）の看護の基盤となっているので，患者と家族が肝不全の状態を理解し，様々な不安を乗り越えて，肝細胞の機能の程度に応じた生活方法を学習することが必要である（図2-14）．

1）肝臓の機能を維持し，肝不全の悪化を予防するための援助

①肝臓のたんぱく質の栄養代謝に負担をかけないようにするため，分岐鎖アミノ酸が，確実に投与されるように援助する．
②肝臓の機能に応じた生活方法の学習を援助する．
・安静：肝細胞のもつ栄養代謝機能能力に適した活動量とする．そのために休養を心がける．特に食後は肝血流量をよくするため，食後30分から1時間は横になって休むようにする．
・食事：食欲不振のことが多いので，高たんぱく，高エネルギー食を心

図2-14●肝不全のある患者に行われる看護

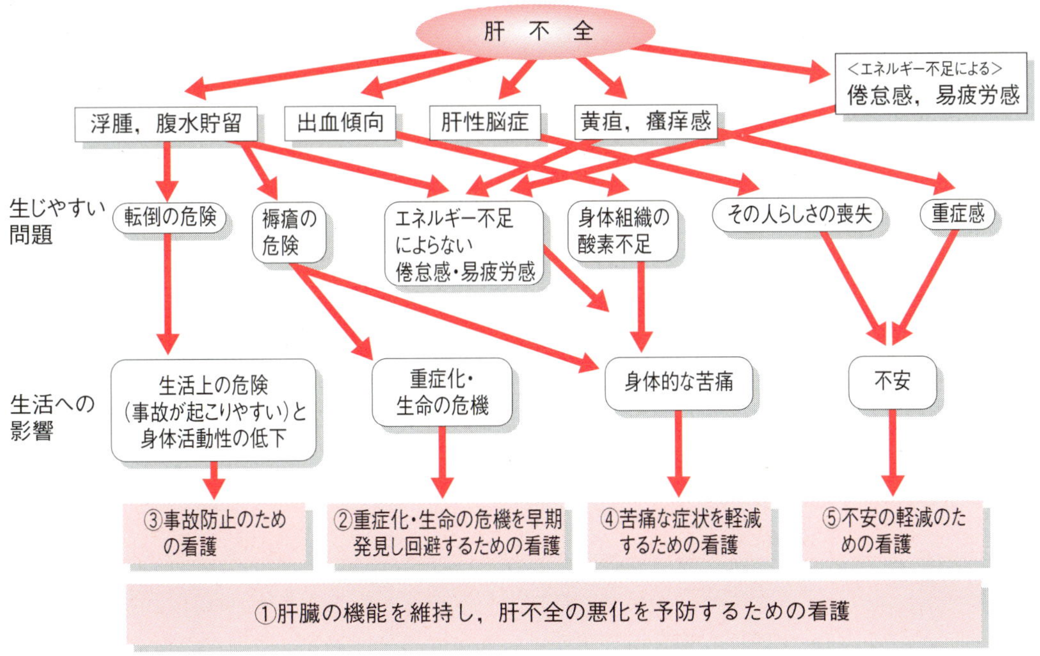

がけ，患者の嗜好に合わせて食べられそうなものを摂取してもらう．分岐鎖アミノ酸を併用する．腹水や浮腫がある場合には塩分制限や飲水制限が行われる場合もあり，食欲不振が助長されやすい．
- 排便コントロールをする：腸内細菌の発酵によりアンモニアが発生するため血中アンモニア値の上昇が起こり，肝性脳症が悪化する．下剤や肝不全治療薬シロップ（ラクツロース®，モニラック®など）を内服し，毎日1～数回排便があるようにする．
- 疲労，黄疸，浮腫の観察の仕方を説明し，これらの症状がある場合には休息を取ることを勧める．
- 家族や周囲の人の協力を得る：家族や周囲の人にも肝不全症状を理解してもらう．特に肝性脳症による言動の奇妙さは，症状が進行している患者本人よりも家族や周囲の人のほうが先に気がつく場合が多い．家族や周囲の人が患者がふだんと違うと感じた場合には，患者に受診を勧めるように説明する．

2）重症化，生命の危機を早期発見し，回避するための援助

血中アンモニア値のデータの上昇がみられたら，肝性脳症の昏睡度の変化がないか，羽ばたき振戦やふだんの患者と違う言動はないか，肝性口臭がないかを観察して，肝性脳症の悪化を防ぐ．血小板や凝固因子の不足による易出血が起こりやすい場合には，身体の内出血，歯肉出血の有無を確認し，医師に伝える．この場合には血小板の輸血や凝固因子の点滴が行われる可能性がある．

また，浮腫によって脆弱となった皮膚に損傷がないか，腹部膨満の程度が強くなっていないかを観察し，変化がみられる場合には医師に伝える．

3）事故防止のための援助

肝不全によって肝性脳症が起きている場合や，低アルブミン血症となり腹水が貯留していたり，下肢に高度な浮腫があると，歩行が不安定になり，バランスを失いやすく転倒の危険が起こる．そのため転倒防止やベッドからの転落の防止に努める．歩行時の転倒防止のためには，一緒に歩行して，転倒しそうな場合にはいつでも支えられるようにすること，車椅子で移送するようにすることが有効である．ベッドからの転落防止のためにはベッド柵を使用したり，看護師の目が常に患者から離れないように訪室回数を増やし注意深く観察する．

特に肝性脳症が進み，昏睡度がⅡ度以上の場合には，患者が無意識にハサミやナイフで点滴チューブや尿道カテーテルを切ったり，怒りっぽくなり周囲に刃物をふりかざすような危険な行動をとる場合がある．万が一の

事故を避けるため昏睡度がⅡ度以上の場合には，ナイフ，刃物を患者の身の回りから遠ざけ，患者を刺激して怒らせないようになだめるような対応を心がける．

　腹水や下肢の浮腫で自力での体動が困難になっている場合には，皮膚の脆弱化もあるために褥瘡が起こりやすい．褥瘡をつくらないように好発部位の観察を行い，体位変換，除圧に努めるとともに，減圧用具を使用する．

4）苦痛症状を軽減するための援助

　肝不全患者の苦痛症状には，全身倦怠感，瘙痒感，腹水による腹部の圧迫感，浮腫による下肢のだるさ，肝性脳症による周囲へのいらだちなどがある．

　全身倦怠感は軽減することが難しい症状である．休息のため睡眠が十分取れるように，足浴を行って眠りやすくしたり，肝細胞の機能を確認しながら睡眠導入薬を使用する，日中でも休めるときには休んでもらうなどの援助を行う．また，患者は身体の清潔保持や排泄のためにトイレに行くなどのような，ふだん自分でできていたことが，倦怠感のため負担になる場合があるので，倦怠感の自覚の程度に応じて，援助したほうがよいか，患者に確認しながら代行できる部分は代行する．

　瘙痒感も軽減することが難しい症状である．瘙痒感を軽減するためにヨモギローションやハッカ湯で清拭を行う．また，アルコールをつけたタオルで手足を拭いたり，クーリングを行う．これらによって一時的ではあるが爽快感があるので，瘙痒感が軽減されたように感じられることがある．自覚症状に合わせて軟膏を塗布する．患者が自分で背部に軟膏を塗るのは難しいので，塗布をする際には介助をする．皮膚への刺激を少なくするために，下着や寝具の素材を木綿やウールにする．

　腹水による腹部の圧迫感の軽減のためにファーラー位や側臥位など，患者が楽だと感じる姿勢で過ごしてもらう．姿勢の保持のために，クッションや体位変換枕を使用する．腹部の圧迫が高度になると胸郭の動きが制限され，呼吸がしにくくなることがある．呼吸がしにくいと患者が感じる場合には，パルスオキシメーターなどで酸素分圧を測り，身体内部に酸素不足が起きていないか否かを確認する．呼吸がしにくい場合には，ファーラー位が症状軽減には有効である．

　浮腫による下肢のだるさの軽減のために，下肢をクッションや体位変換枕を利用して挙上する．肝性脳症に対するいらだちや危険な行動については，患者が興奮しないようになだめながら声がけをして対応する必要がある．また，肝性脳症による周囲に対するいらだちやおかしな言動を患者は覚えていないことが多い．肝不全が改善し，肝性脳症が軽減された場合で

も，昏睡があった時期の言動で患者が恥ずかしいと思うようなことはあえて伝える必要はない．

5）不安を軽減するための援助

患者は症状が強いほど今後の見通しに不安を抱いたり，死への恐怖を感じていることが多い．患者は昏睡の程度が重症になると傾眠傾向になり，意識がなくなるので，患者よりも家族や周囲の人の不安が大きくなる．患者や家族の不安を傾聴し，病状の見通しを伝えることや，必要な場合には医師の追加説明の場を設定する．苦痛の原因である症状が緩和することで不安が軽減される場合もあるので，苦痛症状の軽減に努める．

第3章
栄養代謝機能障害の検査・治療に伴う看護

1 栄養代謝機能の検査に伴う看護

栄養代謝機能の障害や原因を調べるために検査が行われる（図3-1）．

栄養代謝機能を調べる検査は次のように分類される．

A．栄養状態を把握する検査，B．利用物質と排泄物質の生成機能を調べる検査，C．利用物質と排泄物質の蓄積状態を調べる検査，D．栄養代謝機能の担い手の障害を知るための検査．

D．担い手の障害を知るための検査は，1．肝・胆の形態を調べる検査，2．肝臓の障害の程度を調べる検査，3．肝臓の障害の原因を調べる検査に分類される．

検査によっては結果を聞いて患者が悲観することが予測される場合もある．看護師は患者の反応を予測しながら精神的なサポートを行う体制を整える．診断や治療方針の決定にかかわる検査結果は患者に大きな動揺を与えることが予測される．このような場合には医師から検査の結果が説明される．看護師はその場にできるだけ同席することが望ましく，患者や家族

図3-1● 栄養代謝機能を調べる検査

D　栄養代謝機能の担い手の障害を知るための検査
　肝・胆の形態を調べる検査
　肝臓の障害の程度を調べる検査
　肝臓の障害の原因を調べる検査

B　利用物質と排泄物質の生成機能を調べる検査
- 血液凝固因子
- 赤血球，ヘモグロビン，血小板，白血球
- コリンエステラーゼ（ChE）
- 血清総胆汁酸
- ビリルビン
- アンモニア
- 尿酸
- 尿中ウロビリノーゲン

A　栄養状態を把握する検査
- 体重測定
- 貯蔵脂肪量
- 筋肉たんぱく保有量
- 糖
- たんぱく
- 脂質

C　利用物質と排泄物質の蓄積状態を調べる検査
- 頸部動脈エコー
- 脈派伝播速度（PWV）
- 足首血圧/上腕血圧比（ABI）
- MRアンギオグラフィー
- CTアンギオグラフィー

エネルギー源貯蔵機能 ←→ エネルギー供給機能
・貯蔵脂肪量

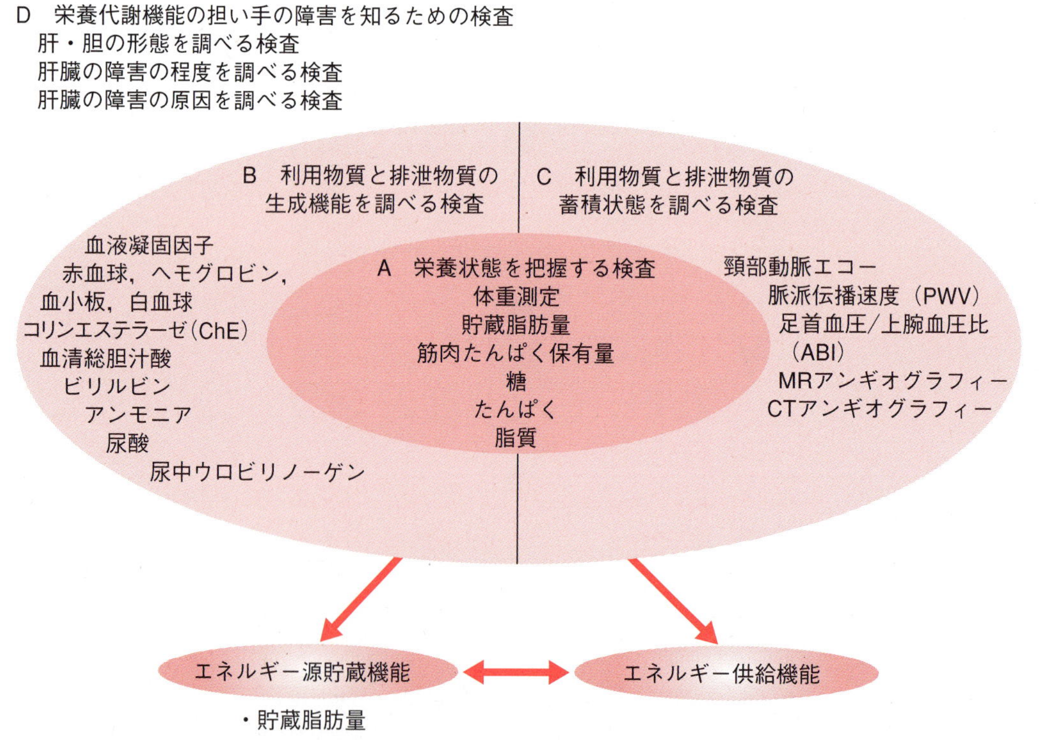

が医師の説明をどのように理解したのか確認し，受け止めや不安について話を聞く．患者が医師の説明をさらに希望した場合や，看護師が必要と判断した場合には，患者が医師から再度説明を受けることができるように調整する．

■採血検査に伴う看護

栄養代謝機能を把握するための検査はほとんどが血液検査である．以下に採血検査に伴う看護について述べる．

(1) 採血の目的を理解し，不安なく検査が受けられるための援助

採血の目的や採血時間と食事との関係を説明し，患者の協力を得る．

(2) 安楽に検査を受けられるための援助

①採血針を刺入するときの採血部位の安静を保つために，針を刺す痛みに驚き刺入部位を動かすことのないよう，針を刺すときには声をかける．

②栄養代謝機能の担い手に障害のある患者は血小板数が減少している場合がある．その場合には採血時の内出血を防ぐために，駆血帯を巻くときに生ゴム製の駆血帯ではなくて，やや幅の広い布製の駆血帯を使用したり，直接皮膚に駆血帯を巻くのではなくシャツの上から巻くなどの工夫をする．止血しにくいので5分以上採血部位を指で圧迫してもらうことを患者に説明し，協力を得て，止血を確実に行う．

(3) 検査の結果を患者が把握できるようにするための援助

検査結果を患者に伝える．検査値の変化を患者が記録している場合もある．必要に応じて患者の手帳やノートに検査値を記入する．検査結果に対する患者の思いや不安について話を聴き，医師の説明が必要な場合には調整する．

A 栄養状態を把握する検査

栄養状態は栄養代謝機能に関連する栄養素が充足されているかを把握する．栄養状態は身体の抵抗力とも関連が強く，低栄養であると創傷の治癒の遅延や体力の低下などを招く．

栄養素には糖質，たんぱく質，脂肪，ビタミン，補酵素がある．栄養状態は，体重，貯蔵脂肪量，筋肉たんぱく保有量，糖，たんぱく，脂質に関連する項目から総合的に把握する．糖，たんぱく，脂質に関連する項目は採血検査により把握される．

1 体重測定

体重は，筋肉量や脂肪貯蔵量，体内の水分量が変化すると増減する．現在の体重と標準体重を比較して，過度に低い場合には，るいそうや摂取エネルギーの不足，消費エネルギーの増加，栄養状態が低下する疾患などの要因があることが考えられる．

標準体重の算出方法には様々なものがある．よく使用されるBroca法，桂法については第2章で述べた．

2 貯蔵脂肪量

エネルギー源が貯蔵されているとエネルギー供給機能により，身体に必要なエネルギーを補うことが可能である．したがってエネルギー源の貯蔵の程度は，栄養状態を把握するうえで大切な指標となる．エネルギー源は

図3-2 ● 貯蔵脂肪量の測定（皮下脂肪厚）

上腕三頭筋部皮下脂肪厚（TSF）

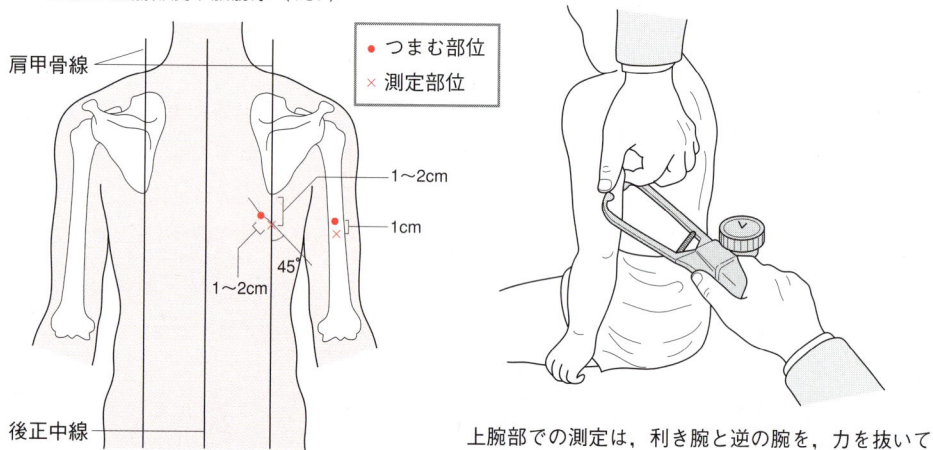

● つまむ部位
× 測定部位

上腕部での測定は，利き腕と逆の腕を，力を抜いて下げ，肩峰突起の先端と肘頭先端の中間点の背側を，左手の親指と人差し指でつまみ上げて測定する．

判定基準（上腕＋背部）mm

		男性	女性
やせ	少し注意	9以下	14以下
	だいたいよい	10〜14	15〜24
	よい	15〜25	25〜35
肥満	だいたいよい	26〜35	36〜45
	少し注意	36〜45	46〜55
	要注意	46以上	56以上

脂肪とグリコーゲンとして貯蔵されるが,このうち,貯蔵された脂肪量は測定が可能である.

貯蔵脂肪量については,皮下脂肪の厚さを測定する.皮下脂肪の厚さを測定するには,栄研式皮下脂肪厚計,キース式皮下脂肪厚計を用いる.

測定部位では,上腕三頭筋の皮下脂肪厚(TSF)と肩甲骨下部の和が最も多く用いられる(図3-2).

3 筋肉たんぱく保有量

上腕周囲長(AC)と上腕筋周囲長(AMC)は,筋肉たんぱくの消耗の程度を推測する目安となる(図3-3).

上腕筋周囲長(AMC:cm)=上腕周囲長(AC)−0.314×上腕三頭筋の皮下脂肪厚(TSF)で求めることができる.

また,身長と体重から体格指数(BMI)を求めて肥満の程度を判定することもできる(p.213参照).

4 糖

1)血　糖

基準値:空腹時70〜110mg/dl,食後2時間値140 mg/dl.

血糖は血液中のブドウ糖値であり,栄養素である糖質代謝を把握する指標となる.

栄養代謝機能の担い手である肝臓が障害されるとブドウ糖の肝臓への取り込みが悪くなり血糖が上昇する.一方,内部環境調整機能のなかの血糖

図3-3●筋肉たんぱく保有量の測定

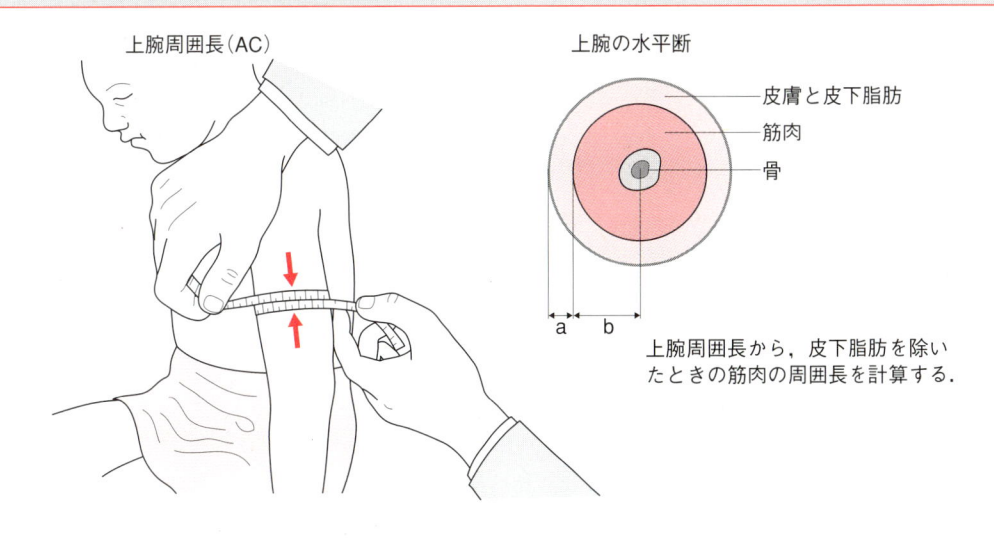

上腕周囲長(AC)

上腕の水平断
- 皮膚と皮下脂肪
- 筋肉
- 骨

上腕周囲長から,皮下脂肪を除いたときの筋肉の周囲長を計算する.

調節機能障害が起こると血糖を下げるインスリンが相対的に不足するため，血液中にブドウ糖があっても身体が活用することが困難となり，栄養不足が生じる．また，内部環境調整機能の血糖調整機能が障害されると糖質の利用が障害される．血糖調整機能障害については新体系看護学全書別巻『内部環境調整機能障害』を参照．

2）グリコヘモグロビン（HbA1c）

基準値：4.3～5.8％．

グリコヘモグロビンは長期的な血糖コントロール状態を表し，1～2か月前の血糖値をよく反映する．

5 たんぱく

1）血清総たんぱく（TP）

基準値：6.5～8.0g/dl，高たんぱく血症；8.5g/dl以上，低たんぱく血症；6.0g/dl以下．

血清総たんぱくは，アルブミンとグロブリンの総和である．肝硬変や劇症肝炎では低下する．肝疾患ではアルブミンは肝実質障害をよく反映し，障害が大きくなるとすぐに値が低下する．グロブリン値とは別に変動するので，それぞれの値をみる必要がある．

低たんぱく血症の場合には，血清アルブミンが低下していることが多く，高たんぱく血症の場合には，免疫グロブリンが増加している場合が多い．総たんぱくは身体の栄養状態を反映するので，値が低い場合は栄養の補充について検討する必要がある．

2）血清アルブミン

基準値：4.0～5.3g/dl．

肝細胞で生成されるたんぱくで，肝実質障害があると減少するので，肝臓のたんぱく合成能の指標となる．慢性肝炎や肝硬変の重症度や予後判定に重要である．

アルブミンが低下すると膠質浸透圧が低下するため，2.5～3.0g/dl以下では腹水が生じやすくなる．そのため，腹水が貯留している患者ではアルブミン値を確認し，同時に栄養が足りているかどうかも血清総たんぱくや体重などから総合的に検討する．

3）血清たんぱく分画

血清たんぱく分画は正常の場合，アルブミン，α_1グロブリン，α_2グロ

ブリン，βグロブリン，γグロブリンの5つのグループに分類され，各分画の割合が一定である．疾患により割合が変化するので，栄養状態の判定や病気の診断に役立つ（図3-4①〜③）．

図3-4 ● 血清たんぱく分画の基準値と異常

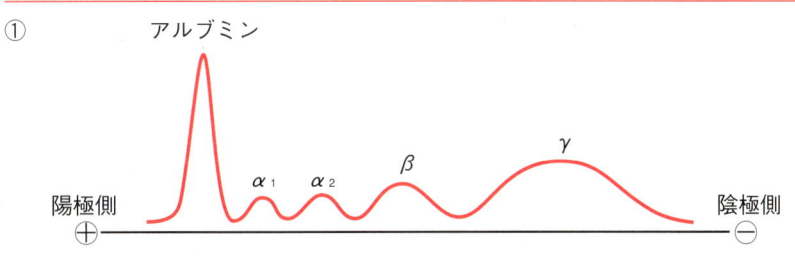

①

アルブミン分画：アルブミンほか
$α_1$分画：$α_1$-アンチトリプシン，$α_1$-リポたんぱくほか
$α_2$分画：ハプトグロビン，$α_2$-マクログロブリン，セルロプラスミンほか
β分画：トランスフェリン，ヘモペキシン，β-リポたんぱくほか
γ分画：IgG，IgA，IgM，CRPほか

② 異常とその原因

基準表　下表

※セルロースアセテート膜がセパラックスSPの場合

分画	%	g/Q
アルブミン	60.6〜72.0	4.9〜5.1
$α_1$	1.7〜3.3	0.14〜0.26
$α_2$	5.8〜10.2	0.58〜0.62
β	5.8〜10.2	0.58〜0.62
γ	14.6〜15.6	1.15〜1.25

③ 異常とその原因疾患

↑↑ 著増　↑ 増　↓↓ 著減　↓ 減

	Alb	$α_1$	$α_2$	β	γ	疾患
たんぱく不足型	↓↓			↓		栄養不足，腸の吸収不良，腎不全（末期）
ネフローゼ型	↓↓		↑↑			ネフローゼ症候群
汎発性肝障害型	↓↓	↓	↓		↑	肝硬変，慢性肝炎などの肝疾患
急性炎症ストレス型	↓	↑	↑			感染症，外傷，心筋梗塞など
慢性炎症	↓	↑	↑		↑	慢性感染症，自己免疫病，悪性腫瘍
妊娠分画型	↓			↑		妊娠

出典／江口正信，他：すぐわかる看護がわかる検値ガイドブック，改定・増補版，医学芸術社，2004，p.158．

4）代謝の速いたんぱく（プレアルブミン，レチノール結合たんぱく，トランスフェリン）

栄養状態の変動を短期間で把握するためには，血清たんぱくの中のプレアルブミン，レチノール結合たんぱく，トランスフェリンといった代謝の速いたんぱくの観察が有用である．

日単位の変動にはプレアルブミン，レチノール結合たんぱくが指標となり，週単位の変動にはトランスフェリンが指標となる．個人差もあるので，他のデータと併せて総合的に栄養状態を判断する必要がある．

6 脂 質

1）中性脂肪（トリグリセリド；TG）

基準値：30～150mg/dl．

中性脂肪は食事により摂取される脂肪に由来する．グリセリンと脂肪酸が結合したもので，エネルギー源となり，血液中ではカイミクロン，超低比重リポたんぱくとして存在している．余分な中性脂肪は脂肪組織，肝臓に蓄積される．

食事の影響を受けることから，正しく検査するには食事の影響を受けない早朝空腹時採血で検体を採取することが必要である．

2）総コレステロール

基準値：130～220mg/dl．

血液中のコレステロールは脂肪酸と結合していない遊離型コレステロールと脂肪酸と結合したエステル型コレステロールの2種類があり，これらを併せて総コレステロールとよぶ．コレステロールは細胞膜の構成，胆汁やステロイドホルモンの前駆物質となる．

コレステロールは食物として摂取される外因性のものと，肝臓と小腸で合成される内因性のものがある．血液中ではたんぱく質と結合しリポたんぱくとして存在する．大部分のコレステロールは肝細胞で生成され，胆汁中へ排泄される．したがって，肝細胞が障害されるとコレステロール値は低くなるので，肝臓の予備能力を知る手がかりとなる．

閉塞性黄疸や胆汁のうっ滞があると，胆汁への異化作用低下のためコレステロールは上昇する．

3）HDL-コレステロール

基準値：男性37～50mg/dl，女性41～60mg/dl．

表3-1 ● リポたんぱくの種類

比重による分類（超遠心法）	電気泳動法による分画	中性脂肪量	たんぱく量
カイロミクロン	原点〜β	多い	少ない
超低比重リポたんぱく（VLDL）	preβ	↕	↕
低比重リポたんぱく（LDL）	β		
高比重リポたんぱく（HDL）	α	少ない	多い

出典／江口正信，他：すぐわかる看護がわかる検査ガイドブック，改定・増補版，医学芸術社，2004，p.158. 一部改変．

HDL-コレステロールは血管壁に付着している余分なコレステロールを取り除いて肝臓に運ぶ．低値では動脈硬化症，肝炎，肝硬変，脂肪肝などの肝疾患，糖尿病，肥満，甲状腺機能亢進症，アポリポたんぱくA欠損症，高リポたんぱく血症が原因として考えられる．

4）リポたんぱく分画

リポたんぱくとは血清中の脂肪がアポたんぱく，リン脂質と結合した複合体のことである．高脂血症の診断に必要な脂質代謝の状態が把握できる．リポたんぱく分画の測定には電気泳動法や超遠心法などがある（表3-1）．

5）A/G比

血清たんぱくとアルブミンの定量の差からグロブリン値，A/G比が得られる．A/G比は生体内におけるたんぱく質代謝の様相をある程度反映する．

B 利用物質と排泄物質の生成機能を把握する検査

利用物質と排泄物質の生成機能を調べる検査には，栄養状態を把握する検査の項で述べた項目のほかに血液凝固因子，赤血球，ヘモグロビン，血小板，白血球，コリンエステラーゼ，血清総胆汁酸，ビリルビン，アンモニア，尿酸，尿中ウロビリノーゲンなどがある．

1 血液凝固因子

1）ヘパプラスチンテスト

基準値：65〜125％．
Ⅱ，Ⅶ，Ⅹ因子を反映する．

2）プロトロンビン時間

基準値：70〜120％（10〜12秒）．

Ⅰ，Ⅱ，Ⅴ，Ⅶ，Ⅹ因子を反映する．

血液凝固因子の血中半減期は5時間〜3日と短い．血液凝固因子の値の低下は，肝臓においてそれを生成する機能が低下していることを示す．値が低下すると出血傾向が生じる．

プロトロンビンは一種のグロブリンであり，外因系凝固因子の異常を調べる検査である．プロトロンビン時間が40％以下または20秒以上になると患者は出血傾向があると考えられる．

劇症肝炎や肝硬変などで肝実質障害があると，血液凝固因子の生成が障害されるため，一度出血すると凝固までに時間がかかり，プロトロンビン時間が延長する．また，閉塞性黄疸のため，腸管への胆汁排泄が不良となると，脂溶性ビタミンであるビタミンKが不足し，プロトロンビン時間が延長する．

2 赤血球，ヘモグロビン，血小板，白血球

基準値：赤血球；男410万〜530万/μl，女380万〜480万/μl．ヘモグロビン；男14〜18g/dl，女12〜16g/dl．血小板；15万〜30万/μl．白血球；5000〜8500/μl．

赤血球，ヘモグロビン，血小板の量によって貧血の程度や出血傾向を把握する．いずれも，減少している場合には貧血が進行していたり，出血によって消費されていると考えられる．貧血がある場合には，倦怠感や息切れなどの症状の有無，食事は摂取できているか否かを確認し，ほかの検査データと併せて栄養状態を把握する．

赤血球・ヘモグロビン：出血傾向があると減少する．また，溶血が起こると減少し間接ビリルビン値の上昇の原因となる．

血小板：慢性肝炎では軽度の低下がみられる．肝硬変では中度から高度の低下がみられる．血小板が14万/μl以下になると出血傾向がみられる．出血傾向を判断する場合には，止血時間の延長（6分以上），凝固時間の延長（13分以上），プロトロンビン時間の延長（40％以下または20秒以上）も併せて把握する．

白血球：劇症肝炎の際に増加する以外は，肝疾患で増加することは少ない．肝硬変では脾機能亢進のために1000〜4000/μlに低下する．

3 コリンエステラーゼ（ChE）

基準値：180〜440 IU/l．

肝臓で合成される代表的なものである．慢性肝炎から肝硬変への移行に伴い，利用物質の生成能力が低下してくると値が低くなる．また，低栄養状態，悪性腫瘍，重症感染症などの全身状態の悪化によっても低下する．コリンエステラーゼは肝細胞で生成され，貯蔵されることなく速やかに血中へ排出されるのでたんぱく合成能力の指標とされている．

コリンエステラーゼの値が低い場合には，肝細胞の機能が低下していて予備能力が小さいと考えられる．特に，肝硬変の重症度と予後判定に重要である．急性肝炎ではコリンエステラーゼ値は正常なことが多いが，脂肪肝では栄養過多を反映して高くなる．

4 血清総胆汁酸

基準値：10 μmol/l 以下．

肝細胞の機能が低下したり，胆汁の流れの障害があると胆汁酸は増加する．胆汁酸が増加すると皮膚への刺激となり瘙痒感が起こる．瘙痒感は主観的な症状であり，程度は患者自身に確認しなくてはわからない．しかし胆汁酸の値は瘙痒感の程度を知る手がかりにはなる．食後は値が上昇するので，正しいデータを得るためには早朝空腹時に採血する．

5 ビリルビン

基準値：総ビリルビン；0.2〜1.0mg/dl，直接ビリルビン；0〜0.4mg/dl，間接ビリルビン；0.1〜0.8mg/dl．

総ビリルビンは，**直接ビリルビン**と**間接ビリルビン**の和であり，黄疸の程度を反映する．

ビリルビン値の上昇が直接ビリルビンの上昇によるのか，間接ビリルビンの上昇によるのかを知ることで，黄疸の原因となる障害がどこに起きているのかを推測できる．

間接ビリルビンが直接ビリルビンより優位な場合は間接ビリルビンの基になるヘムが増加している，つまり溶血などで多くの血液が壊されていることを意味する．間接ビリルビンの生成が増加するため，肝細胞での代謝が間に合わなくなるために間接ビリルビン値が亢進する．

また，肝硬変になると肝細胞の排泄物質の生成機能が低下するので，間接ビリルビンの代謝機能が低下することと，脾臓の機能が亢進して溶血が起こることで，さらに間接ビリルビンの割合が増加する．

直接ビリルビン値が間接ビリルビン値より優位な場合は，急性肝炎や慢性肝炎の急性増悪期，薬剤などによる肝細胞の傷害がある場合である．

両方のビリルビンが上昇するのは胆管，胆囊の異常による場合である．

ビリルビン値の変動はトランスアミナーゼの上昇から1〜2週間後に起

こる傾向がある．

　ビリルビンは早朝空腹時が最高値を示すため，早朝空腹時の採血が望ましい．また，直接ビリルビンは室温に放置したり，光に当たると間接ビリルビンに変化するので，採血後は遮光し，血清分離後は冷蔵庫に保存し，測定を速やかに行う．

　総ビリルビンの値が高ければ，黄疸は強くなる．皮膚の瘙痒感も生じるので，かゆみの症状の有無を確認する．患者が，自分の目や皮膚が黄色いことに驚いたり，不安を抱くことがある．データに黄疸の軽減が現れていた場合にはそれを伝えると，患者は安心する．

6 アンモニア

　基準値：30～86μg/dl．

　血液中のアンモニアや栄養素として摂取されたたんぱく質は，分解され代謝される過程でアンモニアを発生する．肝臓ではアンモニアを尿素回路により尿素に変えて，無害化して血中へ排出し，腎臓から尿として出している．

　しかし，劇症肝炎や肝硬変などにより肝臓の栄養代謝機能が低下したり，門脈圧亢進症により門脈-体循環シャントがあると，アンモニアの代謝を十分に行えなくなり，血中アンモニア値が上昇する．血中アンモニア値が高い場合には，肝性脳症（肝性昏睡）の症状がないか観察する．

　アンモニアは，中枢神経に毒性があり，肝性脳症を招くが，肝臓の障害度とアンモニア値の上昇や肝性脳症は一致しないこともあるので患者のパターンを把握することが大切である．

　アンモニアは，運動後や高たんぱく食を食べた後は高値となるので，約6時間空腹後に採血するほうが正確な値が得られる．

7 尿　酸

　基準値：男4.0～7.0mg/dl，女3.0～5.5mg/dl．

　プリン体の生成亢進やプリン体を多く含む食品の摂取により値が上昇する．食事療法を行っている場合の効果判定や自己管理の指標とする．尿酸は水に溶けにくいため，尿酸結石が生じやすい．

8 尿中ウロビリノーゲン

　ウロビリノーゲンは，ビリルビンが腸内で腸内細菌により還元されて生じる物質で，一部は腸肝循環をしている．肝細胞障害がある場合には，肝細胞でのウロビリノーゲンの再利用ができないため，血液中のウロビリノーゲンが増加し，その結果，尿中への排泄量も増加する．そのため濃い茶

色の尿がみられる．

C 利用物質と排泄物質の蓄積状態を把握する検査

　利用物質と排泄物質の蓄積状態を調べる検査には頸部動脈エコー，脈波速度（PWV），ABI，MRアンギオグラフィー，CTアンギオグラフィーがあり，いずれも動脈硬化の程度を把握する検査である．これらの検査は検査室で行われることが多く，患者が検査の目的や流れを理解できるための援助や検査結果の理解の確認が行われる．

1 頸部動脈エコー

　頸部動脈のエコーである．頸動脈の動脈硬化は脳血管障害や冠動脈疾患と深く関係している．そのためこの検査は動脈硬化のスクリーニングとして行われる．

2 脈波伝播速度（pulse wave velocity；PWV）

　心臓の拍動が動脈を通じて手や足まで伝播するまでの速度を調べる検査で動脈の硬さを示す．
　PWVが13.5m/sより多いと動脈硬化が疑われる．しかし動脈硬化が進行して動脈に顕著な狭窄がある場合には検査値が低く出ることがある．また年齢，性，血圧の影響が検査結果に生じやすい．
　PWVは足関節/上腕血圧比と合わせて動脈硬化の判定に用いられる．

3 足首血圧/上腕血圧比（ankle brachial index；ABI）

　基準値：1.3～0.9．
　0.9以下だと閉塞性動脈硬化症の疑いがある．また，1.3以上だと動脈硬化症の疑いがある．
　上肢と下肢の血圧は通常下肢のほうが10～20mmHg高い．閉塞性動脈硬化症などがあると下肢の血圧が低くなるため，検査値が低くなる．

4 MRアンギオグラフィー

　MRIを用いて血管を選択的に描写する検査である．造影の目的となる部位により造影剤を用いる場合と用いない場合がある．

5 CTアンギオグラフィー

　ヘリカルCTを用いて造影剤注入後，血管を造影できる．MRよりも短時間での撮影が可能で，流速に左右されず均一な血管像が得られること，

骨との関係を立体的に表示できること，血管壁の石灰化を描出できることが利点である．

D 栄養代謝機能の担い手の障害を把握する検査

1 肝・胆の形態を把握する検査

　栄養代謝機能の担い手である肝，胆の形態を調べる検査は，肝生検，内視鏡，血管造影など侵襲が大きい検査が多いため，安全に検査を実施するためには患者の協力が必要である．そのためにすべての検査で，検査の目的や流れ，安全のために協力が必要であることを患者に理解してもらえるように説明しなくてはならない．検査結果は医師から説明されるが，今後の治療方針の決定や生活の調整などにかかわることが多い．患者の理解の程度や受け止め方を確認し，一緒に今後の患者の生活を考えていく材料として，看護師も患者の検査結果を把握しておく必要がある．

1）内視鏡的逆行性胆管膵管造影法（ERCP）

　内視鏡的逆行性胆管膵管造影法（endoscopic retrograde cholangio-pancreatography；ERCP）は，膵管，胆管の形態と機能を調べる検査法である．内視鏡を十二指腸まで進めた後，ファーター乳頭部から膵管のほうへ進めて，膵管の造影をする．

　上部消化管内視鏡検査よりも長時間，内視鏡を挿入することで，苦痛や造影剤注入による腹部痛が生じる．造影剤によるアレルギーが起こる場合があるので注意が必要である．苦痛を伴う検査なので，検査中は鎮静薬を使用して患者の意識レベルを低くする．検査時間がかかるため検査後の患者の疲労が大きい．

(1) 患者が検査をイメージできるよう検査方法と経過の説明

　検査当日は禁食となる．膵炎の予防のために血清アミラーゼが正常値になるまで検査後も禁食が続くことを説明する．また，検査の経過について理解してもらえるように説明する．その内容は咽頭麻酔（キシロカインシロップなど）後，消化管の運動を抑制するために鎮痙薬（ブスコパン，グルカゴンなど）を筋肉注射すること，咽頭麻酔はファイバー挿入時の苦痛を軽減するために行うものであること，検査を受けるため透視台上に仰臥位になること，である．成人の患者では上部消化管内視鏡検査の経験がある場合が多いのでイメージできることが多い．また，内視鏡を十二指腸まで挿入し，その後造影するため，検査時間が30〜60分かかり，上部消化管内視鏡よりも苦痛が大きい．検査中の痛みによる患者の体動や反射を抑

える目的で鎮静薬を使うため，検査後，帰室すると眠くなることが多いことについても説明しておく必要がある．

(2) 検査を安全に受けるための援助

造影剤によるアレルギー反応を予防するため，アレルギー反応の既往の有無を確認する必要がある．

検査中は意識レベルが低下しているので，造影のため体位変換する際に検査台から転落しないように，必ず患者を支える．

検査終了後に，中枢性呼吸刺激薬（アネキセートなど）を静脈注射して覚醒させる施設もある．しかし，すぐには意識が明瞭にならないので，検査台から降りるとき，車椅子に移乗するとき，検査室から病室まで搬送するときに転倒・転落しないように患者を支える必要がある．

検査後は，血清アミラーゼが基準値になったら腹痛などの腹部症状がなければ飲水，次いで食事が開始される．食事開始後からアミラーゼが上昇して膵炎となる場合もあるので，食事を開始した後は何をどのくらい食べたか，腹痛がないかについても確認する．施設によっては検査後に，全例にメシル酸ガベキサート（FOY®）を点滴静注して膵炎予防を行うところがある．FOY®は血管外に漏れると組織壊死を起こすので，帰室後にも患者の意識レベルが低いときは頻回に訪室して，血管外への点滴漏れの有無と滴下状態を確認することが大切である．

2）腹部X線検査（腹部単純X線撮影）

肝臓，胆嚢などの腹部の臓器と消化管内のガス像と石灰化を調べる．CTやMRI，超音波エコー，シンチグラフィーが普及してきた現在，確認できる病変部の精密度という点からは腹部X線検査の価値は相対的に低くなってきている．しかし，簡単に実施できることからスクリーニングや緊急時に活用されている．実施する際には，検査の目的と手順を説明し，協力を得ること，ベルトなど金属がついている衣服を着用している場合にははずしてもらうことなどの説明が必要である．また，成人女性の場合，妊娠初期の腹部X線照射は胎児に影響するので，妊娠の可能性について確かめることが大切である．

3）超音波腹部エコー

超音波で肝臓，胆嚢，胆管の形態を調べる検査である．15分程度で終了する．

①検査前は絶飲食である場合が多いので，必要な検査を確実に受けられるように，絶飲食の必要性について説明する．

②苦痛は伴わないが，使用するゼリーによって冷たい感じがすること，

写真を撮るときには呼吸を一時止める必要があることを伝え，協力を得る．
③皮膚についたゼリーを検査後に微温湯で温めたタオルで拭き取り，不快感が残らないようにする．

4）CT　computed tomography

肝臓と胆道系の位置異常，大きさ，形態の変化，病変の広がりや位置を，体軸に対して垂直な画像をとおして調べる．最近は3次元的な立方体で表現することもできるようになり，血管の走行も把握できるようになった．造影剤を使用しない単純撮影と，造影剤を静脈に注射して撮影する方法がある．造影剤を使用しないと血管と実質臓器，腫瘍のコントラストが小さいため判別しにくい．造影剤を使用するとコントラストが明確となり，病変部の血流もわかり，検査から得られる知見も多い．

(1) 検査の目的と手順の説明

検査前の1食は摂取しない．飲水制限はないが，牛乳や果物，ジュースは消化管に残りやすいので飲まないなど，留意事項についても患者にあらかじめ説明し，協力を得る．

(2) 安全な検査の実施のための援助

①造影剤によるアレルギーの有無を確認する．
②造影剤を早く体外へ排泄するために水分を多く摂取するように説明する．

5）MRI　magnetic resonance imaging

肝臓と胆道系の位置異常，大きさ，形態の変化を，体軸に対して任意方向での画像をとおして調べる．MRIはCTに比べて微量な造影剤も鋭敏に描出でき，CTよりも詳細な変化が確認できる．MRIは任意の方向で撮影できるので，腫瘍と血管の詳細な位置関係や，病変の立体構造の把握において優れている．

(1) 検査の目的を伝え，患者が検査を理解し，検査に協力できるための援助

①MRI装置は強い磁場を生じているので，ペースメーカーや人工内耳などの精密な機械を体内で使用している場合の撮影は禁忌である．検査前にこのことについて確認する．また，貴金属ははずしてもらい，カード類もポケットから出してもらうようにする．
②検査中は機械内部の磁場のスイッチングによる音が大きくうるさいことや，暗く閉鎖された空間で検査を行うことを伝え，閉所恐怖症がないかなどを確認する．

③まれにだが，機械の騒音により難聴になる場合があるので，耳栓を装着して検査を行うことが望ましい．

(2) 医療者に意志を伝える方法を説明し，安心して検査が受けられるための援助

　検査中は患者からの訴えがないか否かを注意深く観察する．検査室の声は操作室には聞こえないため，苦しいときや何か伝えたい場合には，手を上げるなど合図をしてもらえばいつでも医療者とコミュニケーションが可能であることを説明する．

6）肝・胆道シンチグラフィー

　肝臓と胆道系の位置異常，大きさ，形態の変化を調べるために行う．

　肝臓に取り込まれる性質のある物質に，放射性同位元素を結合させた薬剤を静脈注射し，放射線量として時間の経過を追いながら肝臓への取り込みを測定する．

　静脈注射後，60分以内に腸管への排泄がみられない場合には，排泄遅延があると考えられる．また，60分像で肝実質内に明瞭な放射能の残存が認められれば，肝における排泄遅延があるといえる．

(1) 患者の協力を得ながら検査が受けられるような援助

　患者に検査の内容と目的，どのくらい時間がかかるのか，などを説明する．また，特に検査では注射以外に痛みはないことを伝える．

　検査は放射線部で放射線技師と医師によって行われる．看護師は注射の介助をし，検査中は患者に変化がないか気をつける．静脈注射をした後，注射針の刺入部から内出血がないかなど皮膚の状態の観察を行う．

(2) 検査結果を正しく理解するための援助

　検査の結果などを医師から説明を受けたか，説明された内容が理解できているかを確認する．

7）血管造影検査

　肝臓内の血管の走行や肝臓癌の部位を調べるために行われる．

　鼠径部より穿刺し，大腿動脈よりカテーテルを挿入し，造影剤を注入して肝臓内の血管の走行を調べる．肝臓癌がある場合には，その部位は癌への栄養血管の発達から造影剤の流れが多く描出できる．この検査と同時に，癌への栄養血管を遮断する塞栓術や，直接癌細胞に抗癌薬を注入するなどの治療も行われることが多い．治療を行うと腹痛や気分不快，血圧低下などの症状が出現する場合もある．検査時間は90〜180分かかり，同一体位による苦痛を伴う．検査後は発熱，動脈塞栓，出血の危険がある．

(1) **検査の目的と流れを理解し，検査に協力できるようにするための援助**

①患者に検査の内容と目的，どのくらい時間がかかるかなどを説明する．
②検査中は危険なので動かないように説明する．
③検査後の穿刺部位の圧迫止血が特に大切なので，安静の必要性を十分に伝える．
④検査が朝からであれば前日夕方から絶食が必要であり，午後からの検査であれば当日朝食から絶食することを伝える．また，造影剤を早く体外へ排泄するために点滴を行うことを伝える．

(2) **検査が受けられるかどうかを把握するための援助**

①検査前に発熱の有無，血圧の変動を確認する．
②造影剤によるアレルギー反応や麻酔薬使用歴，凝固系のデータを確認する．

(3) **検査に対する不安の軽減のための援助**

造影剤が体内に流れると熱い焼けるような感じを伴う．それは造影剤の影響であり，だれもがそのように訴えることを事前に説明しておく必要がある．

腰背部痛や発熱など苦痛な症状がないか否かを確認し，ある場合には早期に対応する．

検査後6時間はベッド上安静となり，尿は尿道留置カテーテルを挿入し，排便はベッド上で行うようになる．どうしてもベッド上で排便ができない場合は，ベッドサイドでのポータブル便器を使用して行うが，出血の危険性を増すことになるので，その後のバイタルサインの測定，変化の有無を確認させてもらうことを説明する．また，検査後3日目くらいまでは穿刺部（鼠径部）の過屈曲を避けるため，和式のトイレの使用は避け，洋式トイレを使用する必要があることを説明しておく．

食事は状態が落ち着いていれば検査当日の夕食からは摂取できる．その場合も検査後6時間経過していない場合は臥床したまま摂取してもらう．

(4) **安全に苦痛なく検査を受けられるための援助**

造影剤を使用するため，造影剤へのアレルギーの有無を確認する必要がある．

検査は放射線部で行われる．放射線部の看護師には病棟看護師よりバイタルサイン，患者の疾患や検査に対する受け止め，患者の不安の程度などについて申し送る．検査後，放射線部の看護師より検査中のバイタルサインの変化，使用した造影剤（抗癌薬の投与や塞栓術を行った場合には，それに使用した薬剤と治療した部位），鎮痛薬の使用の有無と検査中の患者

の様子について情報を得る．

　検査後に熱や痛みが生じる場合がある．その場合には鎮痛解熱薬を使用したり，掛け物の調節や罨法を行うことを伝え，変化がみられたときは知らせてくれるように伝える．

　穿刺した部位は圧迫帯によって3時間は圧迫される．その後，完全に止血が確認されてから圧迫帯は除去されるが，検査当日は出血の予防のため6時間はベッド上安静とする．

　検査後は発熱と動脈塞栓，出血が起こる可能性があるので，帰室後は直ちにバイタルサインを測定する．また，穿刺部の観察，足背動脈の触知，バイタルサインの測定は翌朝まで定時に行う．足背動脈の触知が弱い場合には動脈血栓が考えられるので，皮膚の色や冷感などと合わせて観察し，異常な場合にはすみやかに医師に報告する．

(5) 行われた検査や治療が理解できるための援助

　医師から検査の結果や治療内容について説明があるので，どのように理解したかを確認する．必要に応じて医師に再度説明を依頼する．

2 肝臓の障害の程度を把握する検査

1) ICG試験

　ICG（indocyanine green）試験は，色素排泄により肝機能を推測する検査である．色素であるICGを静脈内に注入すると肝細胞に吸収され，胆汁へ排泄される．この検査によって肝細胞全体の機能がわかる．ICG静注15分後にICGがどのくらい血中に停滞しているかという値（R_{15}値）（表3-2）と消失率（K値）で評価する．

　R_{15}値からは肝細胞の総合的な予備能力が推測できる．R_{15}値が高い場合は肝機能が低下していて，すべての栄養代謝機能が低下していると考えられる．また，プロトロンビン時間が40％以下または20秒以上になると，患者は出血傾向があると考えられる．

　消失率（K値）（基準値：0.187＋0.019）は，有効肝血流量および肝細胞機能を反映する．肝硬変では低下する（0.05以下）ので，診断や手術などの負荷に耐えられるかどうかなどを知るのに用いられる（図3-5）．慢性肝炎から肝硬変へ移行するにつれてR_{15}は上昇しK値は低下する．

表3-2 ● R_{15}値

0〜10%	15%以上	35%以上	50%以上
正常	活動性の慢性肝炎の疑い	肝硬変の疑い	予後不良

図3-5 ● ICG試験における血漿消失率の求め方

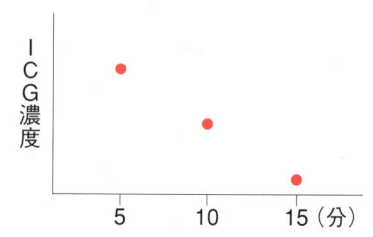

縦軸にICG濃度，横軸に時間をとり，ICGを与薬後5，10，15分の測定値の位置を定め，3点を結ぶ直線を引く．この直線からICG濃度が半分に減少する時間（半減時間，$t_{1/2}$）を求める．
KICG＝0.693/$t_{1/2}$

2）トランスアミラーゼとLDH

基準値：GOT；11〜38 IU/l，GPT；6〜50 IU/l，LDH；210〜400 IU/l．

血清トランスアミラーゼ値（GOT，GPT）は，アミノ酸代謝に関与する酵素で，肝細胞障害を最も鋭敏に反映する．また，LDH（乳酸脱水素酵素）は乳酸代謝に関与する酵素である．いずれもあらゆる組織に存在するが，GPTはほかの組織に比べて肝臓で活性が一番高いので，肝細胞障害の指標として特異性が高い．

ウイルス感染やアルコール摂取，胆汁うっ滞，薬剤の影響により肝細胞が破壊されると，GOT，GPT，LDHは血中に放出され，値は上昇する．心筋梗塞や溶血，筋疾患などでもこれらの酵素が上昇するので，肝細胞の破壊により値が上昇していることを確認する必要がある．

一般に慢性ウイルス感染では，GOTよりGPTのほうが高く，肝硬変に移行するとGPTよりGOTのほうが高くなる．また，アルコール性肝炎ではGPTよりGOTのほうが高いことが多い．

肝炎ウイルスの活動が低下するとGOT，GPTも低下するので，治療の効果を把握する際に使用できる．

3）線維化マーカー

基準値：血中ヒアルロン酸；50.0mg/ml以下（1300mg/ml以上は肝硬変，50〜130mg/mlでは肝の線維化がある）．Ⅳコラーゲン7Sドメイン；150ng/ml以下．Ⅲプロコラーゲンペプチド（PⅢ−P）；0.3〜0.8U/ml．

血中ヒアルロン酸やⅣコラーゲン7Sドメイン，Ⅲ型プロコラーゲンペプチドは，肝臓の結合組織を構成する成分であり，慢性肝炎から肝硬変へ移行し，肝臓の線維化が進むといずれも上昇する．値が高い場合は肝の線維

化が進んでいると考える．

3 肝臓の障害の原因を把握する検査

1）肝生検

　肝生検では体外から経皮的に生検針を直接，肝臓に刺し，肝臓の組織を採取する．組織片を病理学的に検索して慢性肝炎の活動性や肝の線維化の程度を調べ，その結果によって治療効果や病変の進行度などを評価する．
　肝生検は超音波エコー下で行う場合と腹腔鏡下で行う場合がある．腹腔鏡下で行う場合には，肝生検の術者は肝臓の表面の状態を直接見て，炎症や肝硬変の程度を確認することができる．

(1) 検査を受けられるかどうかを把握するための援助

　出血傾向のある患者には肝生検は禁忌である．患者は肝機能が低下して，凝固因子や血小板が少なくなっている場合もある．検査をする前にはプロトロンビン時間，血小板，出血時間，凝固時間のデータを確認する．また，発熱の有無，血圧と脈拍が通常と同様であるか否かを確認するためにバイタルサインの測定を行い，検査を受けられるかどうかを把握する．

(2) 検査に対する不安の軽減のための援助

　検査をイメージできるか，検査の流れや検査後の安静について不安がないか確認する．初めての検査であれば，患者は自分の感じている症状や痛み，体温の値が正常かどうか，経過が順調なのかがわからず，不安に思うことが多い．看護師は患者の身体状況をアセスメントしながら，順調である場合にはそのことを伝え安心させる．
　検査後は発熱，腹腔出血，腹部不快感，悪心・嘔吐などが起こりやすいので，看護師が頻繁に訪室し，症状の有無を確認する．患者が苦痛な症状を訴えた場合には素早く対応する．検査後の悪心・嘔吐，発熱への対応についてあらかじめ説明し，対応を相談しておくことも有効である．

(3) 検査の目的と流れを理解し検査に協力できるための援助

　検査の目的と方法について説明する．
　エコー下肝生検の場合には，患者を左側臥位とし枕を用いて背側に軽く倒し，右手を頭にのせ，前腋下線上で第8～10肋間の位置で穿刺する．患者は左側臥位のため検査の様子を見ることができず，何をされているかわからない．そのため，今どんな処置をしているか，次に何をするか，後どのくらいの時間を要するかなどを適宜伝える必要がある．
　検査後3時間は穿刺部位を圧迫して安静臥床の必要性があること，血圧が安定していれば3時間経過後はベッド上座位は許可されること，翌日，医師が診察し，超音波エコーで止血が確認されたら歩行許可となることを

伝える．

検査後の安静の指示を守れない患者には，なぜ安静が必要なのか，いつまで安静にする必要があるのかを患者が納得できるまで何度でも説明する．また，口頭だけではなく，紙面に大きな文字で書いたり，オーバーベッドテーブルの上に説明用紙を置くなどして，患者がいつでも確認できるようにする．

(4) 安全に苦痛なく検査を受けられるための援助

検査中は表面麻酔薬のキシロカインによるショックや鎮痛薬の使用により，血圧が低下することがあるので検査中の血圧を測定する．痛みの有無を確認する．検査中痛みがある場合に体を動かすと危険なので，痛みを知らせる合図を患者とあらかじめ決めておく必要がある．

鎮痛薬の使用を避けたがる患者も多いが，一時的に使用しても習慣にならないことや，我慢しないのは恥ずかしいことではないと話して，できるだけ苦痛が少ないことがよいと説明する．

肝生検で起こりやすい苦痛を伴う症状は，発熱，腹部不快感，穿刺部痛，悪心・嘔吐であり，危険な症状は腹腔内出血と出血に伴うショックである．

また，患部の安静を長時間強いられることによる筋肉疲労や圧迫痛がある．これらの症状が起こっていないかを観察して，苦痛を緩和する．

特に腹腔内出血に関しては，腹痛や腹部の不快感，重たい感じ，血圧低下の有無などを観察して，見逃さないようにすることが大切である．

腹腔鏡下肝生検の場合には笑気を麻酔に使用するので，バイタルサインの変化を経時的に把握する．

検査後3時間は生検部位を下にして（右側臥位），圧迫止血をする．右側臥位では圧迫できない部位を穿刺した場合には砂嚢を患部にのせて圧迫し，完全に止血する．患部の安静を保ち止血するために，尿意がある場合にはベッド上排泄か，尿道カテーテル留置とする．出血予防のため，検査当日は排便などで腹圧をかけないほうがよいので，検査前に排便をすませてもらうことが必要である．

検査後3時間が経過し，穿刺部位が止血していて，血圧が安定していれば食事・排泄時の座位が許可される．

検査後3時間は自力で体を動かせないので，同一部位の圧迫による痛みが生じる．痛みの有無を確認し，腰の角度や体位を変えるなどして痛みの緩和を図る．頻繁に訪室して安静を促したり，同一部位の圧迫による苦痛を緩和したり，気分転換に雑談をするなどして，患者が安静を守れるように援助する．

(5) 検査の結果を患者が受け止め，今後の治療や生活を考えるための援助

検査の結果は2～3日後，遅くても1週間くらいでわかるので，検査の結果の説明を医師から受けたか，説明された内容が理解できたかを確認する必要がある．医師からの説明時，看護師はできるだけ同席する．

予想していたより病状が進行していた場合や，期待していた治療の効果が得られていない場合は，検査の結果を知ることで患者が悲観することが予測される．検査の結果を患者がどのように受け止めたかを確認し，必要に応じて支援を行う．今後の治療方法を決定するために，患者がもっと知りたいことや不明な点がないか否かを確認し，必要に応じて医師に説明を依頼し，患者が治療方法を決定するための情報を十分に得られるようにすることが大切である．

2）腫瘍マーカー

基準値：AFP；5～20ng/dl以下，PIVKA-Ⅱ；40AU/l以下．

これらは腫瘍の増大に比例して増加する．逆に治療後には低下する．すなわち，値の低下によって，腫瘍が治療に反応して小さくなったと考えられる．

AFP（α-フェトプロテイン）：2cm以下の小型肝癌でも100ng/dl以上の高値を示すこともあり，1回の検査だけでは不十分で，小型の早期肝癌の発見が十分できるとはいえない．また，肝癌以外でも，劇症肝炎や肝硬変において肝再生を反映して上昇することがある．しかし，AFP-L3（レンズマメレクチン親和性），AFP-L4（赤血球凝集性インゲンマメレクチン親和性）は肝癌に特異性が高い．

PIVKA-Ⅱ（ピブカ-Ⅱ）：肝癌に特異性の高い腫瘍マーカーである．しかしAFPと同様，小型肝癌での陽性率が低く，直径2cm以下の肝癌の発見には不十分である．

3）肝炎ウイルスマーカー

肝炎を起こしているウイルスのタイプを調べる検査である（表3-3）．HBVの種類にはHBV粒子を含むデーン粒子とHBS抗原のみの管状粒子と小型球状粒子がある．感染力があるのはデーン粒子だけで，管状粒子と小型球状粒子は感染力をもたない．

B型肝炎ではウイルスマーカーは感染の推移（図3-6）や現在の感染力の強さ，期待する治療効果が得られたか否かを知るために用いられる．B型肝炎ではウイルスの完全排除は困難であり，HBs抗原の陰性化（セロネガティブ）かつHBs抗体の陽性化（セロコンバージョン）が最大の目標と

表3-3 ● 肝炎ウイルスに関する検査

ウイルスの種類	検査項目	意味
A型	IgM型HA抗体陽性	現在，罹患中である．
	IgG型HA抗体陽性	過去，6か月以前に罹患した．
B型	HBs抗原陽性	現在，体内にHBVを有している．
	HBs抗体陽性	過去に罹患し，現在は治癒している．
	HBe抗原陽性	HBV量が多く，感染性が高い．慢性肝炎の活動性が高い．
	HBe抗体陽性	HBV量が少なく，感染性が低い．慢性肝炎の活動性が低い．
	DNAポリメラーゼ	HBV量の類推．
C型	HCV抗体	過去または現在，罹患した．
そのほか		D型，E型，G型ウイルス どれにも当てはまらない場合には，非A，非B，非C，非D，非E，非G肝炎とする．

図3-6 ● HBVキャリアの経過とウイルスマーカーの推移（持続感染）

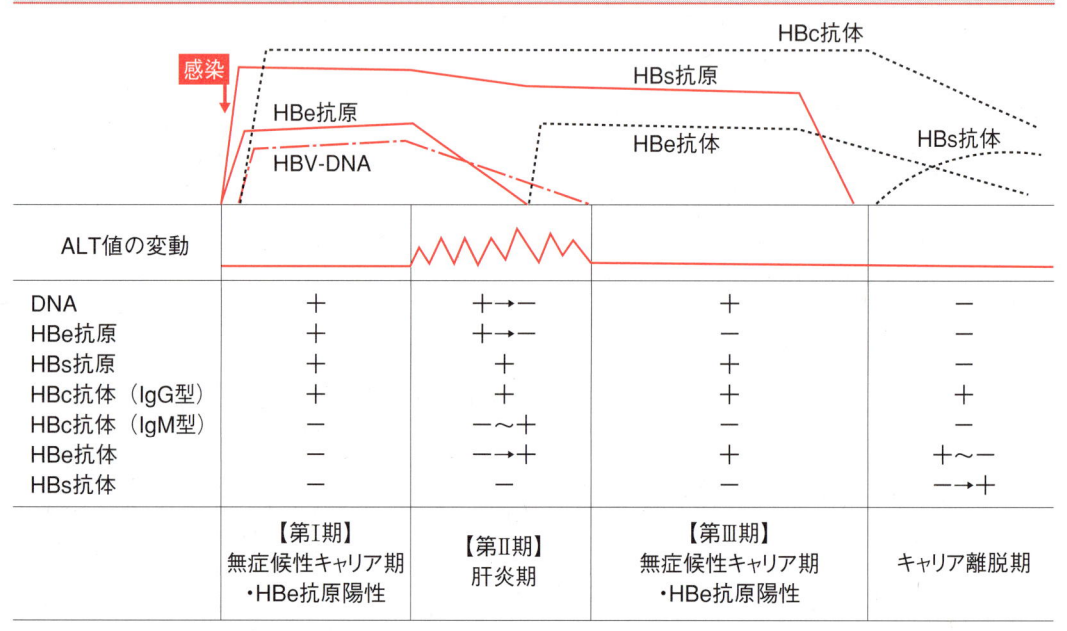

	【第Ⅰ期】無症候性キャリア期・HBe抗原陽性	【第Ⅱ期】肝炎期	【第Ⅲ期】無症候性キャリア期・HBe抗原陽性	キャリア離脱期
DNA	＋	＋→－	＋	－
HBe抗原	＋	＋→－	－	－
HBs抗原	＋	＋	＋	－
HBc抗体（IgG型）	＋	＋	＋	＋
HBc抗体（IgM型）	－	－〜＋	－	－
HBe抗体	－	－→＋	＋	＋〜－
HBs抗体	－	－	－	－→＋

出典／飯野四郎：これだけは知っておきたいB型肝炎の知識，Medical Practice，5（4）：542，1988．

なり，患者の関心も高い．セロネガティブ，セロコンバージョンするとウイルス数が減少し，トランスアミナーゼが下降し，肝炎の活動性が鎮静化する．

4）肝炎ウイルス定量

1 mL中のウイルス数を示す．値が大きいほど肝炎の活動性が高いことを示す．しかし，低ウイルス量であれば陰性となるため，定量検査だけではウイルスの存在の有無は確定できない．ほかのウイルスマーカーと合わせてデータをみる必要がある．

HBV定量：B型肝炎ウイルス量をみる検査である．測定方法としてDNAポリメラーゼ，HBV-DNA（液相ハイブリダイゼーション法，分岐鎖DNAプローブ法）がある．測定方法によって陽性とする値が変わる．

HCV-RNA定量検査：C型肝炎発症時にはHCV抗体が陰性のこともあるので，診断時に必要な検査である．

測定方法にはアンプリコア定量法，競合的PCR法，コアたんぱく定量法，分岐鎖プローブ法があり，測定方法によって陽性とする値が変わる．

5）遺伝子タイプ

サブタイプによって疾病の経過が異なる．また，ウイルスの除去が可能，または除去できなくてもウイルスの量を減らして肝硬変への移行を遅らせることができるなど，期待できる治療効果が異なるので，患者が治療方法を選択したり自分にとっての治療の意味を考える際の材料となる．

HBs抗原サブタイプ：HBs抗原には遺伝子の違いによるサブタイプがあり，主なものはadw，adr，ayw，ayrの4種類で，複合型であるadwr，adyrも存在する．日本ではadrが一番，次いでadwが多い．病態的にadwr＞adr＞adwの順に進行が早い．特にadwrは予後不良のことが多いので早期治療が必要である．また，サブタイプは各地域に特徴ある分布を示している．感染源や感染経路が複数考えられる場合，HBVのサブタイプを検査することにより，感染経路を推定することができる．

HCVサブタイプ：HCVは変異性の高いウイルスでいくつかのグループに分類される．遺伝子型によりインターフェロンの効果が得られやすいか予測できる．

国際的にはシモンズらの分類（1a型，1b型，2a型，2b型）がよく使用される．遺伝子タイプは測定方法の違いから，PCR法によるタイプの診断かELISA法による遺伝子の判定が行われる．ELISA法による遺伝子型はセロタイプとよばれている．

インターフェロンの効果の得られやすい型は，2a型，2b型で，得られにくい型は1b型であるが，遺伝子タイプだけではなくHCV-RNA量にも影響される．HCV-RNA量の少ないほうがインターフェロンの効果が得られやすい．日本人は1b型が70％であり，必ずしもインターフェロン療

法が著効するとはいえず，抗肝炎ウイルス薬のリバビリンと併用する．

6）血清γ-GTP, ALP, LAP

胆道系酵素とよばれており，胆汁うっ滞がある場合に，それに伴う何らかの物理・化学的刺激により肝臓での合成が亢進し，これらの酵素が上昇すると考えられている．

基準値：γ-GTP；40〜50 IU/l，ALP；80〜300 IU/l，LAP；21〜42 IU/l．

これらの酵素の上昇がある場合には，アルコール性肝障害，薬物性肝障害，原発性胆汁性肝硬変，自己免疫性胆管炎，原発性硬化性胆管炎，肝細胞癌などが疑われる．

γ-GTPは，アルコール摂取で合成が亢進する．値が高い場合は飲酒習慣を確認する．ALP値は，胆汁うっ滞以外に骨疾患，腎不全などでも上昇する．

7）血清膠質反応（ZTT, TTT）

基準値：ZTT（硫酸亜鉛混合試験）4〜7K単位，TTT（チモール混濁試験）0.6〜0.5K単位．

これらの検査結果は肝臓の特定の病変を示唆することはないが，慢性肝疾患の発見には有用である．混濁の程度により，血液中の免疫グロブリンなどの多種のたんぱくの病的異常を相対的に示す．

ZTTはγ-グロブリンのうちIgGとよく相関する．自己免疫性肝炎や肝硬変で高値を示すが，膠原病，慢性感染症などの場合にも上昇する．

TTTはリポたんぱくやγ-グロブリンのうちIgMとよく相関する．A型急性肝炎初期にIgMとともにTTTがZTTと解離して上昇する．慢性活動性肝疾患では一般に高値を示すが，高脂血症，膠原病，慢性感染症などの場合にも上昇する．

② 栄養代謝機能障害の治療に伴う看護

1 栄養代謝機能障害に対する治療

1）食事療法

栄養代謝機能障害として利用物質と排泄物質の過剰，栄養代謝機能が十分に働かないために生じる中間代謝物質の過剰，利用物質の欠乏による症

状が生じる.

　栄養代謝機能障害がある場合には，行動による過剰な物質の摂取制限，欠乏物質の補充が必要となる．ブドウ糖の不足の場合にはその補充と，ブドウ糖を利用できない原因の治療が必要となる．また，たんぱく質の不足などにより低栄養となっている場合には高たんぱく質を含む栄養価の高い飲食物の補充が必要となる．

　栄養代謝機能障害により脂肪が過剰に蓄積し肥満を呈している場合には，摂取エネルギーを制限することが必要となる．

　また，コレステロールや血清脂質の過剰による高脂血症，尿酸の過剰による高尿酸血症の場合には，過剰となっている物質を含む食物の摂取を制限することで，栄養代謝機能障害の程度を軽減できる場合も多い．高脂血症，高尿酸血症については第4章で詳しく述べる．

2）保　　　温

　栄養代謝機能障害により低栄養やるいそうがある場合には低体温となりやすい．そのため身体の保温を行うことが必要となる．低体温のある患者の看護については，新体系看護学全書別巻『内部環境調節機能障害』中の「体温調節機能障害をもつ成人の看護」の第2章を参照．

3）運動療法

　栄養代謝機能障害により脂肪が過剰に蓄積し肥満を呈している場合には，運動療法により減量を図ることが必要となる．

4）外科的処置

　栄養代謝機能障害により脂肪が過剰に蓄積し標準体重の200％を超える高度肥満者や，食事療法を3年間継続して効果が得られない場合，肥満のために日常生活に障害が生じて，本人が望む場合には外科的処置の適応となる．

　外科的処置には空回腸バイパス術，胃バイパス術，胃縮小術などによる強制的な食物摂取と吸収の制限を行う治療がある．空回腸バイパス術では副作用として慢性の下痢が生じやすく，pH異常，電解質異常，肝機能障害をきたしやすい．また，蓄積した皮下脂肪を強力な吸引装置により吸引して脂肪を排除する方法がある．吸引による皮下脂肪排除の効果は一時的な場合が多く，美容上の意味あいが大きい．吸引による皮下脂肪排除を行っても，生活習慣を改善しない限り再び皮下脂肪の蓄積が生じる．

2 栄養代謝機能の担い手の障害に対する治療

1）食事療法

　食事は人間のからだに必要な栄養素を供給し，身体組織をつくり変える材料を提供している．肝細胞が破壊されると，その修復のためにたんぱく質の需要が増え，その分をほかの身体組織に供給できなくなる．食事療法は，障害された肝細胞に質の高い栄養を供給し，細胞の修復を図り，正常な肝細胞組織を再建することを目的に指示される．

　肝機能の低下に対しては，非代償期でなければ今までは高エネルギー・高たんぱく・高ビタミン食がよいとされてきた．このような食事には肝細胞の再生と身体組織への栄養補給という意味がある．しかし，最近のわが国の食生活は欧米化し，むしろ高エネルギー摂取によりエネルギーの過剰な貯蔵による肥満や脂肪肝，偏食などで特定の栄養素が不足することが問題となっている．したがって，栄養代謝機能を担う肝細胞が障害されている場合でもたんぱく質，ビタミンに関しては現在の患者の食事を維持する程度でよいとされている．また，あえて高エネルギーを摂らなくても，バランスのよい食事を勧める程度で十分であるとされている（表3-4）．

　バランスのよい食事とは，適正体重を維持するための摂取エネルギーと適正量のたんぱく質と脂肪，適正量の食物繊維と多種のビタミン摂取である．しかし，ふだんの食生活でたんぱく質の摂取量や食物繊維やビタミンの摂取量などが少ない患者の場合には，高たんぱく・高ビタミン食のことを説明する必要がある．また，アルコール性肝炎の患者の場合には，アルコールは摂取しているが，ほかの栄養素を摂取していないために，低エネルギーになっている場合もあるので，注意深く患者のふだんの食生活を聞きながら，必要に応じて肝臓によい食事内容を患者に説明していくことが大切である．

(1) 食事療法の必要性の理解のための説明

　肝細胞機能からみた好ましい食事は，疾患の種類や病期によって異なる．患者の症状に合った栄養を取り入れられるように援助していくことが必要である．そのため具体的に急性肝炎の極期（炎症の激しい時期），回復期，慢性肝炎の安定期，肝硬変の代償期，非代償期について，摂取エネルギー，たんぱく質，脂質，塩分の目安を具体的に提示する（表3-4）．また，食事によって栄養素が取り入れられ，それによって身体の一つひとつの細胞の生成が進み，肝細胞の再生に必要であることを患者が納得できるように説明する．

(2) 実行可能な食生活の改善や工夫の指導

表3-4 ● 病状に対応して指示される食事の例

疾病と病期	エネルギー kcal/kg（体重）	たんぱく質 g/kg	脂質g/日	塩分g/日	食事の根拠，注意点
急性肝炎 急性期	25〜30	1.2	20%	7以下	・食欲不振のことが多い．高糖質，低脂肪，消化のよい粥食，流動食などにする． ・食欲が回復したら高エネルギー・高たんぱく・高ビタミン食とする． ・アルコールは禁止する．
急性肝炎 回復期	35	1.5	25%	10以下	・肝細胞の修復促進のため，高エネルギー・高たんぱく・高ビタミン食とする． ・アルコールは禁止する．
慢性肝炎	35	1.5	25%	10以下	・適切な摂取エネルギー ・良質なたんぱく質． ・ビタミン・ミネラル不足による補酵素を補うため果物，野菜を摂取する． ・アルコールは，日本酒180ml/日，ビール1本/日以内（データによるので医師に確認が必要）とする．
肝硬変 代償期	30〜40	1.5	20〜25%		・肥満がなければ十分なエネルギーをとる，高たんぱく，高ビタミン，ミネラルとする． ・ビタミン・ミネラル不足による補酵素を補うため果物，野菜を摂取する． ・肝性脳症の予防のために左表のたんぱく源の摂取を心がける． ・夜10時頃に200〜300kcalの補食を行うとよい（翌朝までのグリコーゲンを貯蔵し，血糖を維持するため）． ・油ー調理に使用する油は植物油とする（胆汁の生成低下により脂肪の分解能力が低下している），量は大さじ2杯くらい． ・食物繊維を十分摂る，便通を整え，高アンモニア血症を予防する． ・減塩（うす味とする），10g/日以下． ・アルコールは禁止する．

肝硬変のときのたんぱく源に利用すべき食品

コーンフレーク	(3.29)	いわし	(2.60)
バナナ	(3.00)	鶏肉	(2.59)
鮭	(2.98)	鶏肝臓	(2.58)
牡蠣	(2.93)	さんま	(2.57)
どじょう	(2.93)	そらまめ	(2.56)
甘みそ	(2.83)	いか	(2.54)
なす	(2.75)	鯨肉	(2.53)
じゃがいも	(2.73)	さやえんどう	(2.53)
にしん	(2.67)	さば	(2.52)
なまこ	(2.67)	かじき	(2.51)
はんぺん	(2.65)	くるまえび	(2.51)
ひらめ	(2.61)	豚肝臓	(2.50)
さざえ	(2.61)	柿	(2.50)
あじ	(2.60)	りんご	(2.50)

（　）内は芳香族アミノ酸に対する分岐鎖アミノ酸の比率．この値が高いほど優れたたんぱく質食品である．

疾病と病期	エネルギー	たんぱく質	脂質	塩分	食事の根拠，注意点
肝硬変 非代償期，慢性肝不全期	30〜35	0.5〜0.8	20〜25%		・肝臓のたんぱく代謝能力が極度に低下しているので脂肪とたんぱくを制限するため，エネルギー源は糖質が中心となる．主食や間食の菓子，デザート，ハチミツ，ジャムなどででんぷん，砂糖，果糖，ブドウ糖を十分補給する． ・食べやすく消化のよいものを消化機能の低下予防，食道静脈瘤の破裂予防のために摂取する． ・黄疸がある場合は脂肪の吸収が不良なので脂肪を30g/日とする． ・腹水のある場合は塩分制限7g/日以下とする． ・アルコールは禁止する．

患者にはこれまで長く続けてきた食生活がある．それは単に嗜好だけでなく，経済的な理由や付き合い，職業などの社会的な理由から続けられてきた面もあり，食生活の変更を求められても，今までと同じ食生活しかできないという場合がある．医療者が勧めるような食生活に変えることが難しいことがある．そのため医療者から一方的に患者の病期に沿った食事を勧めるのではなく，知識を提供しつつ，患者がどのような食生活をこれまでしてきたのか，それはなぜか，どのような食事が摂りたいのか，患者にとって実行可能な食事はどのようなものかを，患者や家族と共に話し合いながら，具体的に食事の内容を検討して改善できそうな点を確認する．

(3) 食事療法が実行できるための援助

食事療法が実行できるように患者や家族を励ますことも大切である．努力していることがなかなか形になって現れないこともあれば，様々な事情から看護師や栄養士と共に考えたことが実行できないこともある．そのような場合でも患者や家族は食事に対して何らかの考えをもち，工夫や実行をしようと考えていることがある．看護師は結果だけではなく，患者と家族が食事療法を実行しようとしている過程を大切にし，患者と家族の話を傾聴し，今後へ向けて具体的に実行できそうなことや困難なことの解決を患者や家族と共に考えていくことが大切である．そして食事療法が継続して実行できるように患者や家族の行っている努力や工夫を認め，支援していく．

2) 安静療法

安静によって肝臓への血流を確保し，障害を受けた肝細胞に多くの血液を供給し，組織の再生や修復を図ることを目的として医師から指示される．劇症肝炎や慢性肝炎の活動が活発な時期，肝硬変の非代償期などでトランスアミナーゼが300以上の場合には，臥床による安静が指示される場合がある．その後，トランスアミナーゼがよくなると徐々に安静度が解除されて，室内歩行可，病棟内歩行可，院内歩行可と行動範囲が拡大される．

(1) 肝臓の安静が保たれるための援助

① 安静の必要性を理解してもらう

肝臓の血流量は，臥床時では多く，立位，座位時，活動時では少なくなる．損傷された肝臓組織を修復したり，現存する肝細胞の機能を維持するためには安静が必要となる．しかし，今まで不自由なく日常生活を過ごしてきた成人であれば，安静によるストレスは大きく，安静を指示されるだけでは守ることが難しい．そのためなぜ安静が必要なのかということを，肝臓への血流量の違い（図3-7）や，肝細胞の修復と残存機能の維持が目的であることを伝えて，安静を守ることが，患者自身の肝臓の治療のため

図3-7 ● 体位と肝血流量の変化

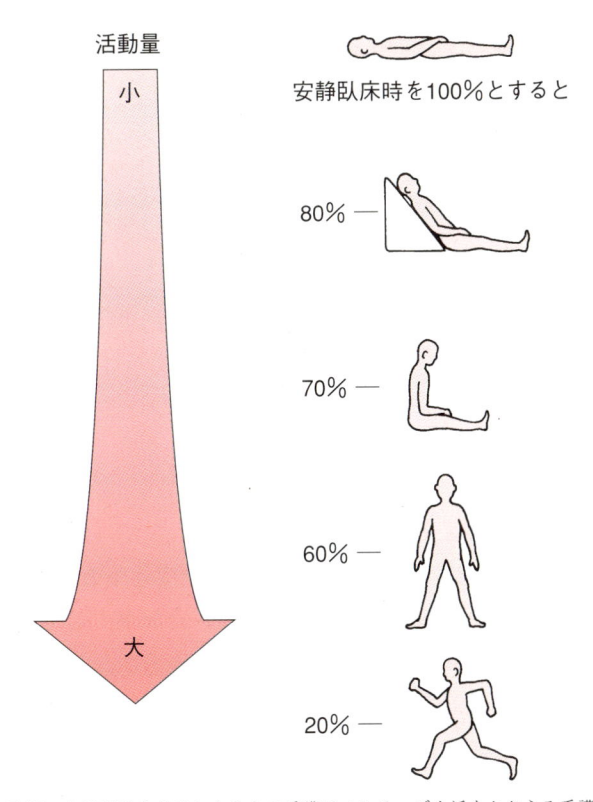

活動量　小 → 大

安静臥床時を100%とすると

80% — （ギャッジアップ位）
70% — （長座位）
60% — （立位）
20% — （走る）

出典／奥宮暁子編：生活調整を必要とする人の看護Ⅱ〈シリーズ生活をささえる看護〉, 中央法規出版, 1996, p.168.

に必要であることを理解できるように説明する．特に食後は消化のために消化管に血流が集まるので，意識して臥位になるなど肝臓へ血流を集める工夫が必要である．食後1時間，最低でも30分は臥位になる時間がとれるように生活時間を調整するよう指導する必要がある．

② 安静と活動のバランスが考えられるように説明する

肝臓の血流の保持ばかりを考え，安静を強いていると，ほかの骨格筋の衰えや循環，呼吸などの身体機能が低下するので，活動と休息のバランスが大切になる．

食後は30分から1時間は臥床して休み，そのほかの時間は肝機能のデータに合わせて，肝臓に負担にならない程度にベッド周囲を歩いたり，必要な日常生活を行う．

③ 安静の目的を伝え，安静の指示に従って生活している患者をねぎらう

安静の期間が生涯続くわけではないことを伝え，励ましながら，データの変動を患者と共にみていく．また，安静が強いられる生活を受け入れて

頑張っている患者をねぎらう．

(2) 不安やストレスの軽減のための援助

患者は安静だけで，本当に病気が回復するのだろうかという不安を抱く．また，治療として安静を強いられることで感じるストレスも大きい．看護師はこれらの患者の気持ちを理解し，回復への不安やいらいらする気持ちなどを傾聴する．

安静保持のために，ふだんは自分で行っている入浴など身の回りのことも介助を要することがある．また，入浴ではなく清拭などで保清を済まさなければならない時期もある．看護師は，他人に手伝ってもらわなければならない患者の精神的な負担やいらいらなどを十分に理解し，できるだけ患者のニーズを尊重して介助に当たることが大切である．肝機能のデータをみながら患者が自分でできることや羞恥心を伴うこと（たとえば陰部洗浄など）は，患者に方法を説明して自分で行ってもらうなど，患者の自尊心を傷つけないように配慮しながら援助を行う．

(3) 安心して行動拡大ができるための援助

肝機能データが改善し，安静が少しずつ解除されても，患者によっては長い間臥床していたために筋力が落ちていたり，倦怠感などから歩行するのを億劫に思ったり，恐ろしく感じたりする場合もある．そのようなことがないか行動拡大に伴う気持ちを確認し，歩行にあたっても途中で休める場所を示すなど，患者が安心して行動拡大ができるように援助をする．行動拡大に伴い，肝機能データが変動する可能性もあるので，看護師は患者と共にデータの変化にも着目していく．データが悪くなるようであれば，どのくらい行動拡大してからだに負荷がかかっていたのかを患者と共に考え，医師に伝える．

3）薬物治療

薬物治療は栄養代謝機能の担い手である肝臓の障害に対して行われる治療である．薬物療法には，(1)肝臓の庇護のための薬物治療，(2)ウイルス除去のための薬物治療，(3)肝細胞の再生促進のための薬物治療，(4)肝不全による症状の悪化防止のための薬物治療がある．

(1) 肝臓の庇護のための薬物治療

グリチルリチン，ウルソデオキシコール酸，漢方薬などには肝臓の保護，肝病変の進展阻止，胆汁分泌の促進などの作用がある．

①グリチルリチン（強力ネオミノファーゲンC®）は抗炎症作用をもち，肝細胞膜の安定化作用や再生促進作用によってトランスアミナーゼ値を低値安定化させ，それによって肝病変の組織学的進展を阻止する．慢性肝炎に対しては通常1日1回40〜60mlを静脈内注射または点滴

静注する．1日100mlまで増量することができる．アルドステロン症，ミオパシー，低カリウム血症に対しては禁忌である．

②ウルソデオキシコール酸（ウルソ®）は，胆汁の主成分である胆汁酸の1種で，胆石溶解，胆汁うっ滞治療薬である．この薬剤は用量依存性であり1日600mg以上の与薬が必要である．この薬剤はウイルスに直接作用するのではなく，体内胆汁酸組成におけるウルソデオキシコール酸の占める比率の増加によって肝保護作用が発揮される．C型慢性肝炎でもトランスアミナーゼ値の改善効果が認められている．コレステロール系胆石の溶解にも使用されるが効果は低い．

③漢方薬（小柴胡湯）は，柴胡，黄芩，半夏，大棗，甘草，人参，生姜の7生薬からなる．甘草に含まれているグリチルリチンと柴胡，人参に含まれるサポニンには，肝細胞膜の保護作用や抗炎症作用がある．小柴胡湯はインターフェロンα，βとの併用で間質性肺炎を合併することがあり，併用は禁忌である．

④タウリンは，胆汁酸を抱合し，胆汁の分泌を促進する作用がある．急性肝障害では肝細胞の膜を構成する脂質が有害物質に変化するが，タウリンは有害物質の生成を抑制し，膜の機能を安定させる作用がある．

(2) ウイルス除去のための薬物治療

ウイルスの抗原が陽性から陰性に変化するセロネガティブ，セロコンバージョンによるウイルスの鎮静化やウイルスの除去を目的に，インターフェロンやステロイド離脱療法を行う．また，B型肝炎の場合には，ウイルスの除去を目的にラミブジンの与薬をインターフェロンと併用して行う．

C型肝炎の場合には，インターフェロンとリバビリンを併用する．

インターフェロンについては第4章で述べる．

ステロイド離脱療法（CS療法）は，セロネガティブ，セロコンバージョンを目的としてB型肝炎の患者に行われている．ウイルスのキャリア（宿主）がHBウイルスを排除しようとしている状態（血清トランスアミナーゼ値上昇時）の時期に，免疫抑制作用をもつステロイドを与薬すると，宿主側ではウイルスを排除する働きが一時抑制される．その間にウイルス量は増加するが，ウイルスを排除しようとする肝細胞とウイルスの攻防も小康状態になるので，トランスアミナーゼ値は下降する．

次にステロイドを完全に中止すると，抑制されていた宿主の攻撃が再び強くなり，前よりも激しくウイルスを除去しようとする．この力を利用してセロネガティブ，セロコンバージョンを期待する治療法である．実際にはプレドニゾロン40mgの連日経口与薬から開始し，1週間ごとに10mgずつ減量し，3週間の内服の後，ステロイドを中止する．

ラミブジンは，HIV治療にも使用されている薬剤で，ウイルスのDNAの合成を阻害する作用がある．1日1回1錠の内服できわめて高い有効性がある．与薬中は血中HBウイルスの消失とトランスアミナーゼの低下がみられるが，与薬を中止するとHBウイルスが再出現し，トランスアミナーゼの急激な上昇がみられ，劇症肝炎となる場合があるので，飲み忘れ，内服中断がないように気をつけなくてはならない．

(3) 肝細胞の再生促進のための薬物治療

　劇症肝炎では，肝細胞の壊死が広範にわたって起こるため，急速に肝不全が生じる．そのため他の薬物治療とともに肝細胞の再生を促進することを目的に，グルカゴンとインスリンを点滴静注するグルカゴン-インスリン療法が行われる．5～10％ブドウ糖液に500mlのグルカゴン1mgと速攻型インスリン10単位を混合し，2～3時間かけて点滴静注する．これを朝夕，1日2回行う．

(4) 肝不全による症状の悪化防止のための薬物治療

① 肝性脳症の予防・治療

　たんぱく質代謝能力の低下のため，血中のアンモニア濃度が高くなり，肝性脳症となる．これを予防するために腸管内でのアンモニア吸収を抑制する目的でラクツロースやモニラックなどを内服し，緩下作用によって排便が毎日数回あるように排便調整をする．また，腸管内清浄化とアンモニアの発生抑制のために，非吸収性抗生物質（カナマイシン，ポリミキシンBなど）を内服する．

② 腹水の治療

　腹水の治療薬としては，利尿薬，血漿たんぱく，アルブミン製剤が使用される．

③ 肝性脳症とアミノ酸代謝是正のための治療

　特殊アミノ酸製剤（アミノレバン®）の点滴または内服をする．特殊アミノ酸製剤は，分岐鎖アミノ酸（バリン，ロイシン，イソロイシン）を多く含み，重症肝障害時に上昇する芳香族アミノ酸（フェニルアラニン，チロシン）とトリプトファン，メチオニンを少なく配合していて，脳内アミノ酸とアンモニア代謝異常を改善する．低血糖防止やアミノ酸利用を高めるためにはグルコースの併用が望ましい．

　肝性脳症が改善した後は，アミノレバンENを経口与薬する．

④ たんぱく代謝改善

　たんぱく制限が必要な場合でも血清アルブミン増加のために，経口特殊アミノ酸製剤（リーバクト）を内服する．

⑤ DICの治療

　肝不全のため血液凝固系が異常をきたし，播種性血管内凝固（DIC）と

よばれる危険な出血傾向が生じる．DICの治療には不足している凝固物質を補うためにアンチトロンビン（アンスロビンP®を1500〜3000 IU，点滴静注，3日間）や血管内の凝固傾向を改善するためにメシル酸ベキサート（FOY®点滴静注）を行う．

(5) 薬物治療と看護
① 安全に薬物療法が受けられるための援助

静脈注射による薬物投与を行う場合は，指示された速度，量が守られているか，血管内に薬液が入っているか否かを経時的に確認する．

グルカゴン-インスリン療法の場合には，治療中は低血糖になることがあるので，2〜4時間ごとに血糖をチェックする．また，電解質の異常，特に低カリウム血症がないかどうかを注意する．

利尿薬を使用すると排尿が頻回になる．肝不全が進行し，利尿薬を使う時期であれば，腹水も貯留していることが多い．そのため動作が自由にできないことが多いので，患者にとって転倒の危険や頻回にトイレへ行くことでの疲労が問題となる．看護師は利尿薬使用後の排尿を患者が負担なく行えるように，疲労度の強い場合には，ベッドサイドにポータブルトイレや尿びんを置いて使用したり，トイレまで車椅子で移送する．

また，利尿薬の副作用によって電解質のバランスが崩れることが多い．特に低ナトリウム低カリウム血症になることが多いので，ループ利尿薬（ラシックス®，ルプラック®など）を長期間使用している場合にはデータの経過を注意深くみていく．カリウム保持性利尿薬（アルダクトンA®）の電解質のバランスは比較的保たれるが，高カリウム血症や無尿の場合には使用禁止であるので注意する．

利尿薬とアルブミンを同時に使用する場合には，先にアルブミンを点滴静注する．このようにしなければ，せっかく与薬したアルブミンが，利尿薬の影響で即座に体外へ流失してしまうので順番に気をつける．または時間をずらして与薬する．

内服薬の場合は，飲み忘れがないようにする．特にラミブジン内服を開始する場合には，この薬が強い作用をもつ薬剤で，内服忘れで劇症肝炎を起こすことがあるので，注意が必要であることを説明する．内服忘れがないように，薬のチェック表や1日分ごとに薬剤を分けて入れられる容器の使用などの工夫を一緒に考える．

肝臓の庇護薬は副作用の少ない薬剤だが，カリウムの低下などがみられる．このような場合には薬剤が減量になるので，データの変化に気をつけ，低カリウム血症の症状がないかを注意して患者に確認する．

また，小柴胡湯を内服しているときには，呼吸苦や咳などの間質性肺炎の症状が出ていないかを確認する．

② 薬の効果を理解して，主体的に治療に参加できるための援助

内服薬のなかには，内服しにくい薬剤も多い．しかし，薬物療法は長期間続けられるので患者が内服している薬の効果を知り，主体的に治療に参加できることが望ましい．

患者へは投与されている薬がどのように患者の身体にとって必要なのかをわかりやすく伝える．ステロイド離脱療法（CS療法）のステロイドや，ウイルス除去薬のラミブジンは副作用も強く，投与方法を誤ったり，自己判断で中止すると危険が大きい薬物である．

CS療法時は，治療スケジュールが患者に明確になるように，治療スケジュールを記入した用紙を渡す．ステロイドの量が減量になるので，与薬量の誤りがないように，患者とともに確認して内服してもらう．

ステロイドの副作用について説明する．ステロイドは，長期的に使用すると発疹やバッファロー肩，ムーンフェイスが起こる．このことを患者に伝える場合，3週間程度の与薬であれば，これらの副作用はそれほど強くは出現しないこと，もし出現してもステロイドの内服を中止すれば元に戻ることを伝え，副作用への不安を軽減しながら治療を続けてもらう．ステロイドの副作用である不眠や食欲亢進，手の振戦などが患者に起こっていないかを観察する．また，治療期間中，内服の忘れがないように声をかけたりしていく．

ウイルス除去のための薬物であるラミブジンは，一度開始したら自己判断で中止すると劇症肝炎になった報告があり，医師とよく相談して治療の決定ができるように援助する．

分岐鎖アミノ酸製剤は，微温湯250mlで溶いて服用するため飲み残してしまう場合もある．薬の効果を伝えながら冷たくしたり，果物フレーバー（製品についてくる）を入れるなどして，飲みやいように工夫する．また，慢性肝不全や肝硬変非代償期になると腹水がたまっていたり，食欲が低下している患者も多い．

そのため分岐鎖アミノ酸製剤を内服することで腹満が強くなり，苦痛に感じることもある．分岐鎖アミノ酸製剤を内服すると「おなかいっぱい」になり，3食の食事が十分摂取できない場合もある．そのような場合には食間に少しずつ内服してもらうとよい．

4）血漿交換

血漿交換は，劇症肝炎などによる肝不全のため急速に体内に蓄積したビリルビンや中毒物質を除去し，失われたアルブミンなどの栄養，凝固因子，網内系の賦活のためのオプソニンなどの必須物質を補給することを目的に行われる．

図3-8 ●血漿交換の原理

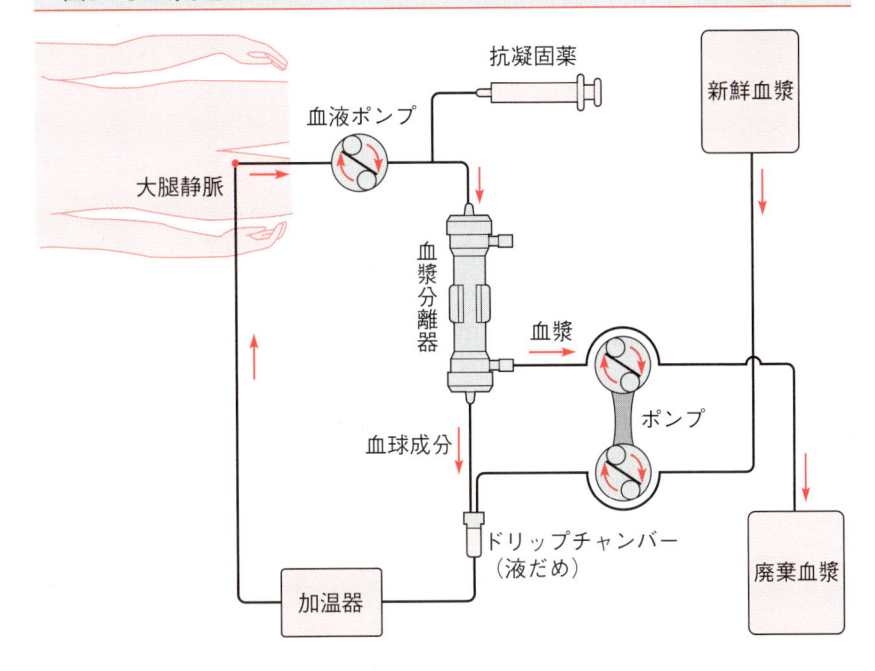

　方法は図3-8のような血液透析器と組み合わせた血漿交換補助装置を用いて行う．大腿静脈からダブルルーメンカテーテルを挿入して，脱血した血液を血液ポンプで体外循環回路に導き100〜200ml/分の速度で血漿分離器に送る．そこで分離した患者の血漿は廃棄し，同時に新鮮血漿を血漿分離後の患者の血液に返血する．血漿交換された血液は血液透析器で低分子物質の補正がなされ患者の体内に戻される．血漿交換は1回に3000〜6000mlの血漿を約3時間かけて交換する．

　安全に治療が受けられるように，異常症状の早期発見，早期対応を行う．

① ショックの早期発見と対処を行う

　血漿交換開始初期には体外循環による右心系負荷のため頻脈，不整脈，血圧の低下などがあるので，心電図モニターや自動血圧計を装着し，呼吸，血圧，脈などの循環管理を厳重に行う．血漿交換開始後30分は特に5分ごとにバイタルサイン，心電図の波形を観察する．

　その後は1時間ごとに経時的にバイタルサインを測定し，血圧の低下がないか観察する．急な血圧の低下がみられる場合には医師に報告し，昇圧などの処置の準備をする．

② 治療中，危険な行動を起こさないよう観察を行う

　血漿交換中，意識レベルの変動で興奮状態になる場合がある．治療中は常に医療者が患者の傍におり，ベッドから起き上がったり，不穏な様子が

ないかを観察して，危険防止に努める．

5）癌に対する治療

(1) 動脈注入化学療法（肝動注）

動脈注入化学療法は，腫瘍細胞の破壊または腫瘍細胞の成長を予防し，患者の生存期間を延長することを目的に行われる．

治療はリザーバーという埋め込み式のカテーテルを使用して行われるが，原発性肝癌と転移性肝癌の療法に適応される．この治療法の利点は，カテーテルを体内に埋め込むと治療のたびに針を直接からだに刺す必要がないこと，外来通院しながら治療が可能であることである．

治療のプロトコールは原疾患により異なるが，原発性肝癌であればFP療法が用いられることが多く，薬剤はシスプラチン，5-フルオロウラシルを使用する．注入時間はシスプラチンは1時間，5-フルオロウラシルは5時間かかるので，治療には計6時間ほど要する．マイトマイシンC，アドリアマイシンなどの抗癌薬も用いられる．

① 治療内容を理解し，不安なく治療を受けるための援助

患者の病状や，どのような治療なのかを医師が説明する．看護師は患者が病状をどのように理解したのか，リザーバーが半永久的に体内に埋め込まれること，治療以外の日でも留置していなくてはならないこと，肝臓に抗癌薬を注入することや抗癌薬の副作用などについて理解できたかを確認し，必要に応じて追加説明をする．

② 血流改変術およびリザーバー留置術を安全・安楽に受けるための援助

血流改変術およびリザーバー留置術は，放射線部で行われる．肝臓以外の臓器へ抗癌薬が流入するのを防止するために，肝動脈の1本化が行われる．これが血流改変術である．外からみても血管の走行が変更になったことはわからないので，患者はイメージがつきにくい．必要に応じてどのように動脈の走行が変更されたのかを説明する必要がある．

リザーバー留置術は，左鎖骨下動脈または大腿動脈経由のカテーテル留置が行われる．留置に使用する器具を見せながら，あらかじめイメージ化を図っておく．リザーバー留置術後，抜糸が終わるまでは感染予防のため入浴を控えることを説明する．

大腿動脈経由の血流改変術およびリザーバー留置術後の看護は①-D-1-7)「血管造影検査」の看護と共通である．

③ 肝動注治療を安全・安楽に受けるための援助

リザーバーからの抗癌薬注入は，フローチェックにより注入に問題がないことを確認してから，シリンジポンプか持続注入ポンプを用いて行われる．抗癌薬の注入により副作用として悪心，嘔吐，下痢が起こり，食事を

摂取できない場合があるので，抗癌薬注入30分前くらいに制吐薬をあらかじめ点滴または内服で使用すると症状が強くならず治療を終えられる．

抗癌薬を使用した2週間後くらいから副作用で骨髄抑制が起こる．日頃から感染予防を意識してもらい，イソジンガーグル®でうがいをしたり手洗いをする．また，白血球が3000/μl以下に低下してきたらマスクの着用などをする．血小板の低下により内出血が起こることがあるので，患者にもそのことを説明し，内出血が起こらないようにきついゴムの下着や衣服を避けたり，身体を強くこすらないなどの工夫をしてもらう．

④ リザーバーの自己管理に向けた援助

自宅で生活するために患者は，リザーバー使用上の注意や抗癌薬の副作用と対処について理解し，実行できるようになることが必要である．入院中1～2回の動脈注射後，通院治療に切り替わる場合が多い．退院を見通して，早い時期から患者にリザーバーの自己管理ができるように指導していく必要がある．指導内容は，抗癌薬の副作用，感染予防の方法，カテーテルのズレを防ぐ方法などである．一度説明したあと何度も見直しができるように要点を紙に書きパンフレットなどにして渡しておくとよい．また，一緒に練習して家で行えるようにする．

また，リザーバーの埋め込み部の感染の観察の仕方，リザーバー埋め込み部の安静のため衝撃を避ける方法やズボンがひっかからないようにする方法を伝える．

左鎖骨下動脈からカテーテルを刺入して留置する場合，患側上肢の運動は特に制限はない．しかし，カテーテルの逸脱の危険のある場合には，主治医により上肢の運動が制限されることがある．主治医から指示がなくても，患者は痛みやリザーバーを留置している不安から上肢の動きを制限することがあるので，日常生活への支障や不安な点について確認していく．

外来で治療を行う場合，抗癌薬による悪心予防のため，制吐薬を内服す

リザーバー留置中に気をつけなければならないこと

・リザーバー埋め込み部の感染：発赤，痛みの有無の観察が必要です．
・リザーバー埋め込み部の衝撃を避ける：カテーテルがずれるのを防ぐため，上から叩いたり，強く物を当てたり，からだを強くねじったり，曲げるなどの動作は避けるようにします．また，上から強くこすらない（特に入浴時）ように気をつける必要があります．
・ズボンなどを上げるときにひっかからないようにする：体表から約1～2cmポートが飛び出しているので，慣れないうちはズボンの上げ下げをするときにひっかかることがあります．

る．治療時間がわかれば患者に伝えて，制吐薬を注入時間の30分くらい前に内服調整し，治療時の悪心予防をする．

　また，リザーバーを留置したまま家庭で生活することへの不安や予後に対する不安，抗癌薬を使用することで悪心が続くのではないかという心配など様々な不安がある．患者と家族のこのような不安や心配を傾聴し，安心して生活できるよう対処を一緒に考える．

　退院して外来通院治療をするにあたり，患者と家族の病気の受け止めについて確認し，残された人生のQOLを高めることを考えていけるよう話し合うことが大切である．

(2) 肝動脈塞栓療法（TAE），アンギオ動脈注射（TAI）

　肝動脈塞栓療法（transcatheter hepatic arterial embolization；TAE）：大腿動脈からカテーテルを挿入し，ゼラチンスポンジなどの塞栓物を注入し，腫瘍を栄養している固有肝動脈の血流を遮断し，腫瘍を壊死させることを目的に行われる（図3-9）．

　アンギオ動脈注射（TAI）：TAE同様に大腿動脈からカテーテルを穿刺し，腫瘍を栄養している固有肝動脈に抗癌薬を血管造影をしながら注入し，腫瘍細胞の壊死を図る．

　①治療の目的と流れを理解し，協力できるようにするための援助，②治療が受けられるかどうかを把握するための援助，③不安の軽減のための援助，④安全に苦痛なく治療を受けられるための援助，⑤行われた治療が理解できるための援助は，本章-①-D-1-7)「血管造影検査」の項と同様である．

　治療による苦痛を緩和するために以下のような援助を行う必要がある．

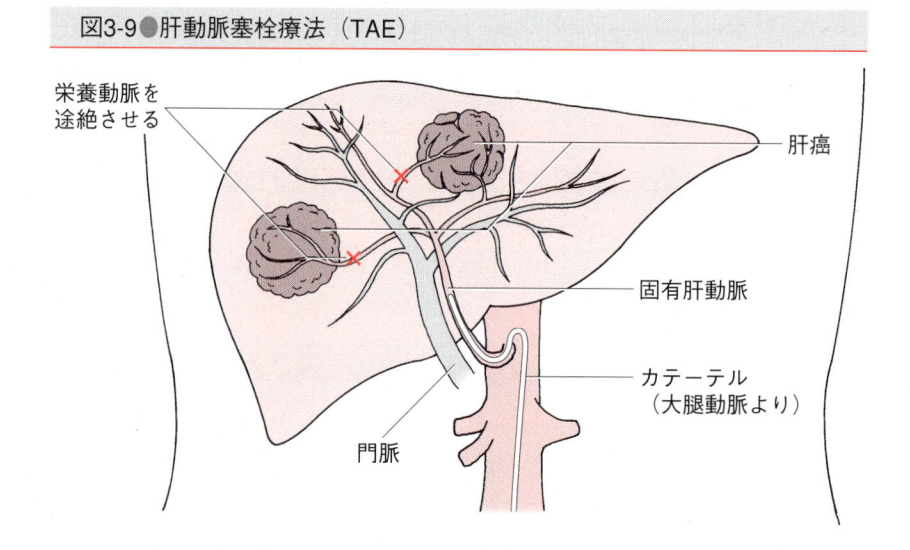

図3-9● 肝動脈塞栓療法（TAE）

肝臓のどの部位に腫瘍があり，どのように治療をしたのか医師に確認する．血管造影との違いは，抗癌薬などを使用し，腫瘍を壊死させるために疼痛や発熱を伴うことである．患者には腹痛や重苦しい感じが治療後7～10日間くらいは続くことをあらかじめ説明し，症状があれば教えてもらい，早期に対処をする．

抗癌薬の影響や肝機能低下により全身倦怠感や悪心・嘔吐などの消化器症状が出現することが多い．制吐薬の使用やガーグルベースンの準備などをしておく．治療後数日は食欲も低下するので，患者の嗜好に合った食べ物を準備してもらう．

(3) 経皮的エタノール注入療法（PEIT）

経皮的エタノール注入療法（percutaneous ethanol injection therapy；PEIT）は，超音波エコー下肝生検のように，超音波エコーをしながら穿刺針を用いて経皮的に癌病変にエタノールを注入し（図3-10），エタノールの組織凝固作用により腫瘍を死滅させることを目的としている．

適応は腫瘍数3個以内，最大腫瘍径3cm以下の肝細胞癌が対象となる．最近では腫瘍数も4～5個以内，最大腫瘍径も3cm以上でも適応されるようになってきた．

使用するエタノールの目安：腫瘍径2cm；14ml，腫瘍径3cm；32ml，1回注入量を4～8mlとし，数回に分けて注入する．

この治療法の利点は，肝予備能が比較的低下した患者にも適応できることである．合併症として出血や穿刺した肝表面からエタノールが漏れることによる腹膜炎があること，使用するエタノールによる酩酊感，発熱を呈

図3-10 ● 経皮的エタノール注入療法

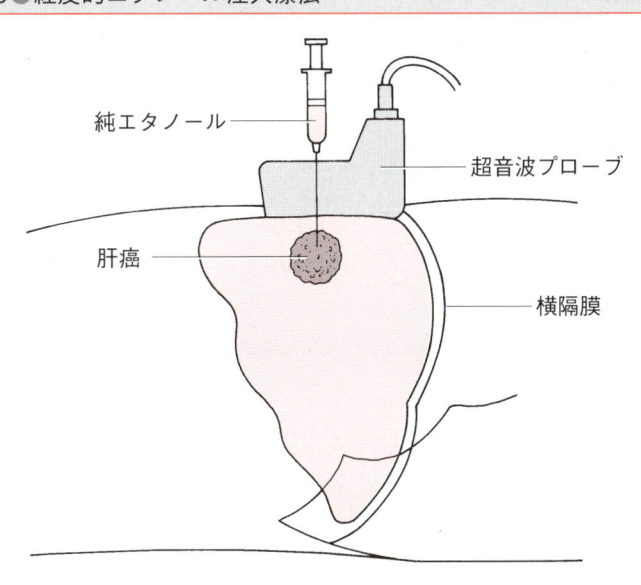

することがある．また，まれであるが，胆管損傷による胆管炎を起こし，黄疸が起こることがある．元来アルコールに弱い体質の患者は，エタノールの影響が出やすく酩酊症状が強くなる．

① 治療の目的と流れを理解し，協力できるようにするための援助

患者はPEITの目的や流れについて医師から説明を受ける．どのように説明を受け止めたのか確認する．医師から説明される際には，看護師はできるだけ同席する．

流れはだいたいエコー下肝生検と同じであるが，イメージできているか確認し，必要時，追加説明する．

治療中，PEIT針を腫瘍に確実に穿刺するためには，呼吸を10秒程度，一時的に止めてもらう必要があることを説明し，協力を得る．

② 不安の軽減のための援助

エタノール注入時に一過性の疼痛が起こるが，数分以内に治まることや，治療後，壊死した癌組織の吸収熱のため，38℃前後の発熱が2～3日みられることが多いことを伝え，自分の経過に対して不安をもたなくてすむようにする．

PEITは，一度の入院で3～6回繰り返し行われる．初回は腹痛や発熱の症状が強いが，2回目以降は症状の出方も弱くなり，患者なりの対処方法も考えられるようになる．患者と相談して発熱や悪心，頭痛に対する準備を十分にして安心してPEIT治療を受けられるように援助する．

③ 治療が受けられるかどうかを把握するための援助

治療が始まる前に体調を確認し，血圧の変動，脈拍，体温が通常の患者と違いがなければ，治療が受けられるので，処置室などへ患者を案内する．

④ 安全に苦痛なく治療が受けられるための援助

PEIT中は，肝生検と同様，痛みや何か訴えたいことがあれば，教えてもらえるように合図を決めておく．

PEIT終了後は，血圧の変化，発熱を観察する．

穿刺部位からの出血，腹腔内出血や肝表面からのエタノールの漏れによる腹痛がないかを観察し，痛みや出血がみられる場合には医師に診察を依頼する．

治療後3時間は安静臥位とし，その後医師が診察して，特に異常がなければ起き上がるときには穿刺部に手を当ててゆっくりと起き上がる．また，飲水，食事開始となる．

エタノールを使用するため，アルコールに弱い体質の患者は酔ったような症状が出て，頭痛，悪心が強く出現する．また，PEIT後1～2日間くらいは38℃台の発熱がみられることが多く，腹痛も1週間くらい続く場合

もある．使用するエタノールの量に比例して頭痛や発熱などの症状は強くなる．

まれに胆肝損傷により黄疸が出ることがあり，十分な観察が必要である．

これらのことを患者に治療前から説明し，不安の軽減に努めるとともに，症状があればすぐに知らせてもらうように伝えて，苦痛の緩和に努める．

⑤ 治療の成果を理解し，今後の生活を考えていけるための援助

医師からPEITの成果や今後の治療の見通しについて説明されているか確認し，必要に応じて，医師に追加説明を依頼する．

PEITを受けた後の肝細胞癌が再発する可能性もある．また，HCV感染から長い経過を経て肝細胞癌になり，PEITを受けている患者の場合，肝細胞の予備能力が低下しており，予後が必ずしもよい患者ばかりではない．患者が今後の生活をどのように過ごそうと考えているかを確認し，家で過ごせる時間を大切にできるように，患者や家族と話し合ってもらえるよう調整することが大切である．

(4) 経皮的マイクロ波凝固法（PMCT）

経皮的マイクロ波凝固法（percutaneous microwave coagulation therapy；PMCT）は，超音波エコー下肝生検のように，超音波エコーをしながら穿刺針を用いて経皮的に腫瘍を穿刺し，肝臓内で穿刺の先を4つに広げ，マイクロ波やラジオ波を流して，2 cm^{3}以下の腫瘍細胞を焼滅させることを目的とした方法である．PEITでは腫瘍細胞の内側からエタノールで細胞を固め壊死させていたので，被膜内に癌が残存する可能性があるのに対して，この方法であれば腫瘍細胞の被膜内までも焼滅させられることが利点である．

比較的新しい方法であり，まだすべての施設で行えるわけではない．

看護は①-D-3-1）「肝生検」と共通する．

治療当日，医師が診察して特に異常がなければ飲水，食事が開始される．

副作用として腹痛を訴える患者が多い．あらかじめ説明し，症状の早期発見に努め，対応する．

6）肝切除

肝切除は肝細胞の再生能力を利用して，腫瘍の破裂部位，劇症肝炎による破壊された肝細胞の破裂，肝嚢胞（エキノコックスなどの寄生虫による嚢胞含む）などの病変部を切除し，完治させるために行われる．

肝切除術の条件は，ICGが30％以下の場合である．転移性肝癌の場合には，肝臓以外に転移がないこと，肝硬変合併の肝癌の場合には黄疸と腹水

がないこと，肝臓の活動性病変がないことである．

肝切除には図3-11のような方法がある．

肝臓は再生能力が旺盛で，正常肝では3/4の切除が可能といわれている．しかし，肝硬変を合併している場合は，非病変部の機能も低下している．切除範囲は腫瘍の大きさと占拠部位（特に血管との位置関係）と肝機能によって許容切除範囲が決まる．切除範囲が大きければ大量出血の危険や手術後肝不全を起こす危険が大きくなる．

肝切除術によって身体に生じやすい問題は，大量出血によるショック，肝不全，肺合併症，疼痛，感染（特に肝断端・腹腔内膿瘍），糖代謝異常，消化管出血・急性胃拡張，腸管麻痺，食欲不振，腎障害（肝・腎症候群），食道静脈瘤の破裂である．

消化管出血・急性胃拡張，腸管麻痺，食欲不振は，どのような手術後にも起こりうる合併症であるが，肝切除術は特に手術による侵襲が大きいことや，麻酔時間が長いため起こりやすい．

肝切除術を受ける患者は肝硬変を合併しており，血液凝固系機能が低下していることが多く，手術中平均2000m*l*の出血がみられる．手術後は残存肝切断面の不十分な止血など手術手技に由来するものや，肝断面からの滲み出しによる出血，結紮糸のゆるみなど予想外の出血もある．

肺合併症は，肝切除術では手術操作が横隔膜や縦隔内に及ぶため，手術時間が長くなり，麻酔時間が長くかかることから起こりやすい．特に右肺の血胸や膿胸による拡張不全を生じやすい．

術後の成人呼吸窮迫症候群（ARDS）は，肝不全の徴候として現れる場合が多い．

感染（特に肝断端・腹腔内膿瘍）は，残存肝の断片からの胆汁漏出や壊

図3-11 ● 肝切除の方法

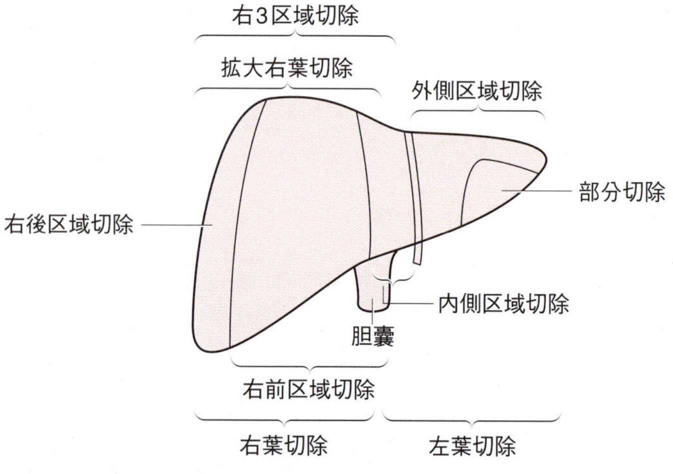

死した肝細胞の感染によって横隔膜下膿瘍や胆汁性腹膜炎を生じやすい．放置すれば敗血症，エンドトキシンショックや肝不全を引き起こす．手術前後では抗生物質が使用される．

　肝切除術後の糖代謝異常は，血糖が変動しやすく，低血糖を起こしやすくなることが特徴である．肝臓はグリコーゲンを貯蔵しているが，切除によって貯蔵できるグリコーゲンの量は減少する．手術後はからだの回復のために通常より多いエネルギーが必要であるため低血糖を起こしやすくなる．また，肝硬変合併例では糖尿病も併発していることが多く，手術後の高エネルギー輸液の影響もあり，血糖が変動しやすい．

　このような身体状況にある患者に対して手術の経過に沿った看護が必要である．

① 肝臓を切除することへの不安を軽減するための援助

　患者と家族は，危険を伴う手術に対しての不安や，術後に体が回復するのか，術後には経過が順調なのかという不安がある．反面，病変部位が切除され完治することへの期待もある．

　疾患の経過に従って何が不安なのかを聞き，不安をもつことは自然なことであることを伝えて，患者と家族の不安な気持ちに沿いながら，不安の緩和を図る．

　また，術前の呼吸訓練や術後の歩行，食事が摂れるようになっていく過程などから患者が努力している部分を認め，励ましていく．

　また，術後であればからだが回復していることや，データが落ち着いて術後の回復が順調であることなどを患者に伝え，患者が安心して術後を過ごせるように援助する．

② 経過をイメージでき，協力できるようにするための援助

　手術についての説明は，医師からまず行われる．医師の説明によってどのくらい手術についてのイメージができているかを確認しながら手術前から退院までの一連の経過が理解できるように，安静度や食事の内容，排泄方法，保清，検査処置について具体的に説明する（図3-12）．

　また，起こりやすい合併症についても説明して，特にそのなかでも患者が予防に協力できる呼吸練習や喀痰排出練習，禁煙など術後の早期離床や歩行に協力してほしいことを伝える．

　肝の切除範囲の大きさにかかわらず，手術後を安全に経過してもらうために，肝硬変があれば手術後はICUへ帰室し，肝硬変がなければ病棟へ帰室することを説明する．

　術後には，痛み止めを使用して少しでも苦痛が少なく過ごしてもらうことを伝えていく．

　看護師は合併症の早期発見や術後の回復を促すため定期的に観察や症状

図3-12 ● 肝切除後の一般経過と看護

		手術前7日	2〜3日	1日	手術当日	<手術後>1〜2日	3〜4日	5〜7日	8〜14日	28〜30日退院
安静度		病状により制限			ベッド上安静 体位変換可 セミファウラー位	歩行				
食事			低残渣食		禁食 胃チューブ挿入		流動食（腸蠕動あれば） → 抜去	5分粥〜7分粥〜	全粥　常食	
排泄			硫酸カナマイシン，ラクツロース投与により排泄促進		浣腸 尿カテーテル挿入		→ 抜去 トイレにて排泄			
保清				入浴						
検査，処置		・肝予備能，一般機能検査 ・腹水，血糖コントロール ・腸内細菌抑制 ・胃粘膜保護		除毛	浣腸，前与薬 ・胸・腹部X-P，血ガス ・DIC予防（FOY投与） ・BSチェック ・高エネルギー輸液 ・ネブライザー吸入 ・トリフロー ・O₂ ・硬膜外チューブ（痛みどめ用）			肝断端ドレーン抜法	抜糸（7日目）	
観察事項					・バイタルサイン ・排液の性状・量（胃・腹腔内口） ・I&O（輸液量，尿量） ・疼痛，肝不全徴候 ・麻酔の覚醒		腸蠕動の確認	排ガスの確認		
看護	援助	・不安の軽減 ・経過のイメージを図り，協力を得る ・体調を整える ・合併症予防と早期発見				・疼痛緩和 ・身体の回復，肝機能に応じた生活調整				

の把握を行うことを説明し，術後の訪室の目的が伝わるようにする．

③ 手術が受けられるように体調を最良にするための援助

肝臓を少しでもよい状態に保つために術前には安静を心がけてもらうように勧める．

全身の栄養状態の改善や休息をとることで体調を整える．切除範囲が広範な場合には術前からIVH管理をして，栄養状態を整える．また，安静によって肝臓にできるだけ負担がかからないように肝機能の保持に努めるよう患者に説明する．

排便をスムーズにして，腸内細菌由来のエンドトキシンを減少させ，血中アンモニア値の上昇を防ぐ．そのために術前3日から低残渣食とし，非吸収性抗生物質（硫酸カナマイシン，硫酸フラジオマイシンなど）とラクツロースを経口与薬する．

手術当日は体調を確認し，血圧，体温，脈拍を測定する．バイタルサインが安定していれば手術は受けられると判断し，手術室へ向かう準備をする．

④ 合併症（手術後）の早期発見と予防のための援助

看護師は，合併症を早期に発見するために，切除部位，手術中の出血量，麻酔時間などを手術室看護師に確認する．帰室後からバイタルサインおよ

び各種ドレーンからの排液の性状と量，尿量，輸液量など水分出納を経時的に測定する．発熱，血圧の低下，心拍数の増加，尿量の減少，ドレーンからの排液量の増加（特に血性の場合）などの変化は，出血の可能性が高いのですぐに医師に連絡し，速やかな対応を行う．

特に手術後12時間は出血の危険が大きいので，1時間から2時間おきに観察する．

また，腹痛の有無や肝不全の観察も行う．

術後は図3-13のようにラインや点滴チューブ，複数のドレーンが入っているので，観察する場所を誤らないようにする．チューブやドレーンがどこから出ているものかをテープで札を作り，マジックで記入しておくと見誤りを防止できる．また，ドレーンからの排液の流出が悪いときにはミルキング（ドレーンチューブを軽くもむこと）をしたり，ドレーン挿入部の位置がずれていないかを確認することが大切である．変化があれば，直ちに医師に連絡し，処置のための準備を行う．

肝不全の早期発見は，肝性脳症の観察を行うことでできる．術後早期にプロトロンビン時間延長，血清ビリルビン値は上昇し，羽ばたき振戦がみられたり，意識状態が低下していく．肝不全は一度生じると予後が不良で，ほとんど致命的である．交換輸血や人工肝などの処置が行われるが，効果は薄い．そのためわずかの肝不全徴候も見逃さないように，患者の変化に

図3-13●帰室時の患者の状態

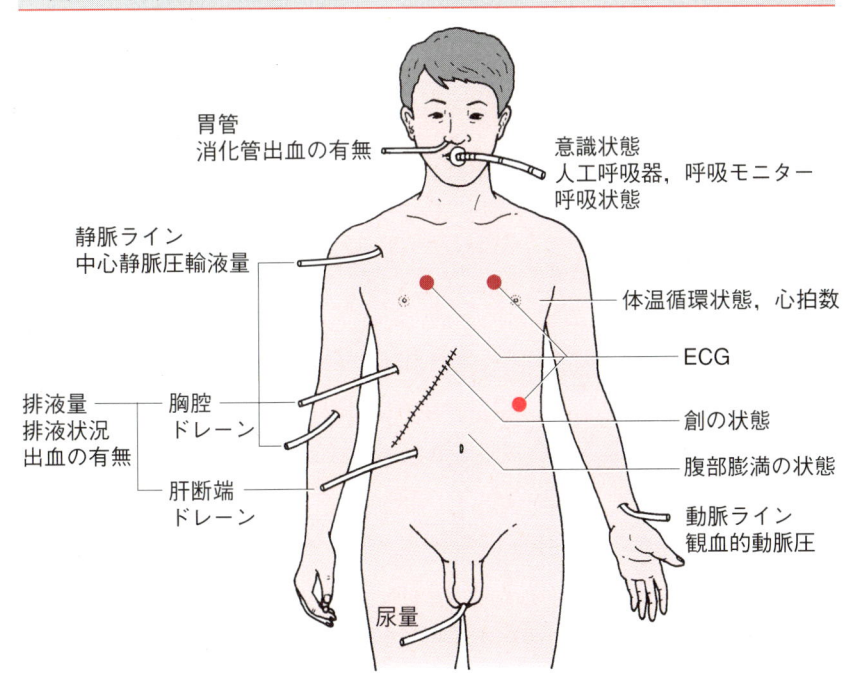

気づいたら早期に対応の準備を行う．

　低酸素は肝細胞の再生に不利であり，肝不全の誘因となるので低酸素状態の有無を確認する．低酸素，呼吸困難などの症状がみられた場合には成人呼吸窮迫症候群（ARDS）を疑い，X線などの検査をして，ARDSであればすぐにICUへ転科し，ICUでの厳重な呼吸管理を行う．水分出納の経過をみながら輸液が過剰とならないように観察するとともに，喀痰喀出を促し，十分な酸素と栄養を補給して予防に努める．もしもF_{IO_2}が60〜100％でPa_{O_2}60mmHg以下なら人工呼吸器による呼吸管理が必要である．

　術後は強酸胃液が多量に分泌されるため，急性胃拡張になりやすい．上腹部の膨隆，吃逆，嘔吐などの症状が急性胃拡張の症状なので，症状の有無を観察する．腸蠕動を確認するとともに，胃チューブからの排液の性状や量を確認する．また，術後，門脈圧が亢進すると食道静脈瘤が破裂する場合もあるので，胃チューブからの排液が血性になっていないか，便の色は黒くないかなどを観察する．吐血する場合もあるので注意して観察する．

　さらに，定期的に血糖を調べ，低血糖や高血糖になっていないかを確認する．異常な高血糖は肝機能障害の徴候でもある．手術直後の高濃度の糖およびインスリン投与は肝不全を助長するので，血糖の変動が少ないようにインスリンを調整するとともに，輸液の注入速度や，量によって血糖が高くならないように注意する．

　創部の感染が起こらないように，適宜消毒を行う．発症の有無の把握や創部の発赤，腫脹，痛みの有無，ガーゼに付着した滲出液の性状を抜糸まで観察する．

　肺合併症の予防のために術前7日間くらい呼吸訓練，吸入，イソジン®含嗽，喀痰喀出の方法を患者に説明し，一緒に練習する．また，禁煙してもらう．術後も吸入やイソジン®含嗽，スクイージングなどを行う．創部を保護しながら，深呼吸や咳嗽を促し痰の喀出を図る．また深呼吸は肺胞の拡張を促す効果もある．

　肝不全を起こさないように，手術前からできるだけ肝庇護，全身状態の改善，手術後の低酸素予防を行うことが大切である．

　病状が安定していれば早期離床を促して，肺合併症やイレウスの予防に努めるよう指導する．

　離床が進まない場合には，褥瘡ができやすいので，少なくとも2時間おきには体位変換を行う．体位変換には，腸管の動きを刺激してイレウスを予防する効果や，同一体位による腰痛，背部痛を緩和する効果もある．

⑤　疼痛を緩和するための援助（手術後）

　疼痛に対しては，鎮痛薬を使用するが，患者は手術直後は全身麻酔の影

響で傾眠がちである．

　覚醒した後で創痛や同一部位の圧迫による痛みの有無を確認する．疼痛がある場合は，迅速に対応し，疼痛による苦痛を最小限にする．

　同一部位の圧迫による痛みに対しては，ベッドのギャッチアップの角度を少しずつ変えたり左右への体位変換をするなどの援助を行う．

　行動拡大が許可されても，痛みや辛さは継続していて，患者は身体を早期に回復させるために痛みをこらえて行動している．患者は鎮痛薬の使用に関して，遠慮していたり，使用しないほうが身体によいと思い痛くても希望しない場合がある．看護師から声をかけて，痛みを我慢していたり，動くと痛いので動かないようにしているといった場合には，鎮痛薬の使用を勧め，痛みや辛さを我慢しないようにしてもらう．

⑥　術後の身体の回復・切除した肝機能に応じた生活の調整を行えるような援助

　手術後，どのくらいの活動ができるのかについて医師に確認し，切除部位の大きさや手術後の患者の疲労感の程度や肝細胞機能のデータから，実際に行っていることが患者にとって負担となっていないかを把握する．

　早期離床が肺合併症の予防やイレウスの予防には必要であるが，肝切除術のようなからだへの侵襲の強い手術の場合には，一般状態が安定してからでなければ安全な離床を患者に勧めることができない．バイタルサインが安定していてドレーンからの排液が強い血性でなければ，通常では術後1日目頃より歩行開始となる．歩行開始前には四肢を動かす訓練をし，ベッドサイドに立つことや，ベッド周囲を1～2回歩行して，身体を慣らす必要がある．

　術後は食欲不振となるが，からだを早期に回復させるためには栄養が必要である．術後は腸蠕動が確認されるまでは高エネルギー輸液によって栄養が補給されている．通常，術後1～2日で腸蠕動があり，術後2～3日目には排ガスがみられる．腹部X線撮影により腸の状態を確認して，腸蠕動があれば，術後4～5日目より流動食から食事が開始される．術後7～10日目には全粥食となる．腸蠕動が確認されても，消化管の機能や肝機能の一時的な低下があるうえに，創部痛や体動制限などから食欲不振となり，経口摂取がなかなか進まないことが多い．このような場合には無理をせずに食べたい物を選択してもらい，そのなかで患者のそのときの状態で食べても問題ないものを家族に用意してもらったり，病棟でミキサーにかければ摂取できるものであればミキサーにかけるなどして，患者の食欲を大切にしながら，あせらず食事を進めていく必要がある．

　患者には術前から栄養の必要性について説明しておく．また，食後の悪心や嘔吐，腹部膨満感が現れる場合もある．食欲がないのか，食後の症状

を恐れて食べるのを控えているのかを聞き，制吐薬などで対応できるものは食事の前に与薬して，食事をしてもらうことも患者と相談して行う．

3 栄養代謝機能の担い手である胆嚢・胆管の障害に対して行われる治療

1）経皮経肝胆管ドレナージ（PTCD）

経皮経肝胆管ドレナージ（percutaneous transhepatic cholangiography with drainage；PTCD）は，栄養代謝機能の担い手である胆嚢・胆管の障害に対して行われる治療である．

閉塞性黄疸に対して，胆管造影をして肝内胆管にドレーンを穿刺挿入して，経皮的に体外へ胆汁を排泄し，黄疸を軽減することを目的に行われる方法である．

PTCDは一時的に行われる場合と半永久的に行われる場合がある．一時的に行われる場合は，胆管結石などで胆汁の流出が妨げられたときや総胆管切開術，胆嚢摘出時に胆砂，胆汁，胆内結石があるときである．半永久的に行われる場合には，胆管，胆嚢癌，膵臓癌，肝癌による胆管の狭窄や閉塞のため胆汁の流出が妨げられた場合で，根治手術ができない場合である．

(1) PTCDに対する患者の不安を緩和するための援助

患者は治療前にPTCDについて医師から説明を受けるが，実際にどのようなものか，いつまでチューブは入っているのか，入浴はできるのか，処置は痛くないのかなど様々な不安がある．患者が医師から説明を受ける際には看護師は同席し，患者の様子や医師からの説明内容を把握する．医師からの説明が正しく理解できたか，患者が不安に思っていることはないかなどを確認し，不安があれば傾聴する．

(2) PTCD留置が継続できるための援助

PTCDが挿入直後は発熱や腹痛が起こりやすい．発熱や腹痛の症状がないか観察する．また，PTCDが適応となる患者の多くは黄疸が強いため瘙痒感や倦怠感などの苦痛症状があるので，これらの苦痛症状を軽減する．

排液量と性状，便の色の観察をする．排液が正しくできていれば便の色は白めであるが，チューブの位置がずれて排液が不十分な場合には便がいつもより濃い色になるので，患者に便の色を確認する．チューブの位置がずれないように，消毒時にチューブの挿入の位置を確認し（マーカーなどで印をつけておく），ずれている場合には胆汁の排出が悪くなるので，速やかに医師に報告する．また，排液量がいつもより少ない場合には，チューブの位置，チューブの屈曲や閉塞，はずれがないか観察する．テープで

固定するときには，ゆとりをもたせ固定し，チューブが引っ張られないようにする．歩行時PTCDボトルが邪魔にならないように，点滴棒などにひとまとめにして掛けるように患者に指導することも大切である．

(3) 患者と家族が安心して家で生活できるための指導

半永久的にPTCDを挿入する場合，挿入直後は看護師が主体的に観察やケアをしていくが，黄疸が軽減したら患者は退院し，家庭で自己管理をしなくてはならない．患者がPTCDの自己管理をできそうな場合には以下のような取り扱い方法や注意点を患者や家族に説明して，何度か練習して退院してもらう．

患者が自己管理を行うことが困難な場合には，家族を中心に説明をし，外泊などをとおして練習する．

〈PTCDの自己管理〉

① 胆汁の円滑な排出

排液量の観察と対処：定時的に胆汁量を観察する．胆汁量が少ない場合には，PTCDチューブの屈曲やはずれがないか確認する．

テープの固定：チューブが引っ張られないように，少しゆとりをもってテープで固定するので，特に臥床時には寝ていてもチューブが引っ張られないようにする．

PTCDボトルだけを引っ張らないように説明する．

② チューブの挿入部からの感染の予防

患者や家族への消毒の仕方，挿入部の感染の観察の仕方，入浴時の保護の仕方について説明する．

チューブの挿入部を週に3回か入浴後に消毒する．マスキン®水またはイソジン®と綿棒を購入してもらい，挿入部から外側に向かって円を描くように消毒する．

チューブの挿入部に感染が起きていないか発赤や痛みなどについて毎日観察する．毎日，PTCDボトルをミルトン®などで消毒した清潔なボトルと交換する．排液はトイレに流す．

入浴時は，PTCDチューブとボトル側についている延長チューブを接続部ではずし，PTCDチューブの先端にキャップをつけて止める．PTCDチューブを巻くなどしてガーゼに包み，腹壁にテープで止める．PTCDチューブごとテガダームやビニールで覆い，チューブと挿入部位が濡れないようにする．ボトル側のチューブの先は，アルコール綿で覆い清潔に保持しておく．

③ 安全に生活するための留意点

退院後，家庭では，チューブから引っ張られるのを防ぐため，PTCDボトルを入れるポシェットのような袋を作り，持ち歩くなどの工夫をする．

胆汁を体外へ排出しているので，水・電解質，胆汁酸の喪失が起こりやすい．胆汁酸不足で脂肪の活化が悪くなりやすいので，脂肪を控え目にする．

受診したほうがよい症状は，発熱，チューブ周囲の発赤が強い，管の挿入部から胆汁が漏れてくる，胆汁の排液量が減少している，チューブを固定している糸が切れていたり，チューブが抜けかけている，便に色が付いている，腹痛などである．

PTCDを半永久的に挿入する患者は，癌が進行している場合が多いので，家で過ごせる時間を大切にし，患者と家族が満足のできる生活を送れるように入院時より，患者・家族と話し合うことが大切である．

2）内視鏡的逆行性胆道ドレナージ（ERBD）

内視鏡的逆行性胆道ドレナージ（endoscopic retrograde billiary drainage；ERBD）は，閉塞性黄疸に対して，内視鏡的に乳頭部から狭窄部にＴチューブを挿入し，十二指腸に胆汁を排泄し，黄疸の軽減を図ることを目的に行われる．短所はチューブの位置がずれやすいことで，胆汁の排出不良になることがある．長所はPTCDのように体外へチューブとボトルを出さなくてもよいので，活動しやすいことである．

(1) 胆汁の排出が円滑に行えるための看護

Ｔチューブ挿入後の便の色を患者に確認して，便がいつもより灰白色化してきた場合には，Ｔチューブのずれを疑い，医師に報告して，対処を依頼する必要があることを指導しておく．

患者自身も便の色を観察できるように「チューブがずれて，胆汁が上手く排出できなくなると便の色がつきにくくなるため白っぽい便になってくる」と説明する．

(2) 患者が安心して生活できるための看護

患者は挿入されたＴチューブがずれやすいと聞き，動くことを恐れる場合もあるが，通常の体動であればずれる心配は少ないことを伝えて，安心して動いてもらうようにする．

第4章 栄養代謝機能障害をもつ患者の看護

肝臓に障害が起こると，栄養代謝機能のすべてに障害が及ぶ．本章では栄養代謝機能の担い手である肝臓の障害を起こす疾患として，急性肝炎，慢性肝炎，肝硬変を，また，利用物質・排泄物質の生成機能障害の結果，起こる疾患として，胆石症，高脂血症，高尿酸血症を取り上げる．

A 急性肝炎（栄養代謝機能の担い手の障害）患者の看護

　肝臓は，栄養代謝機能の要の臓器である．損傷されても再生され，代償能力が高いため，沈黙の臓器とよばれる．しかし，再生不可能なほどに破壊されると栄養代謝機能障害とともに，ほかの様々な機能障害により死の転帰をたどることがある（図4-1）．

　急性肝炎は，治癒すれば，その後の生活に支障は生じないが，慢性化したり，重症化したりすると生命・生活を脅かす．急性肝炎の患者は生命の危機にさらされているとともに，人生を左右する転機にあると考えて援助を行っていかなければならない．

　劇症肝炎とは，肝細胞の広範な壊死により，肝不全症状が生じるものをいう．診断基準は，症状発現後8週間以内に高度の肝機能障害に基づいて肝性脳症（肝性昏睡）Ⅱ度以上の脳症をきたし，プロトロンビン時間40％以下を示すものとされている（第12回犬山シンポジウム，1981.8）．

　肝性脳症（肝性昏睡）とは，肝機能障害により精神神経症状を呈した症候群をいい，表4-1のように分類されている．原因としては高血中アンモニア濃度，高血中短鎖脂肪酸濃度などがあるといわれている．

　劇症肝炎，肝性脳症ともに急性肝炎の重症化の状態である．

　急性肝炎は，肝炎ウイルスや薬剤，アルコールなど様々な原因により肝細胞変性や壊死を引き起こす疾患で，発熱・黄疸・全身倦怠感などの症状

図4-1●急性肝炎の経過

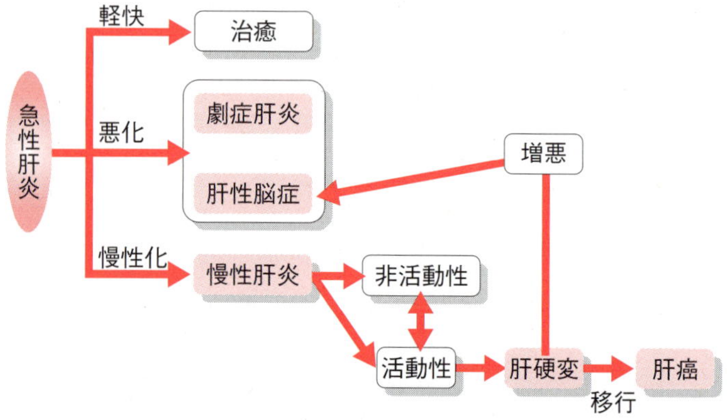

表4-1 ● 昏睡度分類（犬山シンポジウム，1981）

昏睡度	精神症状	参考事項
I	睡眠-覚醒リズムの逆転 多幸気分，特に抑うつ状態 だらしなく，気にとめない態度	retrospectiveにしか判定できない場合が多い．
II	見当識（時・場所）障害，ものを取り違える（confusion）． 異常行動（例：お金をまく，化粧品をゴミ箱に捨てるなど）． 時に傾眠状態（普通の呼びかけで開眼し，会話ができる）． 無礼な言動があったりするが，医師の指示に従う態度をみせる．	興奮状態がない． 尿，便失禁がない． 羽ばたき振戦がある．
III	しばしば興奮状態またはせん妄状態を伴い，反抗的態度をみせる．嗜眠状態（ほとんど眠っている）．外的刺激で開眼しうるが，医師の指示に従わない．または従えない（簡単な命令には応じる）．	羽ばたき振戦がある（患者の協力が得られる場合）． 見当識は高度に障害．
IV	昏睡（完全な意識の消失）． 痛み刺激に反応する．	刺激に対して，払いのける動作，顔をしかめるなどがみられる．
V	深昏睡，痛み刺激にもまったく反応しない．	

を患者が自覚し，受診することが多い．急性肝炎の原因では肝炎ウイルスによるものが最も多い．急性肝炎の経過は，ウイルスの型によって大きく異なる（表4-2）．

A型とE型は類似した臨床像であり，劇症化・慢性化の可能性は低い．しかし，キャリアから急性発症したB型肝炎と，多くのC型肝炎は，劇症肝炎への重症化がみられ，慢性肝炎にも移行しやすい（図4-1，表4-2）．慢性肝炎から肝硬変，肝癌へと経過をたどることもある．急性期のケアはもちろん，退院後の自己管理への援助と経過観察が重要である．D型肝炎ウイルスは，HBs抗原たんぱくを表面に被って，そのなかにD型肝炎ウイルスの抗原が存在する．そのため，HBs抗原の存在なしには発症しない．B型肝炎との同時感染，またはHBウイルスキャリアへの重感染の2種類が考えられている．同時感染は大部分が軽快するが，キャリア状態に重感染すると，重篤化しやすいので注意が必要である．

急性肝炎の治療には，安静療法，食事療法，薬物療法がある．薬物療法は，肝細胞の庇護を目的とした対症療法にとどまるため，安静療法と食事療法が治療の基本といえる（第2章-D「肝不全」の項参照）．

急性肝炎は重症化して生命の危機に陥ることもあるため，患者の苦痛と不安は大きい．きめ細やかな観察と，日常生活全般にわたる援助が必要で

表4-2 ● 急性ウイルス肝炎の種類と特徴

型	診断	年齢	感染経路	輸血後肝炎のうちの	慢性化	劇症化	発生状況（頻度）
A型	IgM型HA抗体（＋）	子ども・若年（50歳以上少ない）	経口感染水平	―	しない，再感染しない	時に認められるが，ほかの型に比べると少ない	流行性散発発生の30％以上
B型	HBs抗原（＋）IgM型HBc抗体（＋）	全年齢男3：女1	血液，唾液・性液垂直・水平	10％程度	☆一過性→しない（成人の一般感染）☆キャリア→する（母子感染）	認められる急性肝炎の約1％（BとCの重感染）（BとDの重感染）	一過性急性肝炎の1/3弱，20～40％
C型	HCV抗原（＋）（抗C-100抗体）	15歳以下はほとんど陽性者なし，年齢とともに増えるが高年齢層では2％程度	血液，性液水平	80％程度	☆輸血後肝炎のHCV抗体（＋）の90％遷延化する☆成人が感染しても50～80％慢性化する☆自然治癒がない	認められるAとC，BとCの重感染・同時感染例要注意，生存率はA型，B型に比べると有意に低い	全急性肝炎の30～50％
D型	δ抗体（＋）HBs抗原なしにはHDVは存在しない	全年齢	血液，性液HBVキャリアへの重感染，同時感染	まれ	HBVキャリアへの重感染は持続感染になる可能性が高い，同時感染は一過性	B型慢性肝炎にHDVが感染すると，重症化，劇症化すること多し	HBs抗原（＋）の約1.3％程度
E型	除外診断抗原・抗体系は確立されていないが，A型とは異なる	わが国では輸入例のみ	経口感染（飲料水の感染で大流行）	―	しない	しないが妊婦がかかると重症化することがある	インド・ミャンマー，中国などの水系で発生，わが国では輸入のみ

出典／宮崎和子編：看護観察のキーポイントシリーズ内科Ⅲ，中央法規出版，1994，p.143．一部改変．

ある．また，治療により日常生活への制限が加わるため，患者の生活と患者を取り巻く環境は一変する．これらのことから患者には様々なストレスが加わり，精神的な援助も必要となる．

1）アセスメントの視点と情報収集

(1) 肝臓の破壊・壊死の進行を推測するための検査結果の把握とその影響の観察

急性肝炎の原因がウイルス性であるのか，薬剤やアルコール性であるのかによって経過・予後は大きく異なる．したがって，肝炎の原因の診断結果から経過と予後を予測したうえで，肝細胞の破壊や壊死による栄養代謝機能障害の程度を調べる．

肝細胞の破壊と壊死による栄養代謝機能障害から生じる症状には様々なものがある（図4-2）．全身倦怠感や黄疸，黄疸による皮膚の瘙痒感などが

図4-2 ● 肝細胞の破壊と壊死による栄養代謝機能障害を示す検査結果と症状ならびに生活上の苦痛

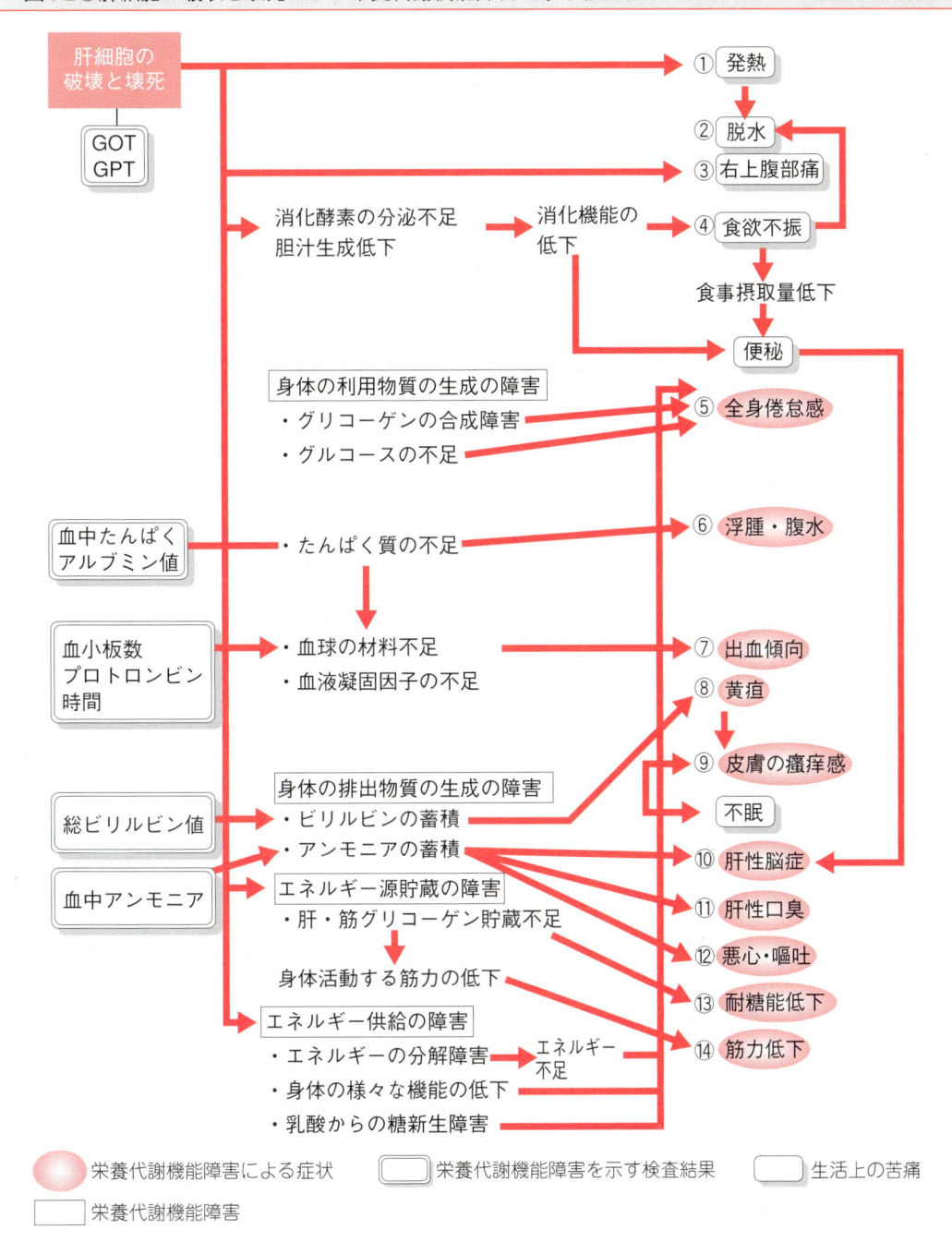

急性肝炎患者によく観察される症状である．肝性口臭とは，アンモニアに近い口臭であり，血中アンモニアの上昇とともに観察される．

　黄疸の急激な増悪や，つじつまの合わない言動などは，肝性脳症や劇症肝炎の出現の徴候である．これらの徴候の発現について患者だけではなく，

家族からも聴くようにする．患者が様々な苦痛や肝性脳症により会話が十分にできない場合でも，家族からの情報提供で状況を知ることができる．また，発病前の患者を知る家族は，肝性脳症による精神症状の発現などの小さな変化に気づきやすいからである．

(2) 急性肝炎による苦痛と日常生活への影響の把握

栄養代謝障害を示す症状以外にも，患者に不快な症状が生じていることがある．たとえば，浮腫による手足の冷感や，長時間の臥床安静による腰痛などである．患者のつらい自覚症状について，本人から直接聴くことが必要である．ただし，倦怠感や疲労感のために，長時間話をすることが苦痛となる場合があるので注意する．

急性肝炎によって生じた症状や体力の低下により，患者のADLが低下して，セルフケア不足となることがある．患者の日常生活を観察して，介助や環境整備の必要性について検討する．

(3) 療養生活を送るための患者の認識と生活の把握

急性肝炎の原因と経過，予後などについて，患者がどのように理解しているのかを把握する．また，食事療法・安静，アルコール制限などへの理解についても把握する．療養生活への理解はセルフケアを行ううえで重要である．

ウイルス性肝炎の場合，他者に感染を拡大する危険があるということが理解できているのか，どのようにすれば予防できるかということが理解できているのかを確認する必要がある．感染拡大の予防対策の必要性と方法が理解できていることによって，感染の拡大を予防できるばかりでなく，医療者が行う感染予防のための手順を，隔離されていると誤解することも防ぐことができる．

(4) 患者・家族の不安の把握

苦痛が緩和され会話が可能なときをみはからって，患者がもっている不安や疑問について話してもらう．また，家族に患者の様子や悩みについて知っていることについて話してもらうことも大切である．

2）生じやすい看護上の問題

①急性肝炎による炎症が慢性化・重症化するおそれがある．
②肝細胞壊死の進行に伴う症状による苦痛がある．
③急性肝炎による生命・生活への影響に対する不安がある．

3）目標と看護

(1) 肝炎の悪化を予防するための援助
① 急性肝炎悪化の徴候の早期発見

急性肝炎の悪化徴候としては，全身倦怠感の増強，黄疸の増強と延長，つじつまの合わない言動などがある．これらの症状の出現や変化に注意する．

② 肝細胞の破壊・壊死の進行を予防し，肝細胞の再生を促すための指導と援助

急性肝炎の治療の基本である食事と安静，アルコール制限が実施できているか否かを確認して，肝細胞の再生を促すことができるように患者の生活を整えていく．

食事：急性肝炎による食欲不振が強いときは，無理に食事摂取を勧めないようにする．ただし，発熱による発汗や食事量の減少による脱水が生じやすいので，水分は摂取してもらうようにする．水分・栄養の経口摂取が不可能な場合，輸液による補給を行う．

体位：立位よりも座位，座位よりも臥位のほうが肝臓への血流量は多くなり，細胞への酸素や栄養の運搬がされやすいために，細胞の再生が促される．全身倦怠感のために活動量は減少することが多いが，安静が保たれているかどうかを確認する必要がある．また，安静の必要性が理解されていない場合は，説明・指導する必要がある．

アルコール制限：ウイルス性肝炎の場合，基本的に禁酒となる．アルコール代謝が肝臓にかける負担を説明して，理解してもらう．

アルコール性肝炎の場合は，断酒となる．断酒の必要性を説明し，断酒が実行されているか患者の生活を観察する．断酒による離脱症状に注意しながら，患者のつらい思いは表出してもらうとよい．

③ 肝性脳症の出現や進行の予防

肝性脳症の誘因となる生活上の問題には，活動と休息のアンバランス，飲酒，便秘，アンモニアを産生しやすい食品の摂取などがある（図4-3）．これらの誘因が生じないように注意する．

④ 肝性脳症による危険の防止する

肝性脳症の出現は，劇症肝炎の診断基準ともなっており，検査データの悪化よりも先に現れることもある．患者の様子をよく観察し，早期発見が可能になるようにする．また，肝性脳症の初期の不穏行動や意識レベルの低下がみられる場合，ベッドからの転落や転倒，点滴や留置カテーテルなどルート類の抜去などの事故予防が必要である．

活動と休息のバランス：活動量が多い場合は，調整するよう指導し，その方法について患者と共に検討する．

食後は特に休息が必要であること，休むときは，できるだけ臥床することなどを指導する．

活動量の調整上，必要な場合は，家族役割や仕事上の役割の変更を検討

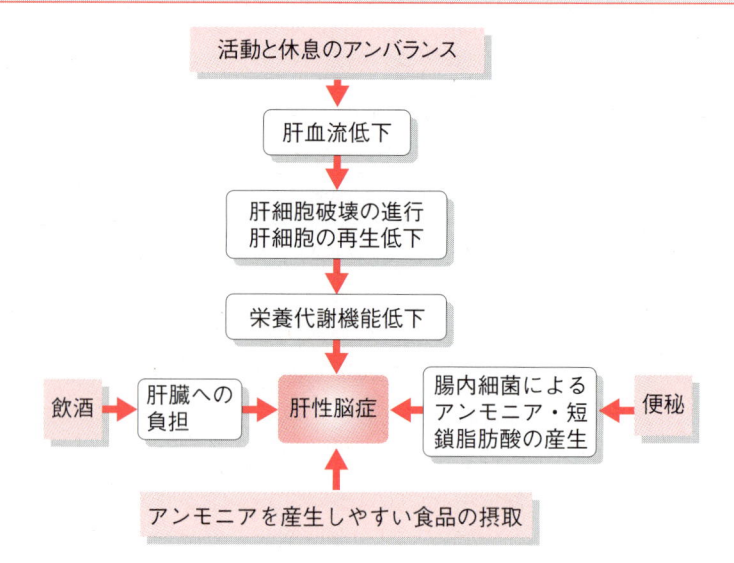

図4-3 ● 肝性脳症の誘因となる生活上の問題

```
        活動と休息のアンバランス
                 ↓
            肝血流低下
                 ↓
         肝細胞破壊の進行
         肝細胞の再生低下
                 ↓
          栄養代謝機能低下
                 ↓
  飲酒 → 肝臓への → 肝性脳症 ← 腸内細菌による    ← 便秘
         負担              アンモニア・短
                          鎖脂肪酸の産生
                 ↑
     アンモニアを産生しやすい食品の摂取
```

してもらう．

飲酒の習慣：酒は嗜好性の強い食品である．患者の楽しみや気分転換の手段となっている場合も考えられる．そのような人にとって禁酒によるストレスは大きいと思われる．飲酒による肝臓への悪影響を強調するとともに，飲酒以外の時間の過ごし方を提案する．

アンモニアを産生しやすい食品の摂取：たんぱく質の摂取量の制限と分岐鎖アミノ酸の多い食品の摂取を勧める．

便秘：水分の十分な摂取と食物繊維の多い食品の摂取を勧める．

排便の回数，性状をチェックする習慣をつけてもらう．

腹部を温めたり，マッサージをする方法を指導する．

(2) 全身倦怠感や皮膚の瘙痒感による苦痛を緩和するための援助

苦痛による体力の消耗を防ぎ，安楽が得られるようにするための援助を行う．急性肝炎による苦痛としては，特に，全身倦怠感と黄疸による瘙痒感の訴えが多い．

全身倦怠感は，だるいというよりは身の置き所のないつらさであるといわれる．患者が安楽を得られる体位を工夫したり，体位変換を介助したりして，少しでも安楽が得られるようにする．排泄や更衣，保清など，必要であれば介助する．入浴は特に体力を消耗するため，患者の状態に合わせて，部分清拭や手浴など部分浴を計画・実施する．

皮膚の瘙痒感に対しては，皮膚の擦過傷を予防するため，搔くよりは叩くようにして瘙痒感を紛らわせること，爪を短くしておくことなどを患者に指導する．睡眠中に搔いてしまうおそれのある場合は，手袋をはめ

てもらう．衣服の刺激により瘙痒感が生じるため，静電気の起きやすいものは避け，通気性がよく，肌触りのいい綿製品を選んでもらう．厚着で体温が上がると瘙痒感が生じるため，衣類の枚数を調節する．

清拭時にグリセリンアルコール，メントールアルコール，重曹水，ヨモギ水などを用いると清涼感をもたらし，ある程度瘙痒感を緩和することができる．入眠前にからだが温まると，瘙痒感が生じやすいので，可能であれば清拭を行う．

便秘をすると，腸内でビリルビンが再吸収されて，黄疸が助長される．皮膚の瘙痒感も強くなってしまうため，便秘予防のケアが必要となる．

(3) 急性肝炎による生命・生活を不安を軽減するための援助

急性肝炎による様々な症状や苦痛，生活の制約などから患者には不安が生じやすい．患者の苦痛緩和のためのケアを行い，会話ができる状態に整えたうえで，つらい気持ちを表現してもらうようにする．

また，急性肝炎は症状の急激な変化があり，患者の外観の変化や精神症状の出現などによって家族にも不安が生じやすい．訪室時には家族への声かけも行い，話しやすい雰囲気をつくる．家族は苦痛や制約の多い療養生活のなかで，患者に安心感をもたせることのできる重要な存在である．家族が安定した状態で患者に付き添うことが，患者の不安感の軽減をもたらすことができるといえる．患者が医療者に聴きにくいことを家族が代弁することもある．ウイルス性肝炎の場合は，感染への不安をもつことがあるので，感染への不安を表現してもらい，患者と家族が適切な感染予防の方法がとれるように指導する必要がある．

B 慢性肝炎（栄養代謝機能の担い手の障害）患者の看護

慢性肝炎とは，臨床的に急性期より6か月以上肝臓に炎症が持続し，あるいは持続していると思われる病態である．組織学的には，門脈域を中心とした持続性の炎症反応があり，円形細胞の浸潤と線維の産生により，門脈域の拡大がみられるものをいう．活動性と非活動性に区分されるが，活動性では，小葉内細胞浸潤と，肝細胞の変性ならびに小壊死巣を伴う．

慢性肝炎は，ほとんどがB型ウイルスやC型ウイルスの感染から起こる．炎症を繰り返すと肝硬変，肝癌に移行し，肝機能低下と合併症により死への転帰をとることになる．

炎症の程度や症状，治療方法にもよるが，入院ではなく通院で経過を観察することが多い．自覚症状が乏しいことが多く，そのため患者は治ったと思いがちで，定期的な通院や検査を受けなくなるおそれがある．肝臓は沈黙の臓器ともいわれる代償性の高い臓器であり，自覚症状がなくても肝

炎は増悪していることがある．受診による定期的な肝機能のチェックが必要である．

また，慢性肝炎の患者は，生命の危機に直面しているわけではないが，長期の治療と療養生活が必要なため，様々なストレスにさらされることになる．一般社会のなかで肝炎の療養生活を継続するには様々な問題が生じることになる．定期的な受診と患者自身のセルフケアが予後に大きく影響してくるため，患者の生活と自己管理において，どのような問題が生じているかを把握し，療養生活を支援していくことが求められる．

1）アセスメントの視点と情報収集

(1) 肝炎の進行を推測するための情報収集

検査結果によって肝臓の破壊の程度や，肝機能を評価することができる．

慢性肝炎の悪化による自覚症状は，全身倦怠感，浮腫，食欲不振，腹部膨満感，黄疸などである．感冒様の症状のため，慢性肝炎の悪化によるものとは自覚していない場合がある．看護師はこれらの自覚症状がないかどうかを患者に確認することが必要である．

(2) 慢性肝炎による苦痛と生活上の問題を援助するための情報収集

慢性肝炎の自覚症状は，患者が適切な療養生活を送ることができているかどうかを推測するための情報でもある．慢性肝炎悪化の徴候がみられる場合は，生活上の問題がないか否かを把握する必要がある．

慢性肝炎による苦痛は，症状ばかりでなく，生活上の制約や長期にわたる通院など，精神的・経済的なものもある．患者によって負担に感じていることは異なるため，患者本人に聴くことが必要である．

2）生じやすい看護上の問題

①肝炎の悪化（活動期への移行，肝硬変への移行）の危険性がある．
②ウイルス性肝炎の場合，インターフェロン療法の副作用による苦痛がある．
③長期療養に伴い精神的・経済的に不安などの負担感を生じることがある．
④ウイルス性肝炎の場合，感染を拡大させる危険性がある．

3）目標と看護

(1) 慢性肝炎が悪化しないための治療を安心して受けるための援助

慢性肝炎の治療にインターフェロン（INF）療法がある．インターフェロンは，ウイルス感染などの外的刺激に反応して，生体内でつくり出され

るたんぱく質の一種である．α，β，γがあるが，治療にはα，βが用いられる．α製剤は筋肉または皮下に注射で，β製剤は静脈注射で連日ないし週2～3回，一定期間投与される．最近では持続型インターフェロン製剤であるペグインターフェロンが臨床で用いられている．ペグインターフェロンは週に1回皮下注射で投与される．B型・C型慢性肝炎に有効な治療であり，ウイルスの排除と肝機能の正常化を図る目的で施行される．治療効果も高いが，副作用も持続しやすい．また，高価であるため患者の経済的な負担も大きい．

インターフェロン療法は，与薬前に医師から患者と家族に治療効果，副作用，経過について説明が行われる．患者と家族の説明に対する理解や受け止め方を確認する．副作用には脱毛という外見の変化や発熱，悪心などの症状があり，肉体的・精神的に苦痛が大きい（図4-4）．苦痛に対する受け止めはしていても，つらいことに変わりはない．しかし，インターフェロン療法の理解があることによって，副作用が一時的なものであり，治療効果を得るためにやむをえないことであると，患者が自分自身を納得させることもできると思われる．また，インターフェロン与薬前に不安や疑問をいつでも話せるという信頼関係を築いておくことが，治療継続の援助に

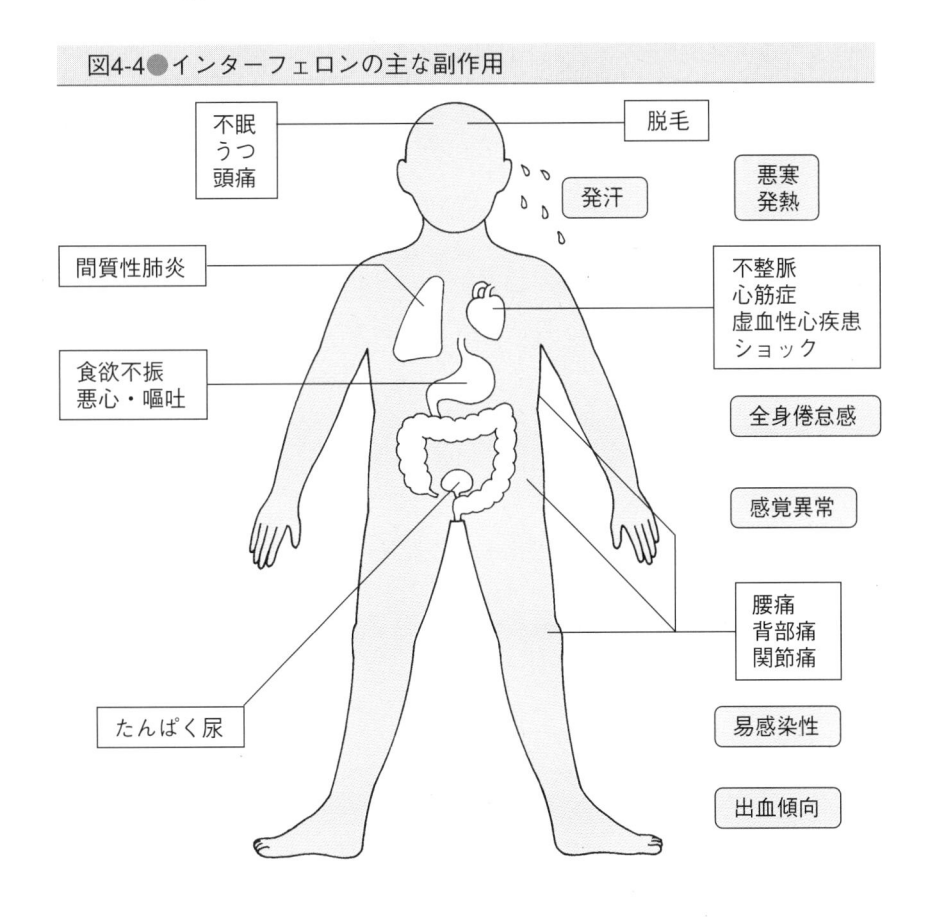

図4-4● インターフェロンの主な副作用

不眠
うつ
頭痛

脱毛

発汗

悪寒
発熱

間質性肺炎

不整脈
心筋症
虚血性心疾患
ショック

食欲不振
悪心・嘔吐

全身倦怠感

感覚異常

腰痛
背部痛
関節痛

たんぱく尿

易感染性

出血傾向

は必要である．また，ペグインターフェロンは週1回の投与でよく利便性が高まったが，副作用も持続しやすく，白血球数，血小板数が低下している場合には特に注意が必要である．

インターフェロンのα製剤を自己注射で投与する場合には，自己注射の方法や注射器，針の後始末などについて十分説明する必要がある．患者の理解度や自己注射の受け入れに応じて指導を行い，不安なく自己注射が行えるか否かを確認しながら，患者が自信をもち，安全に自己注射ができるようになるまで指導を行う．

以下にインターフェロン療法の主な副作用と援助について説明する．

悪寒・発熱：インターフェロンの筋肉内注射では，与薬後3～4時間で悪寒戦慄が出現し，それとともに38～40℃の発熱がみられる．インターフェロンβは，静脈注射であるため，注射1～2時間後に発熱がみられる．発熱時に頭痛や倦怠感，関節痛，筋肉痛などを伴うことがある．解熱と疼痛除去のために解熱鎮痛薬を使用するが，与薬初日は，発熱の程度やパターンなどをみるために解熱薬の使用をしないこともある．その場合，患者の苦痛は大きくなるため，冷罨法を行い，解熱薬が使用できるようになるまでの一時的な苦痛であることを話して様子をみる．ただし，40℃以上の高熱や，患者の苦痛の程度によっては解熱薬を使用することもある．

消化器症状：食欲不振，悪心・嘔吐などの消化器症状は，与薬初日から出現することが多く，次第に消失する．食欲不振が続き，栄養状態が悪化した場合は，インターフェロン療法の継続が困難となる．食べられるときに患者の嗜好に合ったものを摂取してもらうようにして栄養状態の低下を予防する．

口内炎・口角炎：歯みがきやイソジンガーグル®によるうがいなどを勧めて，口腔内を清潔に保つよう指導する．医師の指示により，口腔用ステロイド薬（ケナログ®など）を使用する．

脱毛：インターフェロン与薬による脱毛には個人差があるが，1～3か月ほどで回復しはじめ，6か月程度かけて徐々に元に戻る．男性よりも女性，高齢者よりも若年者のほうが，不安や精神的ショックが大きい．一時的な症状であることを話し，かつらやバンダナ，帽子などの使用を勧める．

精神神経症状：インターフェロン療法による様々な精神神経症状が報告されている．四肢痙攣や知覚異常（虫のはう感じや痛み）のほか，重度の抑うつ状態や自殺願望が起きることもある．特に抑うつ症状がなく，患者が落ち込んでいる様子がみられなくても，突然自殺することもあるため，自殺の危険性は常に念頭に入れておく必要がある．患者は様々なつらい副作用に耐え，肉体的・精神的にストレスが大きく追い詰められやすい．患

者の変化に注意し，患者の苦痛に対し共感的な態度で接する．家族にも協力を求め，患者を過度に励ましたり，患者の前で暗い表情をしたりすることのないように接してもらう．患者にとって最も安心できる存在である家族が，患者の悩みを聴き，治療のつらさを受け止めることが，患者にとって力づけられることであると話し，協力を得るようにする．

易感染性：インターフェロンにより白血球の体内分布の変化が生じて，白血球の減少が起きる．それに伴って感染への危険が高まるために白血球数に応じた対処が必要であるが，まず，イソジンガーグル®によるうがいと手洗いの励行をする．面会者の制限，外出，外泊の禁止などが必要となることもある．白血球数が1000/μl以下になる場合は，与薬量の減少や一時停止も検討される．

出血傾向：鼻出血，歯肉出血に注意する．血小板が5万/μl以下になったときは，与薬の減量や一時停止が検討される．柔らかい歯ブラシの使用を勧め，歯肉出血を予防するとともに，点状出血の有無について自己観察してもらう．

そのほかの重篤な副作用：頻度はそれほど多くはないが，重症化しやすい副作用として間質性肺炎がある．不整脈や心筋症が起きることもある．一般状態の観察とともに，これらの副作用を早期発見する必要がある．

(2) 療養生活を継続するための指導

① 慢性肝炎悪化の徴候の早期発見

慢性肝炎では，感冒様の症状が悪化の徴候であるため，肝炎による体調不良と気づきにくい．どのような症状があれば受診が必要であるかについて，患者・家族に説明し，症状の変化に留意してもらう．

② 肝細胞の再生を促す生活の指導

慢性肝炎は，自覚症状のないことが多く，体力的に無理がきく．そのため安静は，肝炎患者にとって重要な治療であることを説明する．患者が活動と休息のバランスのとれた生活を送っているか否かを把握し，必要な栄養素を摂取しているか，肝臓に負担となるアルコールの摂取制限について，医師の指示が守られているのかどうか確認する．

③ 長期療養となることを理解し，治療を継続するための援助

慢性肝炎では，苦痛や自覚症状が強くないため，通院や検査そのものが負担となることがある．また，長期にわたる治療は経済的にも負担となる．

前者については，家庭内・家庭外での社会生活における役割を調整し，治療や検査の時間が確保できるよう援助する．また，患者会などを紹介し，治療継続の意欲を支える．

経済的な負担については，高額医療制度や高額医療貸付制度，医療費控

除などの社会資源を紹介する．

(3) 他者への感染拡大を予防する方法の援助（ウイルス性肝炎の場合）

ウイルス性肝炎患者の場合，感染経路，感染予防の手段を説明する．自分が感染源であるということは，精神的ショックであり，事実を受け入れるまで時間がかかることがある．患者の精神的苦痛を理解し，感染源として扱われるといった罪悪感・嫌悪感をもつことのないよう注意しながら，感染拡大の予防策をとる必要がある．

A型肝炎の場合：糞便中にウイルスが検出されるので，糞便に触れた可能性があるときは，手洗いをする．

B・C型肝炎の場合：血液や粘液が他者に触れないことが基本である．献血の禁止，かみそりや歯ブラシを共用しない．家族へのHBワクチンによる予防，性交時にはコンドームを使用するなど考慮する．

C 肝硬変（栄養代謝機能の担い手の障害）患者の看護

肝硬変とは，慢性肝炎が持続した結果，肝細胞が壊死に陥り，肝細胞が次第に線維に置き換わり，増殖していく状態をいうが，原因としては90％が肝炎ウイルス（70％がC型，20％がB型慢性肝炎）であり，残る10％はアルコール性肝障害である．肝硬変は代償期にはほとんど症状がない．しかし，症状がなくても肝細胞の壊死が進行していることがある．非代償期に，栄養代謝機能障害による症状や肝線維化に伴う肝内の血流障害による症状が出現する（図4-5，6）．非代償期の肝血流障害によって症状は改善されにくく，生命の危機をもたらすこともある．

1）アセスメントの視点と情報収集

(1) 肝硬変の合併症による生命の危機を推測するための検査結果の把握と患者の全身状態の観察

肝硬変による栄養代謝機能の低下や門脈圧亢進により，合併症が生じやすくなる．食道・胃静脈瘤，肝性脳症（肝性昏睡），出血傾向，浮腫・腹水などの有無と程度から患者の生命の危機を推測する．

(2) セルフケアの低下を援助するための情報収集

肝機能の低下とともに安静の必要性が高まる．また，肝硬変の進行や安静により体力は低下し，動作時に労力を伴うようになるため，ADLが低下することが予想される．患者の生活における活動と安静のバランスがとれているか，日常生活への介助の必要性などについて検討するために情報収集する．

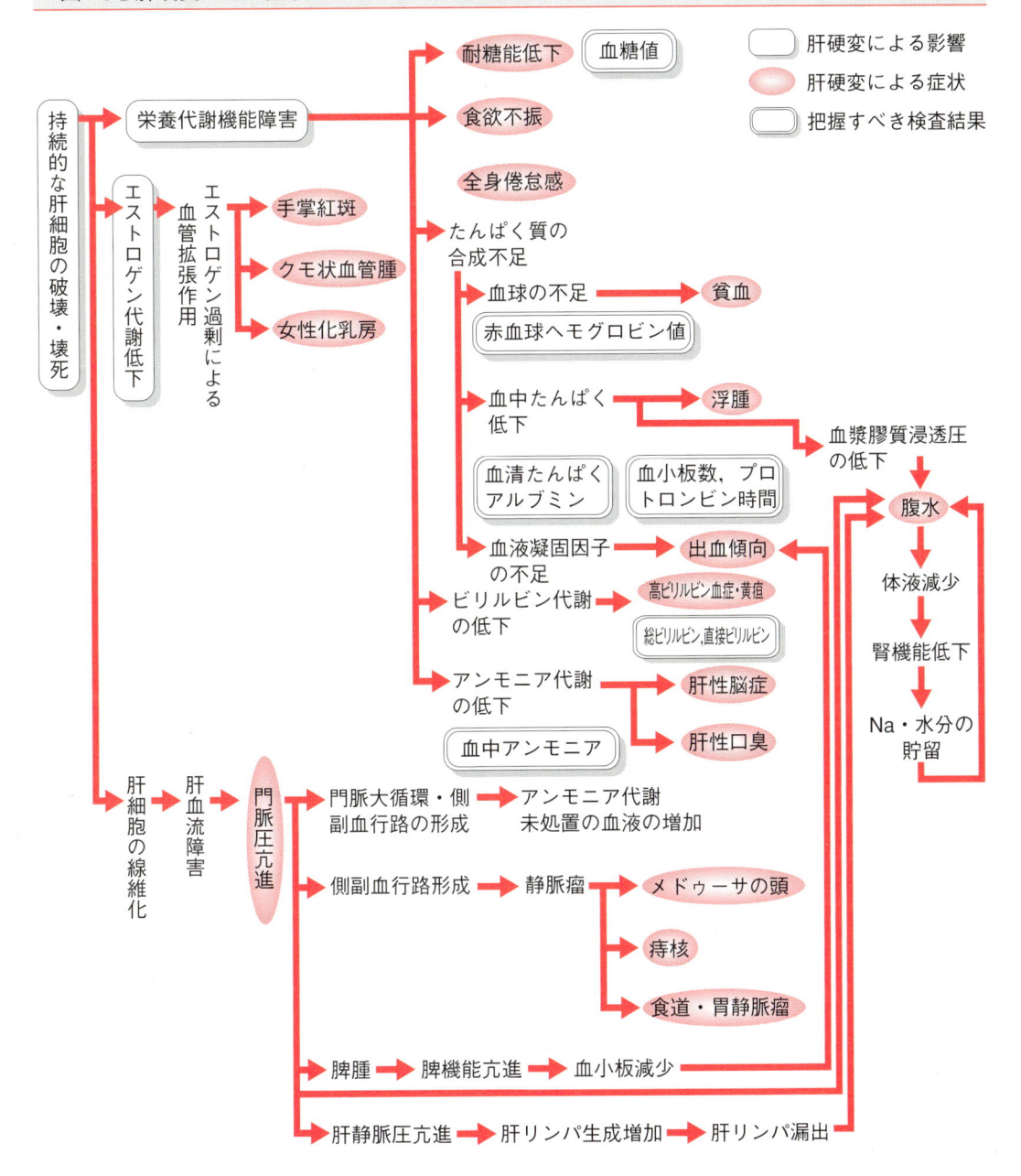

図4-5 ● 肝硬変による症状と把握すべき検査結果

(3) 肝硬変による患者の苦痛の把握

　肝硬変の進行により，苦痛の種類や程度も変化する．浮腫や腹水による苦痛の訴えがよく聴かれるが，患者がどのような症状を苦痛に感じているかは患者個々で異なるため，患者自身に苦痛を表現してもらう．

(4) 肝硬変の進行による患者の日常生活への影響の把握

　肝硬変の進行につれて，食事，活動などの生活上の制約が多くなる．ま

図4-6 ● 肝硬変の徴候

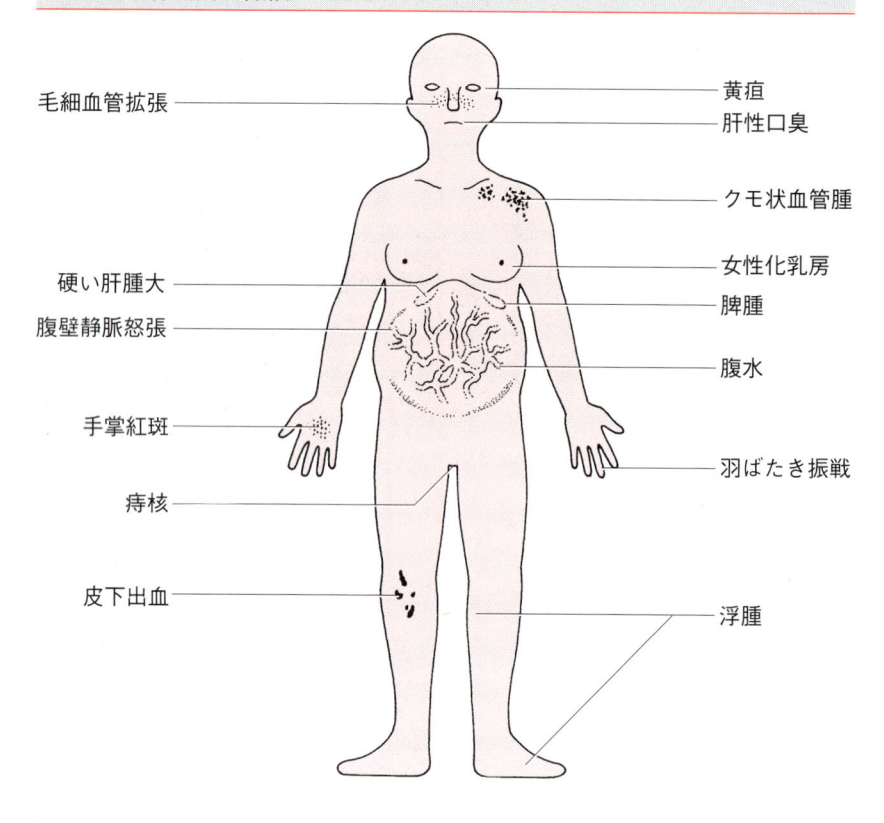

毛細血管拡張
硬い肝腫大
腹壁静脈怒張
手掌紅斑
痔核
皮下出血

黄疸
肝性口臭
クモ状血管腫
女性化乳房
脾腫
腹水
羽ばたき振戦
浮腫

た，苦痛が強くなるとともに予後に対する不安も強くなる．患者がどのような不安をもっているかを話してもらう．

2）生じやすい看護上の問題

①食道・胃静脈瘤破裂による生命の危険がある．
②肝性脳症を起こす危険性がある．
③脾機能亢進と栄養代謝機能障害による出血傾向がある．
④浮腫・腹水によるセルフケア不足がある．

3）目標と看護

(1) 食道・胃静脈瘤の破裂による生命の危機を回避するための援助

① 食道・胃静脈瘤の破裂を予防するための援助

出血の予防的処置として，内視鏡的硬化療法（EIS）と内視鏡的結紮術，バルーン閉塞下経静脈塞栓術（B-RTO），経静脈的肝静脈シャント（TIPS）が行われる．予防手術には，直達手術，選択的シャント手術などがある．

食道・胃静脈瘤破裂は，肝硬変によって引き起こされ，致死率は高い．

食道静脈瘤を生じさせないことが大切であるが，生じてしまった場合は，破裂の危険を避ける療養生活を援助することが重要である．

・本人・家族が食道静脈瘤の破裂の危険性について理解できるよう説明する．
・食生活上の注意としては，硬いものや刺激物を摂取しないようにし，食道・胃への刺激を避ける．また，飲酒は肝機能悪化と静脈瘤破裂の危険性を高めるので，禁酒することなどを指導する．
・便秘による努責によって門脈圧は上昇するので注意を促す．

② 食道・胃静脈瘤破裂による生命の危機に対する援助

食道・胃静脈瘤破裂時には，迅速な対応が必要である．吐血・下血の出血量の確認，意識レベルの観察，バイタルサインチェックを行う．

血液の誤嚥防止のために，顔を横に向け，嘔吐物による窒息を予防する．出血による低酸素を予防するために酸素吸入が行われ，輸液・輸血が開始される．これらの治療や処置が行われることを予測して準備を進める．

出血によるショック症状が回避されたら，内視鏡による出血点の確認とS-Bチューブによる圧迫止血，門脈圧を下げるバソプレシンの持続点滴注射が行われる．また，塞栓療法，内視鏡的硬化療法などの治療が行われ，止血困難時は緊急手術となる．予後は不良である．

食道・胃静脈瘤のある患者は，肝硬変の合併症である出血傾向がみられることが多く，静脈瘤が破裂した場合は止血しにくい．多量出血によるショックに注意する．また，血液中のたんぱく質の吸収により肝性昏睡が起こりやすくなるため注意する．

(2) 肝性脳症の発生の誘因となる生活習慣を改善するための援助

肝性脳症の誘因となる生活習慣としては，活動と休息のアンバランス，飲酒の習慣，アンモニアや短鎖脂肪酸を産生しやすい食品の摂取，便秘などがある（本章A「急性肝炎患者の看護」の項参照）．これらの誘因が生じないように生活を整える．

痔核がある場合は，排便時に苦痛を伴い，便秘の原因になることがある．食物繊維の多い食事や，便を軟らかくする薬などの内服で，排便時の苦痛を緩和する．

アルコール性肝硬変患者の場合は，断酒が療養生活の最大の課題である．断酒によるアルコール離脱症状に注意し，断酒が習慣づけられるように援助する．家族の協力や励ましは，患者の大きな力となる．家族から患者の様子を聴き，患者を支えてくれるように協力を求める．

(3) 出血しやすく，止血しにくいことを患者に自覚してもらうための援助

清拭時には点状出血などの出血斑がないか全身の観察を行う．歯肉出血

をしやすいため，柔らかい歯ブラシの使用を勧める．

また，浮腫や腹水のために体動が容易でなく，足元が不安定であるので，転倒や打撲に注意するよう指導する．

採血や注射の際はできるだけ細い針を使用し，止血をしっかりと行う．

(4) 浮腫・腹水による苦痛の軽減と，セルフケア不足の解消のための援助

肝硬変では，栄養代謝機能障害に加え，肝リンパ漏出による腹水の増強がある（図4-5参照）．また，肝機能の低下や，浮腫・腹水による体液量の減少によって腎機能が低下し，さらに浮腫・腹水が増強する．肝硬変の進行した患者の浮腫と腹水は強度であり，苦痛が大きく体動にも支障をきたす．

- 浮腫・腹水によって，腹部膨満感やそれによる呼吸苦，手足が重く，だるい感じが強くなる．ベッドや枕スポンジなどを利用し，セミファーラー位を保持するなど，患者の希望に合わせ，安楽な体位の工夫をする．
- 浮腫・腹水によって体動が困難となり，排泄や洗顔も介助を要することがある．ナースコールを手の届く場所に設置し，援助の必要なときは声をかけてもらう．腹水貯留による呼吸状態の変化，日常生活動作の制限など，随伴症状の有無を確認する．
- 衣類・寝具を調節し，締めつけや圧迫を避ける．
- 下肢や陰嚢浮腫，腹水により皮膚の脆弱化が進展し，傷つきやすくなっているときは，絆創膏の刺激で皮膚剝離を起こしてしまうので注意する．また，陰嚢がすれて傷つきやすいため軟膏ガーゼで保護する．
- 体位変換時は，ベッドとの接触面のマッサージをする．シーツのしわや衣類のしわによっても，皮膚が圧迫されて浮腫が強まることがあるので注意する．
- 腹部膨満感や全身倦怠感，下肢や陰嚢浮腫などによる体動制限があるときは，ベッドへの昇降，歩行時は，転倒・転落に注意しながら介助する．

D 胆石症（利用物質と排泄物質の生成機能障害）患者の看護

栄養代謝機能の"利用物質を生成する機能"により生成された胆汁酸とコレステロールが結合し，胆道内においてできた石を胆石といい，胆石による疾患を胆石症という．

胆石は，その存在部位によって肝内結石，胆嚢結石，総胆管結石に分けられる（図4-7）．どの部位の結石かによっても症状や経過は大きく異な

図4-7 ● 胆石のできる場所

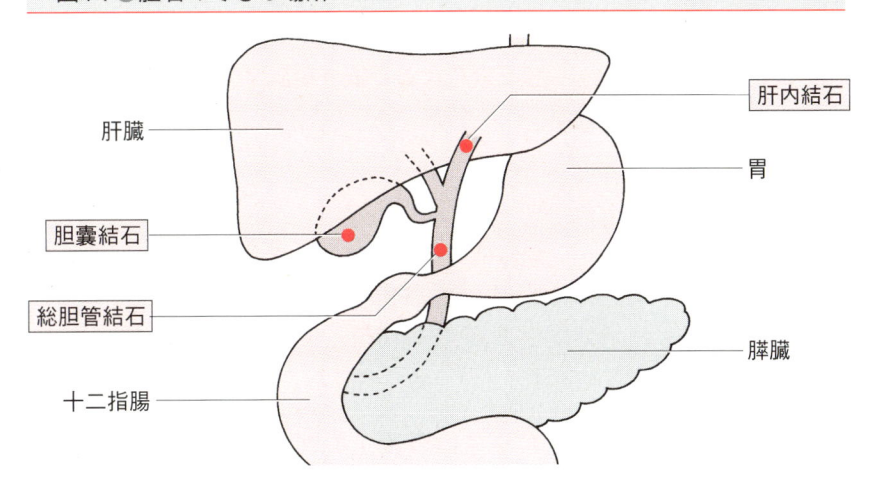

肝臓　肝内結石　胃　胆嚢結石　総胆管結石　十二指腸　膵臓

る．総胆管結石や肝内結石は胆管炎を起こしやすいので注意が必要である．

症状としては，疝痛といわれる激しい腹痛と黄疸，発熱の3つが主としてみられる．疝痛発作は胆嚢頸部，総胆管末端部に石が嵌入すると出現する．黄疸は，総胆管結石でよくみられる．発熱は発作後に一過性にみられるが，持続するときは急性胆嚢炎，胆管炎を併発していることがある．

重症化すると胆嚢炎や胆管炎を起こすばかりか，胆嚢穿孔や化膿性胆管炎へと進行し，生命が脅かされることがある．

1）アセスメントの視点と情報収集

(1) 重症化の徴候を早期発見するための検査結果の把握と患者の状態の観察

胆石の存在する部位や胆石の大きさによって症状や重症化の危険性が異なる．胆石の存在部位に留意しながら，患者の発熱，疼痛，黄疸などの症状の程度を観察して重症化の危険性を予測する．これらの症状が強くなったり，遷延化したりする場合は注意が必要である．

黄疸は，眼球結膜，皮膚，尿などの黄染を観察する．胆汁の排出と貯蔵の障害による閉塞性黄疸は，肝内結石に胆管炎を伴う場合や総胆管結石により発現する．検査データでは，直接型ビリルビンやアルカリホスファターゼ，γ-GTPなどの上昇がみられる．黄疸の観察と検査データの変化に注意する．

急変時には，意識レベルの低下，頻脈，血圧低下，乏尿，呼吸促迫などがみられるので，これらの症状に注意する．

(2) 苦痛の程度を把握するための情報収集

胆石症発作による疼痛の部位・程度の把握と観察を行う．黄疸による皮膚の瘙痒感について患者の訴えを聴き，皮膚の擦過傷の有無を観察する．

(3) 胆石症による不安を軽減するための情報収集

疝痛発作や黄疸，発熱などによる患者の苦痛は大きいため，患者は死の恐怖を体験することとなる．苦痛の緩和や観察とともに，患者の不安に対する援助も必要である．

(4) 胆石症の再発を予防するための患者の生活習慣の把握

胆石症は，生活習慣によって再発することがある．患者の食生活や社会活動などについての情報を収集し，胆石症を再発する誘因がないかについて検討する．

2）生じやすい看護上の問題

①激しい疼痛がある．
②合併症を併発し，重症化の可能性がある．
③閉塞性黄疸による苦痛がある．
④胆石症による不安がある．
⑤胆石症を再発する可能性がある．

3）目標と看護

(1) 疼痛を軽減するための援助

疼痛時は全身状態を観察し，ショック症状に注意する．疼痛と同時に悪心や嘔吐がみられることがあるので，ガーグルベースン®などを準備しておく．

医師の指示により鎮痛薬，鎮痙薬を使用し，使用後の痛みの変化を観察する．

胆石による激しい疝痛発作は，患者に生命の危機を感じさせるものである．発作の消失後には患者がよく苦痛に耐えたことをねぎらい，不安の思いを傾聴する．

(2) 胆石を除去する治療を患者が安心して受けられるための援助

胆石除去の治療として腹腔鏡下胆嚢摘出術がある．手術による侵襲が少なく，入院期間も短くて済む利点があるため，胆石症の治療としてよく行われる．

① 腹腔鏡下胆嚢摘出術を安心して受けられるための援助

手術の必要性や経過については，医師から説明されるが，胆石による疼痛や瘙痒感による苦痛などによって，理解力が低下していることがある．理解度について再度確認し，疑問や不安を表現してもらう．

② 手術後の合併症を予防するための援助

腹腔鏡下胆嚢摘出術の合併症としては，胆汁瘻，胆瘻，残骸結石などがある．ドレーンからの排液や患者の状態をよく観察し，合併症に早く気づくようにする．問題がなければ早期離床を勧める．

③　創部やドレーンの挿入部からの感染を予防するための援助

創部や腹腔内ドレーンの挿入部位は毎日観察し，消毒を行う．ドレーンからの排液量と性状をチェックする．

④　苦痛を軽減するための援助

手術による疼痛があるときは，医師の指示により鎮痛薬を使用する．

⑤　手術後の身体機能の回復が順調に進むための援助

手術後の排尿訓練を手術当日から開始する．尿意があれば尿道カテーテルは抜去する．歩行開始時にはふらつきや転倒の危険がないかなどの安全確認をする．

手術翌日には，排ガスや腸蠕動音があることが多い．水分と食事摂取を開始するときには，悪心などがないか観察する．

(3)　黄疸による瘙痒感を軽減するための援助

瘙痒感が強いときは，ハッカ水やよもぎ水などで清拭し，瘙痒感を緩和する（本章A「急性肝炎患者の看護」の項参照）．

(4)　胆石症による不安を軽減するための援助

胆石症は一般的に胆石が除去されれば予後のよい疾患である．胆石症による不安は疼痛や瘙痒感などによることが大きいため，不安の軽減にはまず，苦痛を緩和することが必要である．そのうえで患者の不安を傾聴する．

治療の経過が理解されていると，仕事の調整をしたり，退院後の予定などが立てやすいため，予測可能であれば，患者に伝えるようにする．

(5)　胆石症の再発が起きないように生活習慣を改めるための援助

胆囊が残存したまま胆石を除去する手術をした場合や，胆石があっても発作が起きない無症候胆石の場合，胆石の再形成や胆石症の急性発作の誘因となる生活習慣を改める必要がある（図4-8）．

①　低脂肪で栄養バランスのとれた食事

脂質の摂り過ぎは，胆汁の排出を促進し，胆嚢の収縮も大きくなる．結果として胆石発作が起きやすくなる．しかし，必須脂肪酸は体内では合成されないため，食品から摂取する必要がある．必須脂肪酸を多く含む植物性の油脂の適量摂取を勧める．また，脂肪とたんぱく質は同じ食品に含まれていることが多いので，脂肪を控えることで栄養バランスが崩れることのないよう注意する．

②　食事は規則的に摂取

食事の間隔が長くなると胆汁が胆嚢にとどまり濃縮される．胆汁が濃く

図4-8 ● 胆石症患者のセルフケア

セルフケア
- 低脂肪でかつ栄養バランスのとれた食事
- 規則正しい食事
- 食物繊維を多く摂取する
- 刺激物，アルコール，カフェイン飲料の摂取を控える
- 過労を避け，十分な休息を取る
- ストレスをためない
- 肥満の予防と治療
- 胆石の形成誘因となる疾患の治療と定期検診

胆石を形成する主な誘因
- 食事の間隔が長くなることによる胆汁の濃縮
- 肥満によるコレステロール合成の促進
- 胆道の細菌感染
- コレステロールやコレステロール合成を促進する動物油の摂り過ぎ
- 先天性溶血性貧血や肝硬変による高ビリルビン血症
- 疾患の治療上必要な長期の絶食による胆汁濃縮
- 胃切除後の胆嚢の収縮運動低下による胆汁濃縮
- 胆嚢癌による胆嚢収縮の障害

胆石による急性発作の主な誘因
- ストレスや不安による胆嚢収縮の増加
- 食事，特に脂質摂り過ぎによる胆汁排出の促進
- 刺激物，アルコール，カフェイン飲料などの摂取後の胃液分泌による胆嚢収縮の促進
- 便秘による腸管内の圧力上昇

なることで胆石が形成されやすくなる．また，食事の間隔が開くことで空腹感が強くなり，食べ過ぎとなりやすい．

　③ **食物繊維を多く摂取**

　食物繊維はコレステロールの便への排出を促し，血中コレステロール濃度を下げる働きがある．便秘による腸管内圧の上昇は，胆石症の発作を誘発するが，食物繊維は便秘の解消にも役立つ．

　④ **刺激物，アルコール，カフェイン飲料などの摂取を控える**

　いずれも胃液の分泌を促進させるが，胃液の分泌は胆嚢の収縮を促す．

　⑤ **過労を避け，十分な休息をとる．ストレスをためない**

　胆嚢の収縮は大脳皮質からの刺激によっても起きる．ストレスや不安によって，収縮が多くなり，疝痛発作が起きやすくなる．

　⑥ **肥満の予防と治療**

肥満によりコレステロールの合成が進むため，肥満を解消する必要がある．

⑦ 胆石の形成原因となる疾患の治療と定期検診

胆石を形成しやすくする疾患がある場合は，その疾患を治療し，経過を観察する必要がある．

E 高脂血症（利用物質と排泄物質の生成機能障害）患者の看護

栄養代謝機能の"利用物質を生成する機能"により生成されたコレステロールやトリグリセリドは，過剰に蓄積されると高脂血症という疾病につながる．

高脂血症とは，コレステロール，トリグリセリド（中性脂肪）が過剰に血中に存在する状態をいう（表4-3）．リポたんぱく質は比重の違いから5つに分類され，異なる役割をもつ（表4-4）．

高脂血症は，遺伝的素因に加えて，脂質の過剰な摂取，体内（主に肝臓）での脂質やリポたんぱく質の合成促進，脂質の利用・処理がうまくされないこと，あるいはほかの疾患や薬剤の影響が加わり発症することが多い．

コレステロールは約半分が食物から摂取され，残り半分が体内（主に肝臓）でつくられる．体内でつくられるコレステロール量はだいたい一定なので，食物の摂取の工夫によってコレステロール値を低下させることが可能である．また，中性脂肪の増加は食事やアルコールの過剰な摂取によって起こる．

中性脂肪を減らすために運動により脂肪を燃焼させたり，食事のエネルギー，動物性脂肪，アルコールを控えることなどで高脂血症の改善ができる．食事の工夫や運動によって高脂血症の改善がみられない場合には薬物が投与される．重症の場合には，血漿交換やLDLアフェレーシスなど血清中の脂質を除去する治療が行われる．

高脂血症は増加しているリポたんぱく質により6つに分類できる（表4-

表4-3 ● 血清脂質の基準値

脂質の種類	基準値	脂質の異常
総コレステロール	150〜219mg/dl	220mg/dl以上—高コレステロール血症
トリグリセリド（中性脂肪）	50〜149mg/dl	150mg/dl以上—高トリグリセリド血症
HDL（善玉）コレステロール	40〜70mg/dl	40mg/dl以下—低HDLコレステロール血症，70mg/dl以上—高HDLコレステロール血症
LDL（悪玉）コレステロール	139mg/dl以下	140mg/dl以上—高HDLコレステロール血症

表4-4 ● リポたんぱくの役割

種類	組成	役割
カイロミクロン	85%―中性脂肪 7%―コレステロール 残り―リン脂質とたんぱく質	食事から吸収された脂質を主に肝臓へ転送する.
VLDL（超低比重リポたんぱく）	50%―中性脂肪 20%―コレステロール 残り―リン脂質とたんぱく質	肝臓で合成された中性脂肪やコレステロールを末梢組織へ送る.
IDL（中間型リポたんぱく）	24%―中性脂肪 46%―コレステロール 12%―リン脂質 18%―たんぱく質	VLDLとHDLよりコレステロールを受け取り肝臓とLDLへ送る.
LDL（低比重リポたんぱく）	45%―コレステロール 11%―中性脂肪 残り―リン脂質とたんぱく質	肝臓で合成された中性脂肪やコレステロールを末梢組織へ送る.
HDL（高比重リポたんぱく）	50%―たんぱく質 22%―リン脂質 17%―コレステロール 8%―中性脂肪	末梢に沈着した余分のコレステロールを肝臓に運ぶ.

5）．主としてコレステロールが増加するタイプは動脈硬化や虚血性心疾患を合併し，トリグリセリド（中性脂肪）が増加する場合には膵炎や脂肪肝を合併することが多い．胆石症や高尿酸血症を合併することもある．

また，高脂血症の原因がわからない場合を本態性高脂血症，糖尿病など原疾患があり2次的に高脂血症になっている場合を続発性高脂血症という．遺伝的素因が明確な場合は家族性高脂血症とよばれており，食事や運動では改善されないので薬物による治療が行われる．

1）アセスメントの視点と情報収集

患者が今後の生活をどのように改善したらよいかを知るため，検査結果と患者の生活を把握する．

(1) 病状の把握

① 高脂血症のタイプ

患者が食事や運動を改善することによって高脂血症を改善できるのか否かを知るために，高脂血症のタイプを知ることが大切である．高脂血症の分類は，血清リポたんぱく分画の分布異常に基づいて6つに分類されたWHO分類がよく用いられる．

② 原因となる疾患の有無

続発性高脂血症の場合には，原因疾患の治療が行われていなければ，患者が生活をいくら改善しても高脂血症はよくならない．原因疾患の治療も高脂血症の改善に必要であるため，原因となる疾患の有無を確認する必要がある．

表4-5 ● 高脂血症早見表

タイプ	I	IIa	IIb	III	IV	V
呼称	高乳び血症 外因性高トリグリセリド血症 脂肪起因性高脂血症	高LDL血症 高コレステロール血症	複合型高脂血症 混合型リポたんぱく血症	Broadβ病	内因性高トリグリセリド血症 炭水化物起因性またはアルコール起因性高脂血症	
血清脂質	Ch正常（150〜220mg/dl）または↑ TG↑↑↑（1000mg/dl以上に達する）	Ch↑〜↑↑↑（220〜1000mg/dl） TG正常（50〜150mg/dl）	Ch↑〜↑↑（ほぼ300mg/dl以下） TG↑〜↑↑（150〜400mg/dl）	Ch↑↑（300〜500mg/dl） TG↑↑（300〜500mg/dl） Ch, TGはほぼ同程度に増	Ch正常，または↑ TG↑↑（200mg/dl以上，多くは600mg/dl以下）	Ch↑ TG↑↑（1000mg/dl以上に達する）
血清外観 4℃冷蔵庫に12時間放置後，または軽い遠心後の外観	乳濁 上部にクリーム層 下層は透明	透明	軽度白濁	白濁	白濁	乳濁 上部にクリーム層 下層は白濁
増加するリポたんぱく	カイロミクロン	LDL（βリポたんぱく）	LDL（βリポたんぱく） VLDL（preβリポたんぱく）	IDL（レムナント），またはβ-VLDL（floating βリポたんぱく）	VLDL（preβリポたんぱく）	カイロミクロン VLDL（preβリポたんぱく）
食事制限	脂肪制限（15g以下）で寛解	食事の影響は比較的少ない	エネルギー制限，リノール酸与薬で寛解	エネルギー制限で速やかに寛解	エネルギー，炭水化物またはアルコール制限で寛解	カロリー，脂肪制限で寛解（I，II，IV型に転換）
耐糖能	正常	正常	異常を伴うことがある	異常を伴うことがある	異常を伴うことが比較的多い	異常を伴うことが多い
原疾患	●本態性 家族性高乳び血症 ●2次性 糖尿病 甲状腺機能低下症 糖尿病 自己免疫疾患	●本態性 家族性コレステロール血症 複合型高脂血症 多因子性高コレステロール血症 ●2次性 糖尿病 ネフローゼ 甲状腺機能低下症 グルココルチコイド過剰症	●本態性 複合型高脂血症 家族性コレステロール血症と内因性高トリグリセリド血症の合併 ●2次性 糖尿病 ネフローゼ 甲状腺機能低下症 グルココルチコイド過剰症 腎不全・人工透析	●本態性 アポE異常症 ●2次性 甲状腺機能低下症 肝障害 糖尿病	●本態性 家族性内因性高トリグリセリド血症 ●2次性 肥満 糖尿病（高インスリン血症） グルココルチコイド過剰症 成長ホルモン過剰 エストロゲン アルコール	●本態性 本態性V型高脂血症 ●2次性 アルコール 肥満 糖尿病（特にインスリン欠乏） グルココルチコイド過剰症 エストロゲン（ピル） 成長ホルモン過剰 甲状腺機能低下症 腎不全・人工透析
黄色腫	発疹性黄色腫	板状・結節性・腱黄色腫	日本人の場合は稀	手掌線条・結節性黄色腫	普通はない	発疹性黄色腫

Ch：コレステロール，TG：トリグリセリド
出典／井村裕夫，清野裕編：内分泌代謝学，第4版，医学書院，1997，p.427-428．一部改変．

③ 肥満の有無，体重を減らす必要性の有無

身長と体重からBMIを出し，肥満度を確認する．肥満の傾向があれば適正体重とどのくらいの差があるのかを把握する．

(2) 生活パターンの把握

高脂血症を改善できるよう生活の再調整を行うために，生活パターンを把握する．

①食生活，嗜好や運動習慣，毎日の生活パターン，喫煙習慣，アルコール摂取の習慣などについて患者から情報を得る．

②特に食事は1日何回するのか，家で食べるのか，外食なのか，中食（出来合いの食品を買って，家で食べること），コンビニ弁当が多いのか，食事の時間はいつなのか，どのような食品をよく摂取するのかなど，細かく確認することが大切である．

③運動はふだんの運動習慣，1日の生活パターンを確認し，運動する時間がとれるのかどうか，どのような運動であればできるのか，若い頃行っていた運動などについて確認する．患者がどのようなことを運動として取り入れようとしているのか，継続が可能かなどをアセスメントする．

2）生じやすい看護上の問題

①自覚症状の乏しいことから，生活改善への動機づけが行われにくい．
②自覚症状の乏しいことから，内服薬を飲み忘れやすい．
③今までの食生活習慣を変えることへの抵抗がある．

3）目標と看護

(1) 生活改善の必要性を理解するための援助

①高脂血症があることで，動脈硬化が起こりやすくなり，心筋梗塞などの虚血性心疾患を合併したり，膵炎や脂肪肝，胆石症，高尿酸血症を合併しやすいことを説明する．

②長年の生活習慣の結果によって，高脂血症となっているので，生活を振り返り，できるところから生活を改善するよう説明する．

(2) 内服を継続できるための援助

①飲み忘れをしない工夫を患者と話し合う．
②内服カレンダーを作ったり，食卓に薬を出すなど，実行しやすい方法を考える．
③家族と同居している場合には，家族の協力も得ることを勧める．

(3) 食事療法の必要性が理解できるための援助

①高脂血症があることで，動脈硬化が起こりやすくなり，心筋梗塞など

の虚血性心疾患を合併したり，膵炎や脂肪肝，胆石症や高尿酸血症も合併しやすいことを説明する．

②体内のコレステロールの約1/2は摂取する食物の影響によるので，食事の工夫によって改善が可能である（家族性高脂血症は除く）ことを説明する．

(4) 食事療法を継続できるための援助

①患者の高脂血症のタイプに適した食事の工夫を説明する（表4-6）．

②根気よく取り組むことの大切さを説明し，患者が行っている努力を認めて励ます．

③患者1人だけでなく，家族も食生活習慣を見直し，改善することが，家族全員の健康のためにも好ましいことを説明する．

表4-6● 高脂血症のタイプと食事の注意点

タイプ	食事
Ⅰ型 （食事からの中性脂肪の増加）	・脂肪の摂取量を控える． ・食物繊維の摂取量を増やす．
Ⅴ型	・脂肪の摂取量を控える．
Ⅱa型（コレステロールの増加）	・コレステロールを低下させる食事療法が中心となる． ・低エネルギー食（肝臓でのコレステロール合成を抑制するため）． ・多価不飽和脂肪酸（P）/飽和脂肪酸（S）比を上昇させる（P/S比の高い食品を選ぶ）． ・コレステロール摂取量を300mg/日以下にする（300mgは卵を2個）． ・食物繊維を増やす：食物繊維にはコレステロール低下作用がある，また，食物繊維が胆汁酸と結合し，胆汁酸の排泄を促進し，その結果，コレステロールから胆汁酸への分解が促進され，結果的に血中のコレステロールが低下する． ・コレステロール低下食品の利用：植物油，魚油，海草，野菜，きのこ，大豆，大豆製品の利用，果物にも食物繊維はあるが，摂り過ぎに注意が必要である．
Ⅳ型（内因性中性脂肪の増加）	・低エネルギー食． ・甘いものを控える． ・アルコールを控える．
Ⅱb型（コレステロールと中性脂肪の両方が高い）	・Ⅱa型とⅣ型を併せた食事内容とする． ・低エネルギー食． ・P/S比の高い食品を選ぶ． ・コレステロール摂取量を300mg/日以下にする． ・コレステロール低下食品の利用． ・甘いものを控える． ・アルコールを控える．
HDLが低い場合	・動脈硬化を予防するHDLを増加させる方法は，まだ確立されていない． ・低エネルギー食で減量を測る：食事だけでなく運動と併用すると，HDLは効果的に上昇する． ・適度なアルコールを摂取する：日本酒なら1合，ビール大びん1本，ウイスキーダブル1杯半くらいの量． （アルコールを飲めば飲むほどHDLが増加するわけではない）

多価不飽和脂肪酸（P）：植物油や魚油に多く含まれる／飽和脂肪酸（S）：動物油に多く含まれる

(5) 運動の必要性が理解できるための援助
①高脂血症があることで，動脈硬化が起こりやすくなり，心筋梗塞などの虚血性心疾患を合併したり，膵炎や脂肪肝，胆石症や高尿酸血症も合併しやすいことを説明する．
②運動によって体内の脂肪が燃焼し，脂肪代謝がよくなり，高脂血症が改善される．また，減量にも効果があることを説明する．

(6) 運動療法を日常生活に取り入れ，継続できるための援助
①患者のふだんの運動習慣や活動量について確認する．
②日常生活のパターンを確認し，運動のできそうな時間と内容を患者と話し合う．
③改めて運動というよりは歩行など，ふだんの生活に取り入れることのできる運動や，継続できるものが望ましいことを説明する．
④高脂血症の改善に適した運動を紹介する：歩行（平地，早足），水中歩行，社交ダンス，ラジオ体操，サイクリング，太極拳など．
⑤脂肪代謝の改善や減量のためには，遊離脂肪酸を消費することが大切である．そのためには1回の運動は10～20分継続して行うと効果的である．できるだけ1日に30～60分を目安にして行う．
⑥週3回くらいでも運動の効果があることを伝え，継続を励ましていく．
⑦雨の日に室内でできる運動を紹介する：ストレッチ体操，柔軟体操，あればウオーキングマシンなどを使用する．
⑧患者が仕事の忙しさなどから運動が思うようにできないでいる場合には「思うようにできない」という思いを傾聴し，運動したいと考えていることを認め，支持していく．

(7) 原疾患のコントロールが高脂血症に有用なことの理解と治療継続への援助
①原疾患がどのように高脂血症に関係するのかを説明し，原疾患の治療の継続の大切さを伝える．
②原疾患のほうが患者にとっては重要な問題である場合もあり，疾病に対する思いを傾聴する．

F 高尿酸血症（利用物質と排泄物質の生成機能障害）患者の看護

高尿酸血症とは，核酸やアデノシン三リン酸（ATP）の成分であるプリン体を栄養代謝機能の"排泄物質の生成機能"で十分に代謝することができず，尿酸が体内に蓄積し，身体の各臓器に結晶として析出する疾病である．高尿酸血症のうち，尿酸塩の結晶が四肢の関節に沈着し，関節痛や

図4-9 ● 高尿酸血症の原因

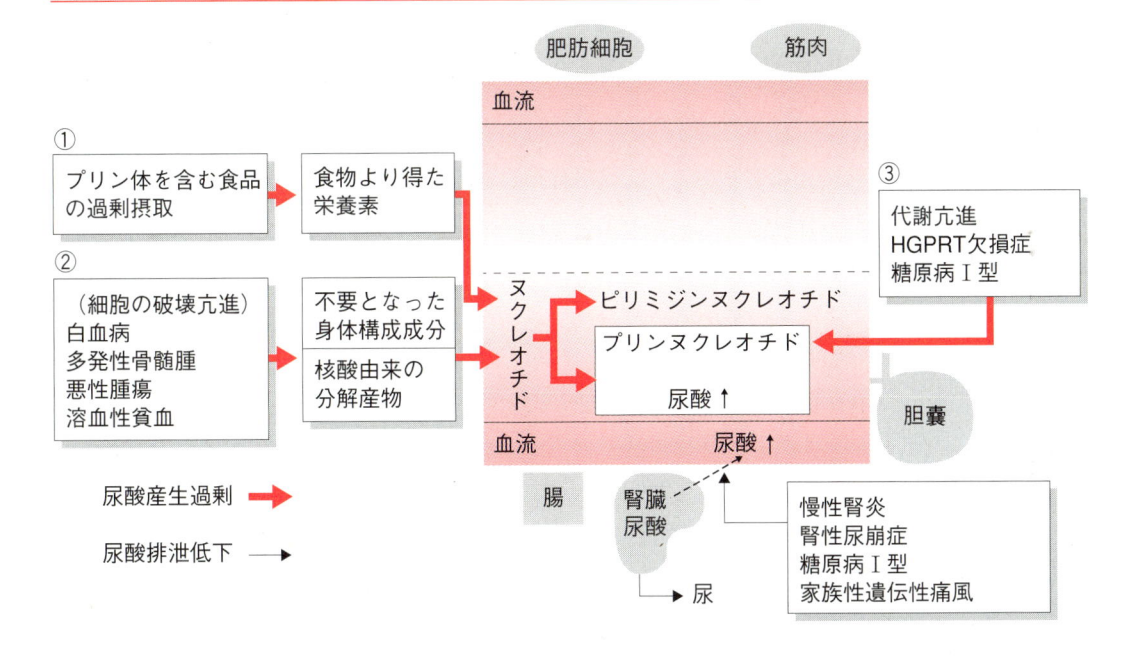

皮下結節が起こる場合を痛風という．また，腎臓に沈着し，腎機能障害を起こしたり，尿路結石ができやすくなる．

　高尿酸血症は，尿酸の産生過剰と尿酸の排泄低下が原因で起こる．尿酸の産生過剰は，①プリン体を含む食品の過剰摂取，②白血病，多発性骨髄腫，悪性腫瘍，溶血性貧血による細胞の破壊亢進が進み，核酸由来の分解産物の増加，③HGPRT欠損症（レッシュ‐ナイハン症候群）や糖原病Ⅰ型など酵素の欠損のため尿酸生成が促進される場合がある（図4-9）．

　尿酸の排泄低下は，慢性腎炎，腎性尿崩症のために起こる．また，糖原病Ⅰ型によって高乳酸血症になると乳酸が腎における尿酸の排泄を阻害する．遺伝的に尿細管での尿酸の排泄が低下している家族性遺伝性痛風の場合である（図4-9）．

1）アセスメントの視点と情報収集

　高尿酸血症のある患者は，症状の有無にかかわらず食生活の改善と腎機能の保持が必要となる．また，尿酸値が高く痛風発作がある場合には，関節痛などの苦痛から日常生活が困難となり，介助が必要となることもある．痛風発作の痛みは激痛であり，ふとんを1枚はぐというような静かな動作であっても，尿酸塩の結晶が関節包内部を刺激し，患者は飛び上がるような痛みを訴える．

　痛みのコントロールが上手にできない場合には，痛みへの恐怖からわず

かの体動でさえも患者にとっては恐怖となる．発作がないときには尿酸値が高いことが気にならないことも多く，定期的に治療薬を内服することや食生活に注意を払うことがわずらわしく思う場合もある．

このようなことから高尿酸血症のある患者に生じやすい問題は，痛風発作時の激痛から生じる痛みへの恐怖があること，激痛のため体動困難や歩行困難になること，食事（特にプリン体を多く含む食品）とアルコールの制限が必要になるが，痛風発作のない場合には，食事，アルコールの制限や内服薬の継続が難しいことである．

高尿酸血症のある患者のアセスメントの目的は，①高尿酸血症の程度と，原因となる疾患の既往歴の把握をすること，②高尿酸血症を引き起こした食生活の把握をすること，③痛風発作による痛みのコントロールができているか否かの3点を確認し，尿酸値をコントロールするため，どのように生活の改善ができるかを検討する．

(1) 高尿酸血症の程度と合併症，原因となる疾患の既往歴の把握

尿酸値をコントロールするために現在の状態の程度と，また，食事や日常生活の工夫で改善できる病状なのか否かを知るために高尿酸血症の程度と合併症，原因となる疾患の既往歴の把握をする（図4-10）．

高尿酸血症と診断された場合には，尿酸値にかかわらず食事療法が必要

図4-10●尿酸値と治療法

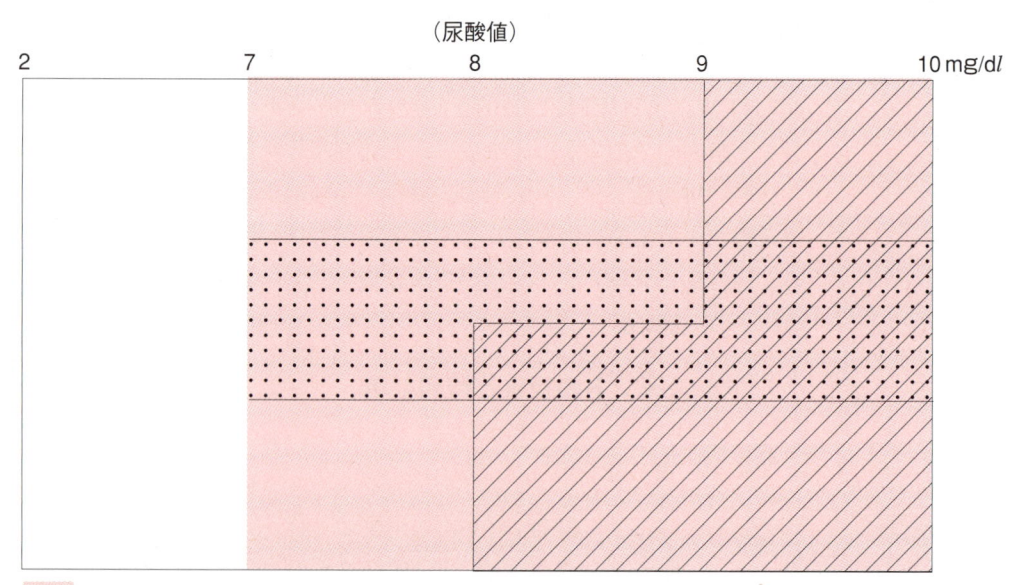

■ 食事療法：尿酸値7mg/dl以上の患者
▨ 尿酸排泄促進薬，尿酸産生阻害薬：尿酸値9mg/dl以上，または尿酸値8mg/dl以上で高血圧，腎障害のある患者
⁙ 鎮痛薬，痛風発作予防薬：痛風発作，関節痛がある患者

第4章 栄養代謝機能障害をもつ患者の看護

となる．尿酸値から患者の高尿酸血症の程度を把握することが必要となる．通常，尿酸値が9 mg/dlで尿酸排泄促進薬や尿酸産生阻害薬が投与されるが，高血圧や腎疾患を合併している場合には8 mg/dl以上でもこれらの薬剤が投与されるので，患者の既往歴の確認をする．また，慢性腎炎や悪性腫瘍など高尿酸血症を起こす疾患がある．それらの疾患がないか否かを確認する．関節痛がある場合には尿酸値にかかわらず鎮痛薬，痛風発作予防薬が使用される．

高尿酸血症の症状として，関節痛や関節の発赤，腫脹（痛風結節），変形がないか否かを患者に確認する．好発部位は四肢の末梢に近い関節で手関節，小指関節，足の甲，足首，中足基節関節に症状が現れやすいので，実際に手や足を見せてもらいながら症状の把握を行う．急性痛風発作の場合には，発熱や炎症反応も亢進するため，発熱の有無なども確認する．

高尿酸血症の合併症として急性痛風性関節炎や尿路結石，腎機能障害（痛風腎）がある．高尿酸血症の原因となる疾患の既往や，これらへの治療が継続されているか否かを患者に確認する．

(2) **高尿酸血症を引き起こした食生活の把握**

日常生活，特に食生活の改善について患者と考えるために，その内容に関する把握を行う．

プリン体を多く含む食品の摂取によって，尿酸の代謝が不十分となるため高尿酸血症が起こる．また，アルコールの過剰摂取や高エネルギーの食品を摂ることで，体内でのプリン体の合成が促進され尿酸が増加する．

そのため患者のふだんの食事の嗜好，摂取する食品や宴会などの飲食の傾向を知る．

(3) **痛風発作による痛みのコントロールができているか，日常生活への支障がないか否かの把握**

尿酸値が9.0 mg/dl以上の場合に痛風発作（急性痛風関節炎）を起こしやすい．関節炎は1つの関節の違和感から始まり，24時間以内に激痛へと変わり，1～2週間で疼痛や関節の腫脹は完治する．痛みがいつからどのように始まったのか，痛みのコントロールが十分されているのか，痛みのため，日常生活で不自由になったことは何かを把握し，援助の必要性を明らかにする．

また，実際に痛風発作による痛みがある場合には，鎮痛薬や痛風発作予防薬で鎮痛効果が得られているか否かを把握する．

2）生じやすい看護上の問題

①高尿酸血症をコントロールするため食事の改善が難しい．
②高尿酸血症の進行により痛風発作，尿路結石による激痛や腎機能障害

が起こる．

3）目標と看護

(1) 高尿酸血症をコントロールするための援助

　血中の尿酸の2割が食事中のプリン体からつくられ，残りの8割は体内で合成される．高尿酸血症をコントロールして痛風発作や腎障害，尿路結石を起こさないためには，レバーや干物，エビ，干ししいたけなどのプリン体を多く含む食品（表4-7）の摂取を控えたり，高エネルギーの食事や糖分の多い食品（果物含む），アルコールの摂取を控えることが必要である．また，腎機能の維持のため，水分を多めに摂って1日2000ml以上の尿量を確保することが必要である．プリン体を多く含む食品は，ほとんどが肉，魚などのたんぱく質であり，これらの食品をまったく摂らないことは栄養上できない．したがって副食を選ぶ場合にも，プリン体の含有量が少ない食品を選ぶなどの工夫が必要となる．

　ふだんよく食べる食品について確認し，食品の種類の変更や，食べる回数を減らすなど具体的に改善できることを患者と一緒に考えていく．アルコールではビールにプリン体が多く含まれているので，ビールを控えてもらう．また，酒の席では，つまみの食品にプリン体が多く含まれている場合の多いことを説明し，つき合いの回数を減らす検討なども患者にしてもらう．アルコールの摂取を伴うつき合いが減ると患者の楽しみが減る場合もあるため，治療に取り組んでいる患者の思いを傾聴しながら，継続できるよう励ましていく．

　アルカリ食品である野菜を多く摂取することで尿がアルカリ性となり，尿酸の排泄が促進されることを説明する．高尿酸血症があると高脂血症や高血圧を悪化させるので，塩分の摂取を控えることを勧める．

　内服薬を飲んでいる場合には，自覚症状がなくても継続する必要があることや，高尿酸血症を起こすほかの基礎疾患がある場合には，それらの疾患の治療をすることで高尿酸血症がコントロールされやすいことを伝えていく．

　通院時に患者自身が自分の尿酸値について手帳などに記録し，食生活との関連や関節症状との関連を考えていけるように振り返りを援助することが必要である．

(2) 痛風発作の緩和のための援助

　痛風発作の痛みは激痛であり，風が触れるだけでも痛いといわれる．痛みの期間は1～2週間のことが多く，発作の間は歩行や体動も困難となり，日常生活に他人の手を借りることも多くなる．足指の関節に痛風発作が現れる場合が多いが，膝関節などに発作が生じた場合には，入院が必要とな

表4-7 ●食品のプリン体窒素含有量（mg/100g）

分類	食品	合計	分類	食品	合計
豚肉	バラ	33.2	魚介類	スズキ	51.2
豚肉	ヒレ	52.5	魚介類	メバル	53.5
豚肉	ロース	39.9	魚介類	マイワシ	93.9
豚肉	ランプ	49.4	魚介類	サンマ	68.0
豚肉	肝	128.2	魚介類	コイ	44.8
豚肉	舌	46.5	魚介類	マガレイ	49.6
豚肉	心	54.5	魚介類	ドジョウ	61.3
牛肉	カタロース	39.0	魚介類	ワカサギ	41.7
牛肉	リブロース	31.7	魚介類	ウナギ	40.6
牛肉	ヒレ	42.3	魚介類	ハタハタ	43.7
牛肉	モモ	47.8	魚介類	タラコ	56.8
牛肉	肝	101.8	魚介類	スジコ	7.3
牛肉	舌	40.1	魚介類	カズノコ	10.5
牛肉	心	81.8	魚介類	スルメイカ	81.3
牛肉	第一胃	38.0	魚介類	マダコ	57.2
鶏肉	手羽	60.5	魚介類	クルマエビ	85.8
鶏肉	ささ身	67.1	魚介類	大正エビ	112.3
鶏肉	モモ	54.5	魚介類	シバエビ	64.8
鶏肉	皮	56.7	魚介類	ズワイガニ	62.8
鶏肉	肝	147.6	魚介類	タラバガニ	47.4
鶏肉	砂肝	66.0	魚介類	アサリ	67.3
羊肉	マトン	42.9	魚介類	マガキ	80.0
羊肉	ラム	40.9	魚介類	ハマグリ	47.8
鯨肉	赤身	48.4	塩蔵品、干物	マイワシ	135.9
鯨肉	尾身	37.8	塩蔵品、干物	マアジ	108.9
食肉加工品	ボンレスハム	32.1	塩蔵品、干物	サンマ	92.5
食肉加工品	プレスハム	27.6	塩蔵品、干物	カツオ節	212.5
食肉加工品	ウインナーソーセージ	19.7	塩蔵品、干物	ニボシ	339.6
食肉加工品	ベーコン	27.0	魚肉缶詰め加工品	マグロ	50.4
食肉加工品	サラミソーセージ	51.7	魚肉缶詰め加工品	ベニマス	59.2
食肉加工品	コンビーフ	20.5	魚肉缶詰め加工品	ツミレ	30.4
食肉加工品	レバーペースト	36.9	魚肉缶詰め加工品	焼きちくわ	22.0
魚介類	カツオ	90.3	魚肉缶詰め加工品	焼き板かまぼこ	12.2
魚介類	マグロ	67.2	豆、野菜	大豆	84.0
魚介類	イサキ	63.4	豆、野菜	あずき	37.8
魚介類	サワラ	58.9	豆、野菜	納豆	53.2
魚介類	キス	61.2	豆、野菜	ほうれん草	26.6
魚介類	トビウオ	66.2	豆、野菜	カリフラワー	28.0
魚介類	ニジマス	80.1	きのこ	なめこ	14.0
魚介類	マダイ	55.0	きのこ	えのきたけ	24.5
魚介類	ヒラメ	57.5	きのこ	干ししいたけ（冬茹）	186.1
魚介類	ニシン	60.1	穀物	玄米	18.2
魚介類	マアジ	72.4	穀物	精白米	12.6
魚介類	アイナメ	56.0	穀物	胚芽米	16.8
魚介類	マサバ	52.2	穀物	そば粉	37.1
魚介類	アカアマダイ	50.7	穀物	小麦粉：薄	7.7
魚介類	ブリ	52.4	穀物	小麦粉：中	12.6
魚介類	サケ	51.5	穀物	小麦粉：強	12.6
魚介類	アユ	58.0	その他	プロセスチーズ	2.8
			その他	鶏肉	土

出典／香川芳子監：五訂食品成分表2003，女子栄養大学出版部，p.411．

図4-11 ● 高尿酸血症により生じやすい問題と生活への影響と看護

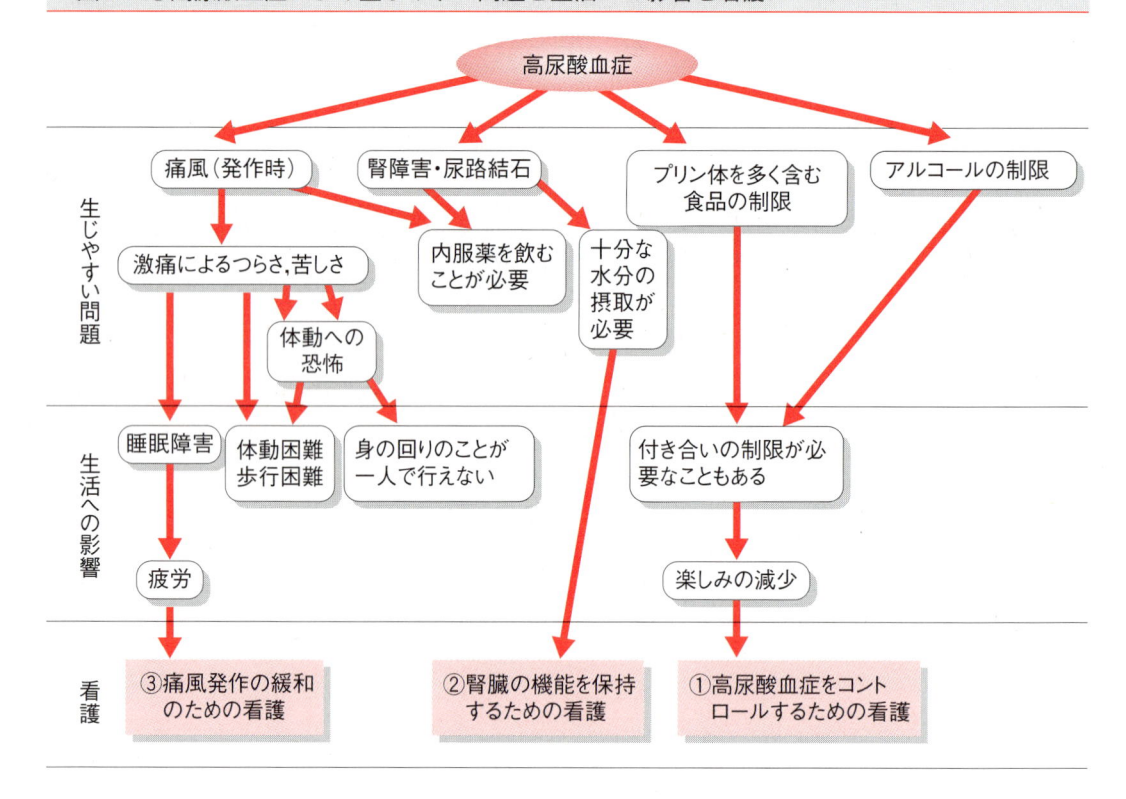

```
                            高尿酸血症
        ┌──────────┬──────────┬──────────┐
     痛風(発作時)  腎障害・尿路結石  プリン体を多く含む  アルコールの制限
                              食品の制限

生  激痛によるつらさ,苦しさ  内服薬を飲む  十分な
じ                         ことが必要    水分の
や        体動への           摂取が
す        恐怖              必要
い
問
題

    睡眠障害  体動困難   身の回りのことが    付き合いの制限が
生            歩行困難   一人で行えない     必要なこともある
活
へ
の   疲労                                    楽しみの減少
影
響

看  ③痛風発作の緩和    ②腎臓の機能を保持    ①高尿酸血症をコント
護  のための看護       するための看護       ロールするための看護
```

ることもある．日常生活が滞りなくできているか否かを把握し，一人ではできていないところを介助する（図4-11）．

疼痛が強い時期には鎮痛薬を積極的に使用し，痛みのある関節の安静を保つようにする．疼痛部位と疼痛の程度，関節の変形の推移を把握する．

(3) 腎臓の機能を保持するための援助

尿酸が高いことで腎臓の排泄機能に負担がかかる．そこで負担軽減のために水分を多めに摂り，尿量が1日2000ml以上あることを目安とする．

索 引

あ

R_{15}値　261
RBC　99
ICG試験　261
ICG負荷試験　235
足首血圧　255
アジソン病　230
アテローム変性　219
アミラーゼ　102
アミロイドーシス　197
アルコール　189
アルコール性肝炎　197, 301
アルコール性肝硬変　197
アルコール性肝障害　197
α-フェトプロテイン　265
アレルギー性肝障害　198
アンギオ動脈注射　282
罨法　68
アンモニア　189, 254

い

胃　17, 23, 27
ERCP　94, 199, 256
ERBD　294
EMR　115
E型肝炎ウイルス　196
ED　132
EBウイルス　196
胃潰瘍の時相分類　160
易感染性　307
胃癌の胃壁深達度　152
胃癌の肉眼分類　152
胃静脈瘤　310
胃静脈瘤破裂　310
胃切除　230
胃切除術の種類　154
胃全摘術　154
移送機能　5, 16
胃腸機能調整薬　106
遺伝子タイプ　267
遺伝性酵素欠損症　201
イレウス　56

インターフェロン　267, 275, 304
インターフェロン療法　304
咽頭期　12, 50

う

ウイルス感染　196
埋め込み式カテーテル法　134
ウルソデオキシコール酸　275
ウロビリノーゲン　254
運動　218
運動不足　225

え

栄養代謝　184
栄養代謝機能　184, 204
栄養代謝機能障害　195
栄養代謝機能障害の治療　268
栄養代謝機能と担い手　187
栄養代謝機能の検査　244
栄養代謝機能のプロセス　188
栄養療法　131
AFP　265
Alb　99
ALP　268
A型肝炎ウイルス　196
A/G比　251
ABI　255
エコー下肝生検　263
SCC　105
エステル型コレステロール　250
S-Bチューブ　72
HCV-RNA定量検査　267
HCVサブタイプ　267
H_2ブロッカー　107
Ht　99
HDL-コレステロール　250
HBウイルス検査　196
HBV定量　267
NBs抗原サブタイプ　267
エネルギー　193
エネルギー供給機能　185, 193
エネルギー源貯蔵機能　185, 191
エネルギー消費量の過不足　204

エプスタイン-バーウイルス　196
FP療法　280
MRI　258
MRアンギオグラフィー　255
MCH　99
MCHC　99
MCV　99
LAP　268
LDH　262
嚥下機能　4, 12
嚥下障害　48
嚥下第1相　12, 50
嚥下第3相　13, 50
嚥下第2相　12, 50
嚥下中枢　13
塩類下剤　108

お

黄疸　313
嘔吐　53
悪寒　306

か

開腹手術　115
潰瘍性大腸　230
過食　211
家族性高脂血症　318
褐色細胞腫　230
桂法　213
下部消化管造影検査　92
下部消化管内視鏡検査　86
カプセル内視鏡検査　90
カリウム　102
カリウム保持性利尿薬　277
癌　195, 197
肝炎ウイルス感染　196
肝炎ウイルス定量　267
肝炎ウイルスマーカー　265
肝癌　196
肝寄生虫症　197
肝硬変　196, 210, 230, 234, 308

肝硬変の特徴 310
間質性肺炎 307
患者管理鎮痛（無痛）法 125
管状粒子 265
肝生検 263
肝性口臭 299
肝性昏睡 296
肝性脳症 276, 296, 301, 302, 311
肝切除 285
肝切除術 286
間接ビリルビン 191, 253
肝臓 187, 195
肝臓の障害 195
癌胎児性抗原 104
肝・胆道シンチグラフィー 259
浣腸剤 108
肝動注 280
冠動脈疾患 207
肝動脈塞栓療法 282
肝内結石 312
肝不全 210, 234
肝不全のある人のアセスメント 235
肝不全のある人の看護 239
肝不全の原因 234
肝不全の程度 235
肝不全の要因 234
漢方薬 275

き

機械的下剤 107, 108
喫煙 225
逆流性食道炎 150
急性胃拡張 78
急性肝炎 210, 234, 296
急性肝炎の治療 297
急性膵炎 164
急性痛風関節炎 325
急性痛風発作 325
急性腹痛 73
狭心症 216
強皮症 49
キレート療法 197
筋肉たんぱく保有量 247

く

空回腸バイパス術 269

グリコーゲン 191
グリコーゲンの貯蔵 191
グリコヘモグロビン 248
グリチルリチン 274
グルカゴン-インスリン療法 276
グルコース 191
クロール 102
クローン病 230

け

経口栄養 132
経静脈的肝静脈シャント 310
軽度肥満 213
経鼻栄養 131
経皮経肝胆管造影 199
経皮経肝胆管ドレナージ 292
経皮的エタノール注入療法 283
経皮的マイクロ波凝固法 285
頸部動脈エコー 255
経瘻孔栄養 131
K値 261
劇症肝炎 276, 296
下血 69
下剤 107
血液凝固因子 251
血液検査 99
血管造影検査 259
血漿交換 278
血小板 112, 252
血清アルブミン 99, 248
血清γ-GTP 268
血清膠質反応 268
血清脂質の基準値 317
血清総胆汁酸 253
血清総たんぱく 248
血清たんぱく分画 248
血清トランスアミナーゼ値 262
結腸栄養 131
血糖 247
血糖調節機能 203
血流改変術 280
ケトアシドーシス 210
ケトーシス 206
ケトン体 191
下痢 59, 113
顕性黄疸 199

原発性胆汁性肝硬変 197
減量 218

こ

高アンモニア血症 208, 210
口角炎 306
抗癌薬 110
抗癌薬の副作用 140
後期ダンピング症候群 156
口腔 8, 23, 26
口腔・咽頭期 12
口腔期 50
高血糖 235
抗コリン薬 109
高脂血症 208, 317
甲状腺機能亢進症 230
酵素 187
高度肥満 213
口内炎 113, 306
高尿酸血症 203, 210, 322
高尿酸血症の合併症 325
高尿酸血症の症状 325
高ビリルビン血症 199, 208, 210
肛門 30
肛門括約筋 30
コーヒー残渣様 69
小型球状粒子 265
黒色便 69
鼓腸 78
五分菜食 125
コリンエステラーゼ 252
コレステロール 188, 317

さ

採血検査 245
再建代用食道 150
サイトメガロウイルス 196
殺菌薬 108
座薬 108
三分菜食 125

し

CRP 99
CEA 104
CA50 105
CA19-9 105
CS療法 278

ChE 252
GOT 262
C型肝炎 275
C型肝炎ウイルス 196
CT 258
CTアンギオグラフィー 255
C反応性たんぱく 99
GPT 262
シェーグレン症候群 9
刺激性下剤 108
自己免疫 197
脂質 250
歯周 9, 11, 12
自然食品流動食 132
舌 9, 11, 12, 14, 49
七分菜食 125
脂肪 25
脂肪肝 196
脂肪細胞増多型肥満 214
脂肪細胞肥大型肥満 214
脂肪の貯蔵 193
社会環境因子 211, 215
集学的治療 140
十二指腸 18
収斂薬 108
粥状硬化 219
粥状硬化指数 222
縮小手術 154
出血傾向 235, 307
術後合併症 124
術後疼痛 124
術前オリエンテーション 118
腫瘍マーカー 104, 265
消化・吸収機能 5, 98
消化管出血 69
消化管造影検査 90
消化器症状 306
消化性潰瘍治療薬 106
消化の準備 7
消失率 261
常染色体劣性遺伝 202
小腸 18, 25, 28
小腸内視鏡 89
上部消化管造影検査 90
上部消化管内視鏡検査 83
消泡剤 84
上腕血圧比 255

食塊の形成 8
食生活 217, 225
褥瘡 241
食道アカラシア 49
食道癌 230
食道期 13, 50
食道静脈瘤 310
食道静脈瘤破裂 310
食道内圧検査 97
食欲の喚起 7
食欲不振 10, 40
止痢薬 107
Schilling試験 98
神経性食欲不振症 230

す

膵疾患治療薬 109
膵臓 28
水痘・帯状疱疹ウイルス 196
睡眠不足 225
スダンⅢ糞便脂肪染色 98
ステロイド離脱療法 275, 278
ストーマーキング 174
ストレス 211, 219

せ

生活習慣 215
精神神経症状 306
精神的因子 211, 215
整腸薬 108
制吐薬 106
成分栄養剤 132
脊髄反射 31
赤血球 99, 112, 252
摂取機能 4, 7
摂取機能障害 8
摂食中枢 7
ZTT 268
セロコンバージョン 265
セロトニン受容体拮抗薬 106
セロネガティブ 265
線維化マーカー 262
ゼングスターケン-ブレークモアチューブ 72
全身倦怠感 241
疝痛 313
疝痛発作 313

先天性代謝異常 210
先天性代謝異常症 201
先天性代謝異常スクリーニング検査 202
蠕動運動 19

そ

早期ダンピング症候群 155
早期離床 122
総コレステロール 250
総胆管結石 312
総たんぱく 99
総ビリルビン 253
瘙痒感 241
続発性高脂血症 318
咀嚼 8

た

タール便 69
体外式カテーテル法 134
体格指数 208, 213
代謝 184
代謝因子 211
代謝拮抗薬 111
代謝性合併症 136
代謝の速いたんぱく 250
体重測定 246
代償期 308
体性痛 73
大蠕動 19
大腸 19, 26, 28, 30
タウリン 275
唾液 9, 11, 12, 15, 49, 52
脱毛 306
WBC 99
ダブルバルーン小腸内視鏡検査 89
胆管 187, 199
胆管の閉塞 199
短期飢餓 194
断酒 311
胆汁 188, 199
胆汁酸 188
単純ヘルペスウイルス 196
胆石 312
胆石症 210, 312
胆石疝痛発作 199

胆道系酵素　268
胆嚢　28, 187, 191
胆嚢結石　312
たんぱく　248
たんぱく質　25
たんぱく代謝改善　276
たんぱく漏出試験　105
ダンピング症候群　154

ち

チャイルド-ピュースコア　235
中間代謝　184
中心静脈栄養　134
中枢性因子　211
中性脂肪　193, 250
中等度肥満　213
中毒性肝障害　198
虫卵・原虫検査　103
超音波腹部エコー　257
腸管運動抑制薬　108
腸肝循環　188
腸管の狭窄　57
腸管の絞扼　57
長期飢餓　194
腸切除　230
直接ビリルビン　253
直腸　30
直腸内反射　31
貯蔵脂肪量　246

つ

痛風　208, 323
痛風発作　325

て

低アルブミン血症　240
DICの治療　276
TAI　282
TAE　282
TG　250
TTT　268
TP　99, 248
TPN　134
低栄養状況　232
D-キシロース吸収試験　98
低体温　269
低たんぱく血症　210

デーン粒子　265
デュークス分類　171
でんぷん　25

と

糖　247
糖新生　193
糖尿病　216, 230
動脈硬化　210, 219, 224
動脈硬化の要因　220
動脈硬化の予防　226
動脈注入化学療法　280
糖類下剤　108
特殊アミノ酸製剤　276
吐血　69
トポイソメラーゼ阻害薬　111
トランスアミナーゼ　262
トリグリセリド　250

な

内視鏡検査　82
内視鏡的逆行性胆管膵管造影　199
内視鏡的逆行性胆管膵管造影法　256
内視鏡的逆行性胆道膵管造影検査　94
内視鏡的逆行性胆道ドレナージ　294
内視鏡的結紮術　310
内視鏡的硬化療法　310
内視鏡的粘膜下切除術　115
内視鏡的粘膜切除術　154
内臓痛　73
内臓肥満　213
ナトリウム　102

に

24時間pHモニタリング　97
日常生活習慣　225
日常生活動作　218
日本住血吸虫　197
尿検査　103
尿酸　190, 254
尿酸の産生過剰　323
尿酸の排泄低下　323
尿素　189

尿中ウロビリノーゲン　254

ね・の

ネフローゼ症候群　230
脳下垂体機能低下症　230

は

歯　9, 11, 12
排泄物質の生成　189
排便　30
パウチ交換の手順　179
播種性血管内凝固　276
白血球　99, 112, 252
発熱　306
バルーン閉塞下経静脈塞栓術　310
ハロタン　199
半消化態栄養剤　132

ひ

PIVKA-Ⅱ　265
PEIT　283
PFD試験　98
BMI　208, 213
PMCT　285
B型肝炎ウイルス　196
PCA　125
PWV　255
PTC　199
PTCD　292
PTCDの自己管理　293
皮下埋め込み式ポート　110
皮下脂肪　193, 213
皮下脂肪厚　213
皮下脂肪の厚さ　247
皮脂厚計　213
微小管阻害薬　111
非代償期　308
ビタミンB_{12}吸収試験　98
ピブカ-Ⅱ　265
肥満　204, 208, 211, 212
肥満のある人のアセスメント　212
肥満のある人の看護　216
肥満の原因　212
肥満の成因　211
肥満の性質　214

肥満の程度　212
肥満の判定基準　213
肥満の要因　211
標準体重　213
標準体重簡易計算法　213
ピリミジン代謝拮抗薬　111
ビリルビン　191, 253

ふ

不安　219
フェニルケトン尿症　202
腹腔鏡下肝生検　264
腹腔鏡下手術　115, 127
腹腔鏡下胆嚢摘出術　314
腹腔鏡下胆嚢摘出術の合併症　315
腹水　78, 235, 241
腹水の治療　276
腹痛　73
腹部X線検査　257
腹部CT　213
腹部腫瘤　78
腹部単純X線撮影　257
腹部膨満　77
腹部マッサージ　67
浮腫　235, 241
普通食　125
ブドウ糖　191
ブラウン変法　93
プラチナ製剤　111
振子運動　18
プリン体　322
Broca法　213
プロトロンビン　252
プロトロンビン時間　252
プロトンポンプ阻害薬　107
分岐鎖アミノ酸製剤　278
吻合部狭窄　150
分節運動　18
糞便検査　103
糞便の形成・排出機能　5

へ

平均赤血球血色素量　99
平均赤血球容積　99
閉塞性黄疸　313
ペグインターフェロン　305
ヘパプラスチンテスト　251
ヘマトクリット　99
ヘモグロビン　99, 252
ヘモクロマトーシス　197
ヘリカルCT　255
変形性膝関節症　216
便潜血検査　103
便の形成・排出機能　29
便の形成障害　59
便の形成不全　32
便の停滞　33
便の排出困難　33
便の排出障害　64
便培養検査　103
便秘　64, 311
扁平上皮癌抗原　105

ほ

芳香族アミノ酸　276
放射線療法の副作用　141
放射線療法　129
膨張性下剤　108
補酵素　187, 200
補酵素の不足　201
母子感染　196
本態性高脂血症　318

ま

慢性肝炎　210, 234, 303
慢性肝炎による苦痛　304
慢性肝炎の患者　304
慢性肝炎の自覚症状　304
慢性膵炎　168
慢性腹痛　73

み

味覚　11, 12
ミネラル　201
脈波伝播速度　255

む

無症候性キャリア　196
無症候胆石　315

や・ゆ

薬物性肝障害　198
幽門側胃切除術　154
幽門狭窄　78
幽門保存胃切除術　154
遊離型コレステロール　250
遊離コレステロール　188

ら・り

ラミブジン　276
リザーバー留置術　280
リパーゼ　102
リバビリン　275
リポたんぱく　251
リポたんぱくの役割　318
リポたんぱく分画　251
流動食　125
利用物質と排泄物質の生成機能　184
利用物質の生成　187

る

るいそう　208, 210, 228, 230
るいそうのある人のアセスメント　229
るいそうのある人の看護　231
るいそうの原因　228
るいそうの要因　228
るいそうをきたす疾患　230
ループ利尿薬　277

新体系 看護学全書　別巻
機能障害からみた成人看護学②
消化・吸収機能障害／栄養代謝機能障害

2003年 1 月16日	第 1 版第 1 刷発行
2006年12月28日	第 2 版第 1 刷発行
2007年12月10日	第 3 版第 1 刷発行
2022年 2 月 4 日	第 3 版第16刷発行

定価（本体3,700円＋税）

編　　集　　野口美和子・中村美鈴ⓒ　　　　　　　　　　　　　　＜検印省略＞

発行者　　小倉　啓史

発行所　　株式会社 メヂカルフレンド社

https://www.medical-friend.co.jp
〒102-0073　東京都千代田区九段北 3 丁目 2 番 4 号　麹町郵便局私書箱48号　電話(03)3264-6611　振替00100-0-114708

Printed in Japan　落丁・乱丁本はお取り替えいたします　　印刷／大盛印刷(株)　製本／(有)井上製本所
ISBN978-4-8392-3262-7　C3347　　　　　　　　　　　　　　　　　　　　　　　　　　　　　000662-058

本書の無断複写は，著作権法上での例外を除き，禁じられています．
本書の複写に関する許諾権は，㈱メヂカルフレンド社が保有していますので，複写される場合はそのつど事前に小社（編集部直通 TEL 03-3264-6615）の許諾を得てください．

新体系看護学全書

専門基礎分野

- 人体の構造と機能❶ 解剖生理学
- 人体の構造と機能❷ 栄養生化学
- 人体の構造と機能❸ 形態機能学
- 疾病の成り立ちと回復の促進❶ 病理学
- 疾病の成り立ちと回復の促進❷ 微生物学・感染制御学
- 疾病の成り立ちと回復の促進❸ 薬理学
- 疾病の成り立ちと回復の促進❹ 疾病と治療1 呼吸器
- 疾病の成り立ちと回復の促進❺ 疾病と治療2 循環器
- 疾病の成り立ちと回復の促進❻ 疾病と治療3 消化器
- 疾病の成り立ちと回復の促進❼ 疾病と治療4 脳・神経
- 疾病の成り立ちと回復の促進❽ 疾病と治療5 血液・造血器
- 疾病の成り立ちと回復の促進❾ 疾病と治療6 内分泌／栄養・代謝
- 疾病の成り立ちと回復の促進❿ 疾病と治療7 感染症／アレルギー・免疫／膠原病
- 疾病の成り立ちと回復の促進⓫ 疾病と治療8 運動器
- 疾病の成り立ちと回復の促進⓬ 疾病と治療9 腎・泌尿器／女性生殖器
- 疾病の成り立ちと回復の促進⓭ 疾病と治療10 皮膚／眼／耳鼻咽喉／歯・口腔
- 健康支援と社会保障制度❶ 医療学総論
- 健康支援と社会保障制度❷ 公衆衛生学
- 健康支援と社会保障制度❸ 社会福祉
- 健康支援と社会保障制度❹ 関係法規

専門分野

- 基礎看護学❶ 看護学概論
- 基礎看護学❷ 基礎看護技術Ⅰ
- 基礎看護学❸ 基礎看護技術Ⅱ
- 基礎看護学❹ 臨床看護総論
- 地域・在宅看護論 地域・在宅看護論
- 成人看護学❶ 成人看護学概論／成人保健
- 成人看護学❷ 呼吸器
- 成人看護学❸ 循環器
- 成人看護学❹ 血液・造血器
- 成人看護学❺ 消化器
- 成人看護学❻ 脳・神経
- 成人看護学❼ 腎・泌尿器
- 成人看護学❽ 内分泌／栄養・代謝
- 成人看護学❾ 感染症／アレルギー・免疫／膠原病
- 成人看護学❿ 女性生殖器
- 成人看護学⓫ 運動器
- 成人看護学⓬ 皮膚／眼
- 成人看護学⓭ 耳鼻咽喉／歯・口腔

- 経過別成人看護学❶ 急性期看護：クリティカルケア
- 経過別成人看護学❷ 周術期看護
- 経過別成人看護学❸ 慢性期看護
- 経過別成人看護学❹ 終末期看護：エンド・オブ・ライフ・ケア
- 老年看護学❶ 老年看護学概論／老年保健
- 老年看護学❷ 健康障害をもつ高齢者の看護
- 小児看護学❶ 小児看護学概論／小児保健
- 小児看護学❷ 健康障害をもつ小児の看護
- 母性看護学❶ 母性看護学概論／ウィメンズヘルスと看護
- 母性看護学❷ マタニティサイクルにおける母子の健康と看護
- 精神看護学❶ 精神看護学概論／精神保健
- 精神看護学❷ 精神障害をもつ人の看護
- 看護の統合と実践❶ 看護実践マネジメント／医療安全
- 看護の統合と実践❷ 災害看護学
- 看護の統合と実践❸ 国際看護学

別巻

- 臨床外科看護学Ⅰ
- 臨床外科看護学Ⅱ
- 放射線診療と看護
- 臨床検査
- 生と死の看護論
- リハビリテーション看護
- 病態と診療の基礎
- 治療法概説
- 看護管理／看護研究／看護制度
- 看護技術の患者への適用
- ヘルスプロモーション
- 現代医療論
- 機能障害からみた成人看護学❶ 呼吸機能障害／循環機能障害
- 機能障害からみた成人看護学❷ 消化・吸収機能障害／栄養代謝機能障害
- 機能障害からみた成人看護学❸ 内部環境調節機能障害／身体防御機能障害
- 機能障害からみた成人看護学❹ 脳・神経機能障害／感覚機能障害
- 機能障害からみた成人看護学❺ 運動機能障害／性・生殖機能障害

基礎分野

- 基礎科目 物理学
- 基礎科目 生物学
- 基礎科目 社会学
- 基礎科目 心理学
- 基礎科目 教育学